Pranit Ambulkar
Swati Rahangdale

Escola de Ayurveda

Pranit Ambulkar
Swati Rahangdale

Escola de Ayurveda

Um livro de texto abrangente de Ayurveda

ScienciaScripts

Imprint
Any brand names and product names mentioned in this book are subject to trademark, brand or patent protection and are trademarks or registered trademarks of their respective holders. The use of brand names, product names, common names, trade names, product descriptions etc. even without a particular marking in this work is in no way to be construed to mean that such names may be regarded as unrestricted in respect of trademark and brand protection legislation and could thus be used by anyone.

Cover image: www.ingimage.com

This book is a translation from the original published under ISBN 978-3-659-90203-1.

Publisher:
Sciencia Scripts
is a trademark of
Dodo Books Indian Ocean Ltd. and OmniScriptum S.R.L publishing group

120 High Road, East Finchley, London, N2 9ED, United Kingdom
Str. Armeneasca 28/1, office 1, Chisinau MD-2012, Republic of Moldova, Europe
Managing Directors: Ieva Konstantinova, Victoria Ursu
info@omniscriptum.com

Printed at: see last page
ISBN: 978-620-8-63791-0

ÍNDICE DE CONTEÚDO

CAPÍTULO 1 3
CAPÍTULO 2 38
CAPÍTULO 3 51
CAPÍTULO 4 68
CAPÍTULO 5 98
CAPÍTULO 6 114
CAPÍTULO 7 132
CAPÍTULO 8 142
CAPÍTULO 9 155
CAPÍTULO 10 170
CAPÍTULO 11 187
CAPÍTULO 12 217
CAPÍTULO 13 225
CAPÍTULO 14 245
CAPÍTULO 15 269
CAPÍTULO 16 333
CAPÍTULO 17 345
CAPÍTULO 18 356
ABREVIATURAS 367
GLOSSÁRIO 368

Agradecemos a todos os nossos amigos e professores a inspiração e o encorajamento contínuos para escrever este livro.
Um agradecimento especial ao Dr. Rajesh Kotecha pela inspiração e à equipa da Chakrapani Ayurveda Clinic and Research Center, Jaipur, pela leitura da prova do manuscrito.

CAPÍTULO 1

INTRODUÇÃO À AYURVEDA

A Ayurveda é uma acumulação de conhecimentos de séculos. A Ayurveda não é uma ciência que tenha surgido numa década ou num século. Começou com algumas observações simples da vida quotidiana do homem antigo. A capacidade do homem para aprender coisas e a tendência para transmitir conhecimentos às gerações seguintes criaram um enorme oceano de conhecimentos dispersos. Alguns sábios e líderes de diferentes tribos contribuíram para estabelecer este conhecimento sob a forma de arte e ciência de viver. Esta ciência, denominada Ayurveda, desenvolveu-se em diferentes ramos e vários estudiosos da Ayurveda criaram as suas compilações lendárias sob a orientação dos seus brilhantes professores. Este processo demorou milhares de anos e a Ayurveda surgiu sob a forma de uma ciência da vida tão perfeita que ainda hoje é relevante e é capaz de o ser para sempre.

Neste capítulo, aprenderemos

- **Origem da Ayurveda**
- **Introdução à Ayurveda**
- **Oito ramos da Ayurveda**
- **Gigantes da Ayurveda**
- **Textos famosos da Ayurveda**

Origem da Ayurveda

A curiosidade de explorar o mistério da vida é o pivot de todas as invenções biomédicas. Já alguma vez reservou algum tempo para refletir sobre si próprio e sobre o mundo que o rodeia? Estou certo de que os leitores deste livro estão conscientes do equilíbrio da natureza e dos ecossistemas. O homem antigo evoluiu ao longo de milhares de anos, e à medida que a sua inteligência se desenvolveu. Com a ajuda das suas experiências ao longo das gerações, tentou estabelecer alguns factos depois de observar diferentes acontecimentos na natureza. Ao longo dos tempos, apercebeu-se de que determinados acontecimentos, como as posições das estrelas, os eclipses, os desvios nas órbitas do Sol e da Lua, se repetem regularmente. Isto provoca diferentes estações, chuvas e colheitas. As estações do ano, etc., têm efeitos diferentes, bons e maus, no crescimento e na saúde das plantas e dos animais.

Algumas doenças são recuperadas naturalmente, enquanto outras resultam em incapacidades e morte. O Homem observou que os factores causais e curativos das doenças coexistem na natureza; a necessidade é apenas identificar a ferramenta certa para a tarefa certa! Observou alguns animais que obtinham alívio das suas doenças através do seu instinto natural - consumindo ervas, sais e solo específicos e adoptando práticas específicas como o jejum do gado, o vómito dos gatos, a sangria dos hipopótamos, a remoção manual de fezes endurecidas de algumas aves, etc. O homem integrou todas as suas observações e desenvolveu o seu conhecimento sobre as doenças e a sua cura. O conhecimento das propriedades medicinais de diferentes ervas foi desenvolvido através de inúmeras experiências. Muitas coisas o homem veio a saber acidentalmente. Cada acréscimo ao conhecimento de uma geração era transferido para a geração seguinte através do sistema de educação Gurukula. O conhecimento de diferentes escolas era partilhado e propagado através das conferências regulares de Acharya especializados. As dúvidas eram esclarecidas, as teorias eram estabelecidas e os conhecimentos actualizados eram ensinados aos alunos elegíveis da geração seguinte.

Ao longo dos tempos, foi gerado um enorme conhecimento sobre a ciência da vida. Diferentes sábios eram peritos em diferentes assuntos. Até 4000 a.C., todo este conhecimento foi transmitido sob a forma de Shrutiparampara. Isto significa que as pregações dos professores eram memorizadas pelos alunos. Para manter a pureza e a integridade na transmissão do conhecimento, e para facilitar a recordação, os enormes dados foram concisos numas poucas linhas poéticas sistemáticas ou versos chamados Sutra ou Shloka. A omissão ou a pronúncia incorrecta de qualquer palavra perturba o ritmo fonético do verso. Assim, os erros são detectados e evita-se a degradação dos dados. Normalmente, estes versos estão em linguagem de código e a técnica de extração de dados dos versos era ensinada pelos mestres apenas aos alunos elegíveis. Depois, o homem descobriu as técnicas e as facilidades da escrita, e todos estes versos foram escritos para formar textos clássicos de diferentes temas. Todos estes textos formaram coletivamente a Ayurveda. As compilações feitas por académicos sobre a Ayurveda são conhecidas como Samhita. Charaka Samhita, Sushruta Samhita, Ashtanga Sangraha são algumas das compilações de renome sobre a Ayurveda.

Origem mitológica da Ayurveda

A Ayurveda é um dos sistemas de medicina mais antigos do mundo. Acredita-se que a Ayurveda passou dos deuses para os mortais. Daksha, o filho do Senhor Brahma, aprendeu a Ayurveda com o próprio Brahma, o criador. Os Ashwins (os médicos gémeos do céu) receberam de Daksha o conhecimento da Ayurveda, que foi transmitido a Indra, o rei dos céus. As pessoas na Terra eram afectadas por doenças e, por isso, o sábio Bharadwaja foi enviado a Indra para aprender Ayurveda. Transmitiu os conhecimentos ao seu aluno Punarvasu Atreya. Punarvasu Atreya propagou a Ayurveda através dos seus alunos, como Agnivesha, Bheda, Jatukarna, Parashara, Harita, etc. Desta forma, a Ayurveda foi trazida do céu para a terra.

Sushruta vai mais longe, afirmando que a Ayurveda entrou em existência juntamente com a criação do mundo. Ninguém criou a Ayurveda. Nem mesmo Brahma, o criador, criou o Ayurveda. Quando os alunos lho pediam, Brahma lembrava-se apenas do Ayurveda e ensinava-lho. Os Vedas, as escrituras mais antigas sobre a sabedoria humana e a civilização, são as documentações básicas da Ayurveda. Na era pré-budista, era considerada uma ciência médica altamente desenvolvida. Tendo em conta o seu estatuto antigo, alguns académicos consideram que a Ayurveda é eterna.

Introdução à Ayurveda

O significado literário de Ayurveda é "a ciência da vida". As leis da natureza são a base da Ayurveda. Considera que um indivíduo não é mais do que uma réplica em miniatura do universo. A força vital e a energia de um indivíduo são as mesmas do Universo. Loka- Purusha Samya (Macrocosmo-Microcosmo contínuo), a interação e o intercâmbio entre o Universo e o indivíduo continuam de forma natural. O Sol, o ar e a água são considerados como os factores fundamentais de todos os ecossistemas e ambientes da Terra. O dia e a noite, todas as estações, as chuvas e a primavera, as plantas e os animais, a existência de todos eles depende do equilíbrio destes três factores. Tal como a natureza, o corpo humano também é movido por três forças chamadas Tri-Dosha, que representam o Sol, o ar e a água. O equilíbrio destes três factores é a saúde e a felicidade, enquanto o desequilíbrio destes três factores causa todas as doenças, o envelhecimento, as doenças físicas e psicológicas e a morte. Por conseguinte, quem compreende a natureza pode facilmente compreender a Ayurveda. Além disso, aprender a Ayurveda é fácil com exemplos e metáforas de acontecimentos naturais. É por isso que a Ayurveda - a ciência da vida - não se limita aos laboratórios sofisticados e é praticada em todas as casas da Índia. Desde há muito tempo que a Ayurveda se tornou, sem o saber, o estilo de vida e a cultura das pessoas. Atualmente, as pessoas estão a esquecer a ciência por detrás dos rituais e costumes da sua cultura, mas a Ayurveda continua a ser imortal, de uma forma ou de outra, na vida quotidiana de todos.

A Ayurveda aborda a questão central do bem-estar do Homem.

Proporciona uma compreensão num plano universal. Capacita o indivíduo para prevenir e ultrapassar o sofrimento através de um estilo de vida gerido de forma holística e da utilização de substâncias e terapias que restabelecem o equilíbrio tanto da mente como do corpo. Utiliza uma linguagem que vai para além da atual visão cega que encara a doença como uma guerra perpétua entre agentes patogénicos maléficos e a nobre espécie humana. A terminologia de Dosha, Dhatu, Srotasa e outros termos utilizam a mesma linguagem e paradigma de outras literaturas védicas, yogues e tântricas. Clássicos como Charaka Samhita e Sushruta Samhita eram textos ensinados a estudantes que eram bem versados nas filosofias Shad-Darshana ou seis ciências metafísicas. Compreendiam o sânscrito não na sua forma traduzida, mas na sua beleza poética imaculada.

O estudo da Ayurveda no ambiente atual requer uma mente aberta para examinar os seus conceitos e ver como funcionam. Exige que compreendamos as energias das substâncias e não as composições químicas. Exige que vejamos com consciência as essências e a metamorfose das substâncias. Temos de compreender que a Ayurveda tem como objetivo erradicar a consciência separadora ou o ego (tal como entendido na psicologia contemporânea) para um estado de consciência pura.

A Ayurveda não é um mero sistema alternativo de medicina. É um Veda, uma ciência completa da vida. Os princípios da Ayurveda derivam da experiência de séculos. Estes princípios são constantes e relevantes em qualquer altura. Por conseguinte, estes princípios da Ayurveda podem ser aplicados e incorporados na prática médica moderna e nos sistemas de cuidados de saúde. A nível individual, com a Ayurveda, podemos adotar um estilo de vida e uma perspetiva que nos beneficiará a nós e ao mundo que nos rodeia.

Definição de Ayurveda no Samhita

"Hitahitam sukham dukham ayustasya hitahitam !

Manamcha tachcha yatroktam Ayurveda sa uchyate !!!"

(Charaka Samhita)

Assim, a Ayurveda é a ciência que transmite o conhecimento sobre a vida, com especial referência à sua definição e descrição de vida feliz e infeliz, vida útil e prejudicial, períodos de vida longos e curtos e outros materiais, juntamente com as suas propriedades e acções, que promovem e diminuem a longevidade da vida.

Nas palavras de Charaka, o grande estudioso da Ayurveda, existem quatro dimensões de 'Ayu' (vida) -

1. Hitayu = Todas as coisas que são benéficas para a vida. Práticas que tornam a vida socialmente útil e vantajosa ou, por outras palavras, o bem-estar social.

2. Ahitayu = Práticas que são perigosas para a vida. Práticas que são prejudiciais para o próprio e para a sociedade, instantaneamente ou a prazo.

3. Sukhayu = Práticas que conduzem a uma vida saudável e feliz.

4. Dukhayu = Práticas que conduzem a vida ao sofrimento. Ou vida insalubre, miserável e infeliz.

Ayurveda: Ciência e arte de viver

A palavra Ayurveda é composta por dois termos básicos - "Ayu" e "Veda". "Ayu" significa vida e "Veda" significa conhecimento ou ciência, pelo que a palavra Ayurveda representa a ciência da vida. Ayurveda é a ciência e a arte de viver.

Os Vedas são a sabedoria mais antiga registada na Terra. Existem 4 vedas - Rig veda, Sama veda, Yajur veda e Atharva veda. A Ayurveda é o Upaveda (SubVeda) do Atharva Veda. Trata-se, portanto, da ciência mais antiga e mais desenvolvida da humanidade. É provavelmente o sistema de saúde mais antigo do mundo, com raízes que remontam a mais de 5000 anos na era védica.

Objetivo da Ayurveda *"Swasthasya Swasthya Rakshanam Aturasya Vikara Prashamanam".*

A Ayurveda tem por objetivo a prevenção das doenças, a promoção da saúde, a longevidade da vida e a cura das doenças. Como tal, não se preocupa apenas com a cura das doenças, mas tem também como objetivo aliviar a humanidade de todas as categorias de misérias: físicas, mentais, intelectuais e espirituais. Isto esclarece que a Ayurveda não é apenas um sistema de medicina, mas trata também de todos os aspectos da vida.

Os dois principais objectivos da Ayurveda são os seguintes

1. Manter e promover a saúde positiva de indivíduos saudáveis.

2. Para curar a doença de pessoas doentes.

Definição de saúde segundo a Ayurveda

"Samadosha Samagnishcha Samadhatu Malakriya Prasannatma Indriya Manaha Swastha Ityabhi Dhiyate"

A Ayurveda define saúde como uma condição em que existe equilíbrio ou homeostase de Dosha (os três humores), Dhatu (os 7 componentes vitais),

Agni (as 13 potências metabólicas) e Mala (os resíduos metabólicos), bem-estar e estado agradável da alma, dos sentidos e da mente.

A Ayurveda não só acrescenta anos à vida, como também acrescenta vida aos anos. A própria palavra Ayu denota quatro aspectos: Hitayu, Ahitayu, Sukhayu e Dukhayu. Assim, a Ayurveda trata de uma bela descrição da vida de uma pessoa no contexto da saúde física, mental e espiritual, que não só desfruta plenamente da vida, mas, ao mesmo tempo, deve confortar o mundo inteiro.

Ramos da Ayurveda

A Ayurveda era um sistema de medicina bem desenvolvido. Foi recebido como um todo pelos sábios mortais através dos deuses. Na altura da propagação, todo o conhecimento foi diferenciado em oito especialidades, sendo por isso conhecido como Ashtanga Ayurveda. Estes oito ramos da Ayurveda, com as suas especialidades, são os seguintes

1. **Kayachikitsa** (Medicina interna)
2. **Shalya Tantra** (Cirurgia)
3. **Shalakya Tantra** (cirurgia, oftalmologia e tratamento da cabeça, pescoço, ouvido, nariz e garganta)
4. **Kaumarabhritya** (Pediatria)
5. **Agada Tantra** (Toxicologia)
6. **Bhuta Vidya** (Psiquiatria)
7. **Rasayana** (ciência do rejuvenescimento e do anti-envelhecimento)
8. **Vajikarana** (ciência da fertilidade e afrodisíaco)

Cada uma das especialidades foi apresentada de forma sucinta nos textos seguintes. As mesmas são apresentadas de forma pormenorizada nos capítulos e subcapítulos correspondentes do presente livro.

Especialidades revistas da Ayurveda

Atualmente, para facilitar a aprendizagem, os oito ramos da Ayurveda são diferenciados em vários tópicos. Este padrão é aceite no programa de estudos de todas as universidades de Ayurveda. Para além das oito especialidades da Ayurveda mencionadas anteriormente, foram acrescentados novos ramos para tornar a Ayurveda global e fácil de compreender

a. Maulika Siddhanta (Princípios básicos da Ayurveda)

Maulika Siddhanta são os princípios básicos da Ayurveda. Esta disciplina envolve principalmente o estudo pormenorizado das antigas doutrinas da

Ayurveda, juntamente com os vários comentários. O estudo de manuscritos manuscritos, o exame da autenticação dos textos, a tradução e a explicação do texto difícil também fazem parte desta disciplina.

b. Sharira Rachana (Anatomia Humana)

Sharira Rachana é o ramo da Ayurveda que se ocupa do estudo da anatomia humana. Esta disciplina recebe os seus textos dos antigos textos ayurvédicos, bem como da ciência médica moderna.

c. Sharira Kriya (Fisiologia do corpo e da mente)

Sharira Kriya é o ramo da Ayurveda que lida com o estudo da fisiologia do corpo humano do ponto de vista da Ayurveda. Explica a fisiologia de várias funções dos órgãos do corpo, sistemas e mente.

d. Dravyaguna (Farmacognosia e farmacologia)

Este é o ramo da Ayurveda que se ocupa da ciência da identificação de várias ervas utilizadas na medicina. Inclui também o estudo dos atributos e das funções farmacológicas dos medicamentos. Para além dos medicamentos à base de plantas, a identificação de medicamentos de origem animal e mineral é o campo de estudo do Dravyaguna.

e. Rasashastra (Metalo-mineral Farmácia e alquimia)

Rasashastra é a ciência que trata da utilização de mercúrio, drogas metálicas e minerais juntamente com as drogas herbáceas na medicina. É o estudo de técnicas para alcançar a longevidade da vida e a ausência de doenças utilizando drogas hebo-minerais. Inclui a tecnologia para desintoxicar e incinerar o material mineral para que possa ser usado com segurança como medicamento. Inclui também o estudo da alquimia e das técnicas de transmutação utilizadas para converter metais inferiores como o chumbo e o cobre em metais superiores como o ouro.

f. Bhaishajya Kalpana (Farmacêutica e medicina à base de plantas)

É o ramo da Ayurveda que se ocupa da técnica farmacêutica utilizada para a conversão de medicamentos em bruto em formas de dosagem consumíveis. O seu objetivo é desintoxicar os medicamentos em bruto, tornando-os palatáveis, aumentando a sua potência, reduzindo a dose e prolongando o prazo de validade. Também discute o uso personalizado de medicamentos de acordo com a constituição e a condição de doença do indivíduo.

g. Roga Nidana e Vikriti Vigyana (Diagnóstico e Patologia)

Este ramo da Ayurveda ocupa-se do estudo da etiologia e da fisiopatologia de diferentes doenças. Também aborda as várias técnicas utilizadas no diagnóstico das doenças.

h. Swasthavritta (higiene / medicina preventiva e social)

Este ramo da Ayurveda ocupa-se da medicina social e preventiva. Estuda igualmente a utilização do Yoga, do Pranayama e da Naturopatia na medicina preventiva. Estuda várias modificações no estilo de vida sob a forma de higiene, dieta, regime diário e regime sazonal para manter a saúde do indivíduo.

i. Manasa Roga (Psiquiatria)

Este é o ramo da medicina ayurvédica que se ocupa do estudo dos factores que causam diferentes perturbações psicológicas, dos seus sintomas e da gestão dos mesmos.

j. Prasuti Tantra e Stri Roga (Obstetrícia e Ginecologia)

Este ramo ocupa-se da saúde das mulheres, das grávidas e parturientes, bem como dos cuidados pós-parto das mulheres. Ocupa-se igualmente das diferentes doenças da maternidade, das doenças da mama, das perturbações menstruais e da infertilidade.

k. Panchakarma (terapias de bio-purificação)

É o ramo da medicina ayurvédica que se ocupa das diferentes técnicas de desintoxicação do corpo. Estuda igualmente as diferentes terapias de rejuvenescimento e a gestão de diferentes doenças através de cinco técnicas denominadas Panchakarma.

A descrição pormenorizada de vários assuntos dos ramos acima referidos será descrita nos locais apropriados deste livro.

Ashtanga Ayurveda

1. *Kayachikitsa:* Medicina geral

O Kayachikitsa é um dos principais ramos da Ayurveda. Ocupa-se do tratamento de todas as doenças do corpo. Kaya significa Agni (poder metabólico) do corpo e Chikitsa significa tratamento no sentido literal. Existem treze tipos de Agni no corpo que regem diferentes tipos de processos transformativos ou digestivos. O poder digestivo do estômago é a rainha de todos os Agni e governa a orquestra de todos os Agni. Kaya Chikitsa é o tratamento do corpo e da mente, interna e externamente, por meio da correção do Agni, no aspeto preventivo e curativo. O objetivo principal do Kaya Chikitsa é manter e alcançar um estado de saúde física e mental completo.

A Ayurveda segue duas formas de tratamento: Shamana (terapia paliativa) e Shodhana (terapia de limpeza). Shamana consiste em acalmar ou paliar o Dosha elevado que causa a doença. É um método que tem por objetivo alcançar um estado de saúde no caso de doenças menores. Na terapia

Shamana são utilizados medicamentos suaves e de apoio com propriedades Shamaka. A terapia Shaman é adequada para todas as idades. Também é adequada para mulheres grávidas, crianças e pacientes com fraqueza grave. É mais segura, mas como não elimina o Dosha, existe o risco de reincidência da doença através do consumo de um pouco de coisas pouco saudáveis.

Quando Shamana não é suficiente para lidar com a carga de disfunção do Dosha, Shodhana ou limpeza é adoptada. Shodhana é uma forma mais forte e ativa de tratar o corpo doente, especialmente para o Dosha agravado. O Shodhana é utilizado para eliminar o desequilíbrio do Dosha-Dhatu-Mala e para restabelecer o estado de saúde. São utilizados medicamentos capazes de eliminar ativamente o Dosha agravado do corpo. Muitos procedimentos associados, como o afrouxamento do Dosha, a desobstrução dos canais e o fortalecimento do corpo, também são efectuados antes do tratamento Shodhana. O Dosha-Mala agravado é eliminado pelo caminho mais curto possível no corpo. Isto proporciona um alívio imediato e também garante que a doença não se repita. Alguns medicamentos e procedimentos como o Panchakarma podem ser exaustivos para alguns pacientes. Por isso, as crianças, as grávidas, os idosos e os doentes com debilidade grave não recebem tratamento Shodhana, a menos que seja extremamente essencial. O Panchakarma, um grupo de terapias, que são basicamente procedimentos de limpeza ou desintoxicação, também é utilizado na terapia Shodhana.

Nos textos antigos de Kayachikitsa, há uma descrição elaborada das diferentes fases do Dosha, da etiologia e da fisiopatologia das doenças, dos princípios de tratamento, das reacções adversas e da sua gestão, etc. O Charaka Samhita é popular como um texto de referência antigo de Kayachikitsa.

2. *Shalya Tantra:* Cirurgia *Ayurvédica*

Quando a doença ultrapassa os limites do tratamento médico, a intervenção cirúrgica torna-se inevitável. Estes métodos cirúrgicos, que foram iniciados pela Ayurveda, são conhecidos pelo nome de Shalya Tantra. Shalya é tudo o que já não faz parte do corpo e se tornou um corpo estranho, causando sofrimento tanto na mente como no corpo. Exemplos de Shalya são uma seta, pus, feto (anormalmente colocado), pedra urinária, etc. O significado exato de Shalya Tantra é a remoção de um fator irritante do corpo humano. Shalya é a causa ou fator que produz dor, irritação e Tantra significa a técnica pela qual esta causa/fator é removida.

O Sushruta Samhita é o principal livro de texto do Shalya Tantra na Ayurveda. O Shalya Tantra descreve as causas de várias doenças cirúrgicas, os seus sintomas principais, o diagnóstico diferencial, o tratamento, as precauções e as complicações. Inclui também doenças dos olhos, ouvidos, nariz, garganta e cabeça. O Shalya Tantra descreve o tratamento conservador das doenças cirúrgicas, o tratamento cirúrgico, o tratamento por Agnikarma (cauterização térmica) e Kshara karma (cauterização química) para crianças e doentes fracos. A Jalauka Chikitsa (terapia com sanguessugas) também é descrita para diferentes doenças.

. Há uma descrição pormenorizada de Yantra (instrumentos rombos), Shastra (instrumentos cortantes) e posturas cirúrgicas para diferentes cirurgias. São descritos os pré-requisitos da sala de operações e as caraterísticas do pessoal paramédico. As técnicas de esterilização dos instrumentos, a preparação pré-operatória pormenorizada, os cuidados pós-operatórios, o tratamento das feridas pós-operatórias, as técnicas de penso das feridas, as técnicas de sutura das feridas, os pensos, as talas e o tratamento da dor são abordados no Shalya Tantra.

O Sushruta Samhita também descreve o antigo método de dissecação do corpo humano para obter informações pormenorizadas sobre a anatomia humana e as estruturas de importância cirúrgica. São igualmente descritos o treino e a prática de vários procedimentos cirúrgicos em vários manequins, frutos e couro de animais. Sushruta também descreveu as indicações e os métodos de rinoplastia, um tipo de cirurgia plástica, cirurgia das cataratas, cirurgia abdominal em caso de parto difícil, litotomia, hernioplastia, amigdalectomia e muitas outras cirurgias importantes. Muitos dos procedimentos cirúrgicos continuam a ser praticados pelos cirurgiões modernos, principalmente da mesma forma.

3. Shalakya Tantra: Tratado ayurvédico sobre doenças dos olhos, ouvidos, nariz, garganta e cabeça.

Este ramo dedica-se ao tratamento de doenças localizadas acima dos ombros. Por outras palavras, trata das causas, do diagnóstico e do tratamento das doenças do ouvido, do nariz e da garganta, para além das doenças dos olhos. O nome deste ramo, "Shalakya Tantra", deriva da palavra "Shalaka". Shalaka significa uma sonda. Este ramo específico da cirurgia utiliza instrumentos finos como uma sonda, porque as partes do corpo no pescoço e na cabeça são tão compactas e tubulares que não permitem a utilização de facas e fórceps cirúrgicos normais. Para o tratamento dos ouvidos, dos olhos, do nariz, da garganta e da cabeça, os cirurgiões utilizam diferentes Shalaka, daí o nome Shalaki, e a ciência chama-se Shalakya Tantra.

Além disso, a intervenção cirúrgica para tumores (Arbuda), abcessos (Vidradhi) e quistos (Granthi), tentativas de remover corpos estranhos na região acima do pescoço, é um procedimento listado no Shalakya Tantra.

Este ramo ayurvédico da medicina e da cirurgia relacionado com os problemas da região acima das clavículas sugere soluções para os problemas do dia a dia e descreve também medidas preventivas para manter as doenças afastadas. O Sushruta Samhita e o Nimi Tantra são os principais tratados do Shalakya Tantra.

4. Kaumarabhritya / Bala Roga: Pediatria

O Kaumarabhritya Tantra é um dos oito ramos especializados do Ashtanga Ayurveda, que se ocupa particularmente de questões pediátricas. Abrange todos os aspectos do crescimento da criança, desde a fase neonatal até à adolescência, incluindo o tratamento de problemas em todas as fases.

A corrente de pensamento ayurvédica acreditava em princípios como "um bebé saudável é a sociedade de amanhã" e "os cuidados neonatais a tempo poupam cuidados médicos futuros para toda a vida". Para atingir o seu objetivo último de criar uma sociedade saudável, os sábios ayurvédicos descreveram elaboradamente as precauções a tomar em todas as fases da vida, desde a conceção até à adolescência, no Kaumarabhritya Tantra. O Kaumarabhritya Tantra descreve várias doenças das crianças de origem congénita, nutricional e infecciosa. Descreve os marcos do crescimento físico e mental de uma criança.

A dieta para as várias faixas etárias, os brinquedos, o berçário e as caraterísticas da ama ou da pessoa que cuida do bebé estão muito bem descritos no Kaumarabhritya. Como os bebés não conseguem exprimir os seus problemas, a perícia de um pediatra ou de uma mãe para compreender o problema do bebé é a única forma de diagnosticar a doença. A técnica de identificação da dor e do sofrimento dos bebés a partir do seu comportamento e dos seus gestos é a especialidade do Tantra Kaumarabhritya.

O Kaumarabhritya também lida com os vários assuntos de ginecologia e obstetrícia. Este ramo especializado reconhece as ligações diretas entre a saúde física e mental de uma mãe grávida e a da sua descendência. O Kaumarabhritya Tantra também aborda os métodos para melhorar a descendência feminina; várias complicações na gravidez e no parto, bem como a sua gestão; causas de infertilidade, tratamento para as mesmas e cuidados pré-natais, natais e pós-natais de uma mulher.

5. Agada Tantra: Toxicologia Ayurvédica

O Agada Tantra é o ramo da Ayurveda que descreve os vários tipos de venenos, as possíveis fontes de envenenamento acidental e homicida, os sintomas de envenenamento, as fases de toxicidade, o tratamento e o prognóstico. Os venenos chamam-se "Gada", porque provocam a perda de função dos órgãos, e "Visha", porque produzem uma depressão extrema. Agada é o antídoto do veneno. O Agada Tantra lida com uma vasta gama de venenos naturais ou toxinas provenientes dos animais (mamíferos, répteis, insectos, etc.), substâncias venenosas de plantas ou ervas (beladona, acónito, etc.), venenos minerais-metálicos, venenos artificiais, venenos de ação rápida e fatal, venenos de acumulação lenta, venenos causadores de deformidades e coisas que podem atuar como veneno em combinações ou situações específicas. O Agada Tantra fala essencialmente de substâncias que são "medicamentos" se tomadas na dose prescrita, mas "venenos" se tomadas em excesso ou de forma inadequada.

O Agada Tantra é um dos oito ramos iniciais da Ayurveda e está maioritariamente descrito no Kalpasthana do Sushruta Samhita.

Este ramo também se ocupa dos efeitos tóxicos de diferentes substâncias do ambiente - ar, água e alimentos. O ar poluído, a água contaminada, a terra e os alimentos contaminados, estragados ou estragados podem ser uma causa de envenenamento do corpo humano. Além disso, diz que podem causar epidemias na sociedade. O Agada Tantra descreve medidas corretivas e preventivas para desintoxicar a terra, as águas, o ar, os pertences pessoais como a roupa, a roupa de cama e os cosméticos. Há uma descrição pormenorizada da identificação de alimentos envenenados. O comportamento específico de alguns animais quando expostos a alimentos venenosos está documentado no Agada Tantra. Estas técnicas eram utilizadas para testar a comida da despensa real e de pessoas importantes, a fim de evitar o envenenamento homicida através da comida. O Agada Tantra enumera alimentos incompatíveis que actuam como veneno quando consumidos em conjunto, conhecidos como Viruddha Ahara (dieta incompatível).

No Agada Tantra são descritos o tratamento correto e os antídotos para o envenenamento por mordedura de cobra, mordedura de escorpião, mordedura de cão, raiva, etc.

Descrevem-se os sistemas de administração parentérica de medicamentos a doentes inconscientes para o tratamento de emergência de envenenamento.

6. Bhuta Vidya: Psiquiatria Ayurvédica

Este ramo da Ayurveda trata principalmente do desequilíbrio da mente, das doenças daí resultantes e do tratamento para as mesmas. As doenças de origem desconhecida e algumas doenças infecciosas são também abrangidas pelo Bhuta Vidya.

As perturbações mentais são atribuídas a causas exógenas e endógenas . O Manasika Dosha, ou seja, Satva, Raja e Tama, bem como o Sharira Dosha, ou seja, Vata, Pitta e Kapha, perturbados devido a várias causas, são responsáveis por todas estas perturbações. Bhuta-Vidya é a ciência que trata de todos os tipos de problemas que não têm uma explicação física direta ou provas em termos de teoria de causa e efeito. Assim, as doenças que se pensa terem origem em magia negra ou bruxaria, poderes paranormais e sobrenaturais são também estudadas no âmbito da Bhuta Vidya. De acordo com o Sushruta Samhita, este ramo trata de um presságio suscitado pelo Deva (divino), Asura, Gandharva, Yaksha, Rakshasa, Pitru, Pishacha, como maus espíritos malignos, ou seja, Graha e a sua gestão como Shanti Karma, Bali, etc. Em sentido lato, o Bhuta Vidya ilumina a psicologia, a psiquiatria e as doenças de patologia inexplicável dos tempos antigos.

7. Rasayana Tantra: Terapia de rejuvenescimento

Rasayana é definido como o meio para alcançar um excelente Dhatu (tecidos do corpo). Rasayana Chikitsa significa terapia de rejuvenescimento. Este ramo da Ashtanga Ayurveda tem por objetivo alcançar uma vida saudável com longevidade. A filosofia da Ayurveda consiste em estabelecer uma boa saúde em vez de se limitar a curar as doenças. Rasayana é um passo ativo para atingir este objetivo. Prescreve um tratamento para reparar o desgaste do corpo devido a meios naturais, ao envelhecimento ou a doenças. Rasayana significa ajuda física, mental e espiritual ao corpo humano, que faz com que o corpo saia da sua condição de perda natural ou originada por negligência. Rasayana retarda o processo de envelhecimento. Ao fornecer excelente Rasa etc Dhatu, Rasayana mantém a idade jovem do homem, dá longevidade à vida e promove a força física e a energia, bem como a capacidade mental.

O grupo de ervas com atividade rejuvenescedora tradicionalmente designado por "Rasayana" possui micronutrientes e modificadores do metabolismo que melhoram a saúde, a imunidade, o vigor e a vitalidade. Juntamente com a longevidade, proporciona proteção contra o stress e as doenças. O Rasayana melhora também a absorção, a assimilação e a utilização dos nutrientes da dieta e assegura a eliminação sistemática dos resíduos do organismo. As actividades farmacológicas de certas ervas Rasayana estão agora a ser cientificamente comprovadas através de estudos experimentais e clínicos. Os medicamentos utilizados para o tratamento de outras doenças também são utilizados para o tratamento com Rasayana. A diferença é que a dose, a forma de dosagem, o momento do consumo, o veículo e a duração são diferentes para o objetivo do Rasayana.

O Rasayana Chikitsa subdivide-se em três tipos: Ajasrika, Naimittika e Kamya Rasayana, consoante o seu objetivo. De acordo com o procedimento, existem dois tipos denominados Kutipraveshika Rasayana e Vatatapika Rasayana. O Kutipraveshika é um tratamento que inclui uma dieta muito rigorosa, mudanças drásticas no estilo de vida, escondido numa casa fechada especialmente concebida para a terapia e administração de medicamentos Rasayana. O Kutipraveshika Rasayana é difícil de submeter, mas tem benefícios realmente drásticos. O Rasayana denominado Achara Rasayana descreve os regimes comportamentais que conduzem à longevidade da vida. O Achara Rasayana, apesar de ser algo não material, apresenta benefícios para a longevidade da vida, bem como para a saúde do corpo e da mente. O Charaka Samhita e muitos dos principais textos da Ayurveda contêm alguns textos que abordam o Rasayana Tantra.

8. Vajikarana: Afrodisíaco

Vajikarana Chikitsa é o ramo da Ayurveda que trata de todos os tipos de problemas sexuais físicos e psicológicos, como a impotência, a libido, a ereção deficiente e a ejaculação precoce nos homens e a esterilidade e a frigidez nas mulheres. Também descreve as perturbações psicológicas relacionadas com a sexualidade humana. Vajikarana Tantra (Ciência dos afrodisíacos) fornece dicas para um Shukra Dhatu (sémen) normal, saudável e maduro, que é essencial para um sexo satisfatório e produtivo. Este ramo particular da Ayurveda tem insistido no aumento da força de vontade e na manutenção do Shukra Dhatu durante mais tempo.

O objetivo principal de Vajikarana é produzir descendentes saudáveis e, por conseguinte, uma geração saudável. Não é a ajuda para satisfazer os sentidos. Não encoraja a utilização de medicamentos afrodisíacos para práticas anti-sociais, pelo que afirma que o sexo deve ser vedado por regras e regulamentos, a fim de manter uma boa saúde e produzir uma boa descendência.

O Vajikarana Tantra, sob a forma de tratamentos para diferentes problemas e de produtos farmacêuticos dos medicamentos que lhe são úteis, é referido em quase todos os principais textos da Ayurveda. O Charaka Samhita tem um capítulo dedicado à terapia Vajikarana.

Pioneiros da Ayurveda

Senhor Shiva - o primeiro médico

O Senhor Shiva é conhecido como o primeiro médico. O Senhor Shiva é também o pioneiro de todas as artes e competências. O monte Kailas, nos Himalaias, é conhecido como a residência do Senhor Shiva. Não existem informações disponíveis sobre a origem e o nascimento do Senhor Shiva.

De acordo com a mitologia indiana, o Senhor Shiva é uma das três personalidades divinas mais poderosas - Brahma, Vishnu e Shiva. Brahma cria todas as coisas no mundo, Vishnu regula a forma como tudo existe e Shiva destrói cada coisa quando o seu papel no universo termina. O Senhor Shiva é conhecido como o controlador de raiz e a sua esposa, a deusa Parvati, é conhecida como a fonte de energia de raiz.

O Senhor Shiva é o pioneiro do Rasashastra - a corrente da Ayurveda que utiliza principalmente mercúrio, metais e minerais, para além de medicamentos à base de plantas. A antiga alquimia indiana faz parte do Rasashastra. Acredita-se que o Rasashastra foi escrito pelo Senhor Shiva a pedido dos seus seguidores para lhes dar um sistema de medicina superior e uma identidade distinta.

De acordo com algumas correntes de pensamento, o Senhor Shiva era o governante ou cientista muito inteligente da era pré-histórica, que inventou e promoveu várias tecnologias para o bem-estar da sociedade. Os seguidores louvaram-no como um deus e Shiva tornou-se eterno graças ao seu contributo para a ciência e a sociedade. Algumas pessoas opinam que o Senhor Shiva era uma superpotência extraterrestre que deu ciência e tecnologia à Terra. A outra opinião sobre o Senhor Shiva é que, Shiva não era uma única pessoa, mas era uma honra dada a personalidades extraordinariamente talentosas e influentes de vários domínios da ciência e da arte em memória de uma grande pessoa antiga "Shiva". Desta forma, vários Shiva de diferentes épocas pré-históricas contribuíram para o desenvolvimento cultural e científico das civilizações.

Há vários tratados disponíveis que são escritos na forma de narração da conversa do Senhor Shiva e da deusa Parvati como - 'Rasa Hridaya Tantra'. Mas o tratado que se diz ser da autoria do Senhor Shiva é o "Paraparabhedatah Rasatantram". Este tratado contém 25000 versos mas, infelizmente, não está disponível.

Senhor Brahma - o criador

Diz-se que o Senhor Brahma é o criador de todo o universo. O Senhor Brahma transmitiu o conhecimento da Ayurveda a Daksha Prajapati para o bem-estar das pessoas na Terra. O Senhor Brahma não foi o criador da Ayurveda, mas apenas se lembrou da Ayurveda que já existia e ensinou-a a Daksha Prajapati. Por conseguinte, no processo de descida do Ayurveda da corrente divina para os mortais, Brahma é o primeiro orador.

Senhor Dhanvantari: progenitor da Ayurveda

O Senhor Dhanvantari é famoso como o pioneiro da cirurgia. Dhanvantari aprendeu Ayurveda com Indra - o rei dos céus; e ensinou principalmente cirurgia, juntamente com outros ramos aliados da medicina, aos seus alunos. De acordo com o Mahabharata, Dhanvantari, o célebre deus cirurgião, é uma encarnação do Senhor Vishnu.

Na Ayurveda, o Dhanvantari é descrito como o professor de Sushruta (o cirurgião de renome) e dos seus outros colegas, nomeadamente Aupadhenava, Aurabhra, Vaitarana, Paushkalavata, Karavirya e Gopurarakshita, etc. Sushruta compilou os ensinamentos de Dhanvantari sobre cirurgia e a sua obra é conhecida como Sushruta Samhita.

No Sushruta Samhita, Dhanvantari, especializado pelo nome de "Divodasa", é mencionado como o rei de Kashi- atualmente conhecida como a cidade sagrada de Varanasi em Índia. Diz-se que o período de Divodasa foi entre 1000 e 1500 a.C. Estas referências indicam que os melhores cirurgiões-médicos da escola de Dhanvantari receberam o seu nome. Desta forma, várias pessoas chamadas Dhanvantari propagaram a Ayurveda em diferentes épocas para o bem-estar da humanidade.

A escola de Dhanvantari é designada por Dhanvantari Sampradaya e refere-se principalmente ao Shalya Tantra (cirurgia ayurvédica). De acordo com o Brahmavaivarta Purana (texto indiano antigo), Dhanvantari é autor dos seguintes textos

- Chikitsa Darshanam
- Chikitsakaumudi.
- Yoga Chintamani
- Sannipata Kalika
- Dhatu Kalpa
- Ajirnamrita Manjiri
- Dhanvantari Nighantu
- Roga Nidanam
- Vaidya Chintamani
- Vaidyaka Bhaskarodaya
- Chikitsa Sara Sangraha.

Sushruta - o pai da cirurgia

Sushruta - filho do sábio Vishvamitra; foi um grande cirurgião de Kashi, na Índia antiga, um professor de renome e um autor admirável. O período de Sushruta é considerado entre 1000 e 600 a.C. Sushruta aprendeu Ayurveda com Divodasa - o rei de Kashi; e ensinou-a aos seus alunos.

A contribuição histórica de Sushruta é bem reconhecida pelo seu método inovador de rinoplastia, extração de lentes extra capsulares em cataratas, cirurgias anais e dentárias. Sushruta introduziu a cirurgia plástica. A técnica de Sushruta para a rinoplastia (cirurgia plástica do nariz) e a cirurgia das cataratas continua a ser adoptada pelos cirurgiões modernos de forma inalterada. Foi ele que realizou pela primeira vez o parto cirúrgico de um bebé, atualmente conhecido como cesariana em ginecologia. Este facto dá-nos uma ideia das técnicas cirúrgicas altamente evoluídas da época. Assim, Sushruta é conhecido como o pai da cirurgia.

Foi o primeiro a introduzir instrumentos tubulares para o diagnóstico de doenças, que são considerados os precursores dos "instrumentos endoscópicos" da atualidade. Sushruta foi o primeiro médico do mundo antigo que defendeu e pôs em prática a dissecação do cadáver humano pelos estudantes de cirurgia, a mais antiga lição de dissecação de que há conhecimento na história.

Charaka: o grande médico

Charaka é um dos nomes mais conhecidos e mais populares do sistema de medicina Ayurveda. A vida e a época de Charaka não são conhecidas com certeza.

Charaka pode ter vivido entre o século II a.C. e o século II d.C.

O significado literal de Charaka é - aquele que vagueia ou viaja. Charaka recebeu esse nome porque costumava vaguear por diferentes sítios em busca de novos conhecimentos. Charaka compilou o famoso texto de Ayurveda - Charaka Samhita. Este texto foi originalmente escrito por Agnivesha, cerca de 1000 anos antes de Cristo. Com o tempo, a obra de Agnivesha dispersou-se e degenerou. Charaka compilou o Tantra de Agnivesha, acrescentou-lhe os conteúdos em falta, editou-o e completou-o com conhecimentos avançados relevantes. Este tratado passou a ser conhecido pelo nome de Charaka Samhita.

O Charaka Samhita, a obra de Charaka, é um tratado de grande envergadura sobre a medicina indiana antiga. Descreve não só os conhecimentos existentes sobre medicina em todos os aspectos, mas também a lógica e a filosofia subjacentes ao sistema médico

Charaka deu grande ênfase ao exame correto do doente e do seu ambiente, com vista a chegar ao diagnóstico das doenças, antes de se prescrever o tratamento. Segundo ele, um médico que não conseguisse entrar no corpo do doente com a lâmpada do conhecimento e da compreensão nunca poderia tratar as doenças.

Um dos princípios fundamentais da Ayurveda, tal como mencionado por Charaka, foi a "Lei da uniformidade da natureza" (Loka Purusha Samya

Siddhanta), que abriu caminho à observação da relação íntima entre o microcosmo e o macrocosmo e à aplicação das leis físicas que regem a gravitação, a eletricidade, o magnetismo, os movimentos, etc., ao campo biológico. O grande pensamento de Charaka é: "Tudo o que existe no universo, se utilizado de forma judiciosa e inteligente, tem um valor terapêutico". Tudo isto deu uma nova direção ao desenvolvimento e à investigação na Ayurveda.

Vagbhata: o célebre médico-cirurgião

O Ashtanga Sangraha e o Ashtanga Hridaya descrevem que Vagbhata era filho de Simhagupta e nasceu na cidade civilizada em torno do curso do rio Sindhu (Indo). Estudou com um professor budista chamado Avalokita. No Ashtanga Hridaya, a oração no início de cada secção parece ser dirigida a Buda, mas vários comandos relativos à adoração de deuses, vacas, brâmanes, anciãos, médicos, reis e mostram influência védica. Acredita-se que Vagbhata, apesar de ser um brâmane védico de nascimento, foi consideravelmente influenciado pelos ensinamentos do Senhor Buda e, mais tarde, adoptou o budismo como sua religião. Embora não se possa afirmar com certeza a época em que Vagbhata floresceu, o consenso de opinião situa-o a ele e aos dois tratados algures entre o final do século VI e o final do século VII d.C. Fontes tibetanas, chinesas e árabes apoiam este ponto de vista.

Embora na antiguidade se dissesse que os dois tratados médicos, nomeadamente Ashtanga Sangraha e Ashtanga Hridaya, tinham sido compostos por Vagbhata, desde o início do presente século surgiu alguma controvérsia e confusão quanto ao facto de ter sido apenas um Vagbhata a compor ambas as obras ou de terem dois Vagbhata, o mais velho e o mais novo, a compô-las. Orientólogos proeminentes acreditam que houve dois Vagbhata. Fazem-no com base numa passagem do Ashtanga Hridaya, que afirma claramente que este tratado se baseou num tratado anterior, nomeadamente o Ashtanga Sangraha, cujo autor era outro Vagbhata mais velho. Muitos peritos opinam que o autor de ambos os tratados era o mesmo Vagbhata e que Vagbhata criou estes dois tratados em idades diferentes.

Os tratados de Vagbhata estão sob a forma de compilação. A parte principal é retirada dos tratados de Sushruta e Charaka. Ainda assim, os tratados de Vagbhata têm a sua identidade distinta devido à explicação sistemática, à linguagem poética fácil e também ao facto de Vagbhata ter acrescentado a sua própria opinião sobre diferentes tópicos. O Ashtanga Hridaya de Vagbhata é amplamente estudado em toda a Índia. A primeira secção de 30 capítulos, denominada Sutrasthana, é famosa como o melhor de todos os tratados.

Textos famosos da Ayurveda

O conhecimento da Ayurveda foi transmitido através de centenas de textos antigos. Entre eles, seis textos importantes estão agrupados em duas grandes divisões, ou seja, Brihat Trayi (Três textos principais) e Laghu Trayi (Três textos menores), como se segue

Brihat Trayi	Laghu Trayi
1. Charaka Samhita	1. Sharangdhara Samhita
2. Sushruta Samhita	2. Bhavaprakasha Samhita
3. Ashtanga Sangraha	3. Madhava Nidana

"Nidane Madavah Shreshtah Sutrasthane Tu Vagbhatah Sharire Sushruta Shreshta Charakastu Chikitsitey"

Madhava é o melhor para uma explicação pormenorizada sobre a etiologia e o diagnóstico das doenças. Bhavaprakasha Nighantu fornece uma base de dados de plantas medicinais e respectivas aplicações. Sharangdhara Samhita são os textos que descrevem os fundamentos e as técnicas da farmácia, ou seja, a formulação de medicamentos e a aplicação de dosagens. Vagbhata dá a melhor explicação dos princípios e fundamentos básicos da Ayurveda em Sutrasthana. O Sharira Sthana de Sushruta é famoso pela descrição pormenorizada da anatomia humana. Charaka é conhecido pelo seu Chikitsa Sthana, onde os tratamentos são melhor explicados.

Charaka Samhita

O texto famoso pelo nome Charaka Samhita passou por três fases na sua elaboração. Punarvasu Atreya- aluno do sábio Bharadwaja, o famoso professor da antiguidade, expôs o Ayurveda aos seus alunos. Após a conclusão dos estudos, os seis alunos prepararam os seus próprios tratados e dedicaram-nos ao bem-estar da sociedade. O tratado preparado por Agnivesha, criado cerca de 1000 anos antes de Cristo, foi o melhor e tornou-se famoso entre todos os oito tratados. Com o passar do tempo, o lendário tratado de Agnivesha desvaneceu-se e dispersou-se.

Charaka, por volta do século II a.C. ao século II d.C., editou a escrita dispersa do tratado de Agnivesha. Charaka enriqueceu o Agnivesha Samhita com adições relevantes. A partir daí, o Agnivesha Samhita tornou-se popular como Charaka Samhita. Após alguns séculos, alguns capítulos do Charaka Samhita perderam-se no tempo. Dridhabala, no século IV d.C., reconstituiu a parte perdida do Charaka Samhita e o mesmo está agora disponível como o texto lendário da Ayurveda - o Charaka Samhita.

Na descrição da medicina ayurvédica do seu tempo, Charaka aborda pormenorizadamente temas como a geração e o desenvolvimento do feto, a anatomia do corpo humano, a função e o mau funcionamento do corpo , dependendo do equilíbrio ou não dos três Dosha (humores) do corpo, ou seja, Vata, Pitta e Kapha. Ele incorporou a etiologia, classificação, patologia, diagnóstico, prognóstico e tratamento de várias doenças físicas e mentais, a ciência dos afrodisíacos e a ciência do rejuvenescimento do corpo em grande pormenor.

A matéria médica de Charaka consiste principalmente em produtos vegetais, embora também sejam utilizados produtos animais e minerais. Todos estes medicamentos foram classificados em grupos com base na sua ação sobre o organismo. Os medicamentos eram administrados sob várias formas, tais como pó, pasta, infusão, decocção, comprimido, confeção, assado, fermentado, destilado, medicado e bebidas alcoólicas (conhecidas como Asava e Arishta), óleos medicinais ou ghee e inalantes, bem como enema / douche no reto, uretra e órgãos genitais femininos. O objetivo do tratamento é manter ou restabelecer o equilíbrio normal entre os vários Dhatu e Dosha (tecidos e humores).

O vasto tratado de Charaka dá também uma ideia das várias categorias de praticantes da arte de curar, da especialização em diferentes disciplinas médicas, do estatuto dos médicos e dos seus honorários, dos cuidados de enfermagem, do acesso ao ensino da medicina, das escolas filosóficas indianas Nyaya e Vaisheshika, que constituíam a base fundamental das teorias médicas, da botânica médica e da classificação do reino animal, nomeadamente no que diz respeito às propriedades da sua carne, etc. Descreve igualmente vários costumes, tradições, lendas, rotina da vida quotidiana, hábitos de fumar medicinalmente e de beber álcool, vestuário e roupas das pessoas daquela época.

O Charaka Samhita tem um total de 120 capítulos. O texto está dividido em 8 grupos/secções de capítulos designados por Sthana. São os seguintes

1. Sutrasthana

Tem 30 capítulos, dos quais os primeiros 28 capítulos estão organizados em 7 grupos de 4 capítulos, tais como Aushadha (medicamentos), Swastha (saúde), Nirdesha (instruções), Kalpana (método de preparações), Roga (doenças), Yojana (administração de terapias) e

Annapana (alimentos e bebidas) e dois capítulos são Sangraha (resumo) de toda a ciência da Ayurveda. O Sutrasthana trata das doutrinas básicas, dos fundamentos da Ayurveda, das caraterísticas dos medicamentos, do regime diário e sazonal, do tratamento das doenças resultantes da supressão dos impulsos naturais, da descrição pormenorizada do Vata Dosha, das caraterísticas do bom e do mau prognóstico, da classificação das doenças, dos vários procedimentos de tratamento, como a oleação, a fomentação, o Langhana, o Brimhana, o Santarpana, o Apatarpana, etc., e das propriedades dos diferentes alimentos.

2. Nidanasthana

É composto por 8 capítulos que tratam do diagnóstico de várias doenças físicas e psicológicas com base na sua etiologia, sintomas cardinais, patogénese e testes terapêuticos.

3. Vimanasthana

É composto por 8 capítulos que tratam da medição de todo o tipo de coisas, tais como Dosha, Dhatu, Mala, etc., propriedades dos sabores, quantidade de alimentos, causa de epidemias, tipos de diagnóstico e causas de doenças, natureza de um bom livro de referência e tipos de debates. Trata também da descrição de Srotasa, dos princípios da dieta e do exame dos doentes.

4. Sharirasthana

É composto por 8 capítulos que tratam da descrição da alma, do corpo, da mente, da anatomia e da fisiologia das partes do corpo e da descrição pormenorizada dos cuidados pré-natais, natais e pós-natais da mulher, da formação do embrião, do método para melhorar a descendência, etc.

5. Indriyasthana

Nos seus 12 capítulos, aborda o Arishta Lakshana (sinais e sintomas que sugerem a morte iminente) dos doentes, bem como o prognóstico e os sinais fatais das várias doenças.

6. Chikitsasthana

O livro contém 30 capítulos que tratam do tratamento herbal, mineral e dietético de várias doenças físicas e psicológicas, bem como do seu diagnóstico.

Entre os 30 capítulos, o primeiro capítulo, com os seus 4 subcapítulos, trata do Rasayana (terapia de rejuvenescimento) e o segundo capítulo, com os seus 4 subcapítulos, trata do Vajikarana (aumento da virilidade ou terapia afrodisíaca).

7. Kalpasthana

Nos seus 12 capítulos descreve as ervas e a preparação de ervas utilizadas nos procedimentos do tratamento Panchakarma, como a emese e a purgação.

8. Siddhisthana

É composto por 12 capítulos que tratam da administração dos procedimentos Panchakarma, das complicações de uma administração incorrecta e dos seus tratamentos.

Comentários e traduções

Bhattara Harishchandra escreveu o comentário ao Charaka Samhita, denominado Charaka Nyasa. O Ayurveda Dipika de Chakrapanidatta valeu ao autor o título de "Charaka Chaturanana". Escreveu também comentários sobre o Sushruta Samhita com o nome Bhanumati. Outro comentador recente é Gangadhara Roy, que escreveu Jalpakalpataru, um comentário ao Charaka Samhita. O Charaka Samhita está traduzido em muitas línguas locais e estrangeiras.

Sushruta Samhita

O Sushruta Samhita contém 186 capítulos e descreve 1120 doenças, 700 plantas medicinais, 64 preparações de origem mineral e 57 preparações de origem animal. É a principal fonte de conhecimentos sobre a prática da cirurgia na Índia antiga. Pensa-se que o Sushruta Samhita, na sua forma original, era mais científico, com uma descrição pormenorizada de todos os procedimentos cirúrgicos. Mas, posteriormente, no período dos governantes budistas, as técnicas cirúrgicas foram consideradas uma violência e foram proibidas. Mesmo a literatura do Sushruta Samhita que descrevia tais procedimentos cirúrgicos foi deformada para evitar a menção de violência. O atual Sushruta Samhita é uma versão revista do mesmo por Nagarjuna, que se diz ter vivido na última parte do século IV a.C. Como resultado, o Sushruta Samhita tornou-se complicado, difícil e insuficiente para que outros estudiosos aprendessem pormenores de cirurgia. Este facto provocou a degeneração da ciência da cirurgia na Índia. Entretanto, os estudiosos estrangeiros traduziram e levaram o manuscrito do Sushruta Samhita para os seus países, onde a cirurgia se desenvolveu de forma tão vasta que atualmente é conhecida como a cirurgia moderna.

Ainda assim, qualquer que seja a parte do Sushruta Samhita disponível, é uma chave valiosa para os fundamentos da ciência cirúrgica e médica. A contribuição mais significativa do Sushruta Samhita é no domínio da cirurgia reconstrutiva e os seus métodos de reconstrução do nariz mutilado (rinoplastia), da orelha (otoplastia) e do lábio são os mais engenhosos.

Entre estes, o método de rinoplastia de Sushruta foi muito apreciado e adotado pelos cirurgiões dos países ocidentais sob o nome de "método indiano" durante o século XVIII d.C.. Foi aclamado como a maior realização científica da Índia antiga.

O Sushruta Samhita descreveu o tratamento cirúrgico das hemorróidas e fístulas, dos cálculos urinários (cirurgia anorrectal), do feto obstruído e morto (cirurgia obstétrica, incluindo cesariana), da hérnia, da obstrução intestinal e das lesões das vísceras abdominais, das fracturas e das doenças dos olhos (cirurgia oftálmica), da garganta, do ouvido, da cabeça e do cérebro. O Sushruta Samhita estende-se ainda a outros aspectos da Ayurveda, com a descrição de Dosha, Dhatu, Oja, Mala, etc., tanto nos seus aspectos normais como anormais, as causas das doenças e a sua evolução em seis fases, uma classificação exaustiva de todas as doenças que afectam o homem, métodos de prevenção das doenças e preservação da saúde, etc.

1. **Sutrasthana** (46 capítulos)

Aborda as doutrinas de base, os instrumentos cirúrgicos, o procedimento para as terapias cirúrgicas e afins, os métodos de formação, as funções do cirurgião do exército, a evolução, a classificação das doenças, as propriedades dos diferentes alimentos e as caraterísticas dos medicamentos, etc.

2. **Nidanasthana** (16 capítulos)

Trata da patologia das doenças cirúrgicas, como a fístula em ano, as doenças crónicas da pele, os problemas do aparelho urinário, os inchaços abdominais, as doenças genitais, as doenças do aparelho bucal, as doenças dentárias, etc.

3. **Sharirasthana** (10 capítulos)

Descreve a origem cósmica da vida, a embriologia e a anatomia, com especial destaque para os órgãos de importância cirúrgica, a descrição dos Marma (partes vitais do corpo), o sistema vascular e os fluidos corporais, os cuidados a ter com a futura mãe e o recém-nascido, etc.

4. **Chikitsasthana** (40 capítulos)

Ocupa-se do tratamento medicinal e cirúrgico de várias doenças cirúrgicas, Rasayana (rejuvenescimento), terapias Panchakarma como Vamana (emese), Virechana (purgação), Basti (clister), Nasya (medicação nasal), Kavalagraha (gargarejos bucais), etc.

5. **Kalpasthana** (8 capítulos)

Trata principalmente da toxicologia (Agada Tantra). Descreve o envenenamento de alimentos e bebidas, os venenos vegetais e minerais, os venenos animais, o veneno de cobra, as mordeduras de cobra, a raiva, os venenos de insectos e o seu tratamento.

6. Uttaratantra (66 capítulos)

Esta é a maior secção do Sushruta Samhita, que se crê ter sido acrescentada ao texto original pelo redator Nagarjuna. Trata da patologia e do tratamento médico e cirúrgico das doenças oculares, doenças do ouvido, doenças das vias nasais, catarros, doenças da cabeça, doenças dos órgãos femininos, vários tipos de febre, tumores malignos, doenças cardíacas, iterícia, hemorragia, ataques epilépticos, soluços, asma, insanidade, regras de higiene, etc.

Comentários e traduções

Tendo em conta a importância do texto, muitos estudiosos escreveram comentários e alguns traduziram-no mesmo para línguas estrangeiras como o árabe, o latim e o alemão. O mais famoso dos comentários ao Sushruta Samhita é o Nibandha Sangraha, escrito pelo académico Dalhana (cerca de 1200 d.C.).

Ashtanga Sangraha

Este texto é muito estudado em toda a Índia, sobretudo no Sul. É composto por uma combinação de verso e prosa e reúne num todo harmonioso os sistemas médicos mais ou menos contraditórios em vigor na época, nomeadamente os contidos no Charaka e no Sushruta Samhita. No entanto, contém também muito material independente. Para além do seu valor intrínseco, tem grande valor para verificar, bem como complementar os dois textos acima referidos.

Dividido em seis secções com 9241 passagens em prosa e versos, contém um total de 150 capítulos. A análise do seu conteúdo dá-nos uma ideia do que constituía a medicina ayurvédica naquela época. O estilo arcaico, que contém tanto prosa como poesia, com palavras difíceis e frases longas, é utilizado para dar pormenores sobre práticas religiosas, costumes sociais e crenças, juntamente com a ciência. Os versos de Charaka, Sushruta e muitos textos antigos são incorporados com ou sem algumas ligeiras alterações, e também são fornecidos pontos de vista de muitas outras autoridades.

1. Sutra Sthana

Os 30 capítulos do Sutrasthana sobre a prática da medicina descrevem a seleção dos estudantes, a longevidade e os métodos para a alcançar, as observâncias diárias e sazonais, a origem das doenças, as propriedades dos diferentes alimentos, como o arroz, a carne, as ervas, os frutos, as caraterísticas dos alimentos envenenados, o tratamento após a ingestão de alimentos envenenados, as precauções a observar pelos reis, a incompatibilidade dos alimentos, a higiene pessoal, os medicamentos e as suas subdivisões, coleção de ervas medicinais, composição, sabor, força, qualidades e acções das substâncias medicinais, drogas eméticas e adstringentes, os três humores Vata, Pitta e Kapha e os seus distúrbios, várias doenças, exame do doente, princípios de tratamento, rapé, fumigantes, gargarejos, tratamento das doenças dos olhos com aplicações calmantes e colírios, venesecção, extração de corpos estranhos, cáusticos, cautério e suas utilizações.

2. Sharira Sthana

A segunda secção, Sharira Sthana, contém 6 capítulos sobre anatomia humana que descrevem a anatomia da gestação e do feto, a gestão do trabalho de parto difícil e das doenças durante a gravidez, a anatomia do corpo humano, o sistema vascular, as partes vitais do corpo, a natureza da constituição física e psicológica do homem e as suas caraterísticas, os caracteres anormais, os sonhos e presságios auspiciosos e inauspiciosos, os sinais de mau prognóstico e de morte próxima.

3. Nidana Sthana

O Nidana Sthana, com 16 capítulos, descreve as causas, os sintomas premonitórios, os sintomas e as caraterísticas e a patologia de várias doenças, tais como febre, hemorragia, asma, phthisis, delírio, tremores, hemorróidas, diarreia e retenção de urina, diabetes, abcessos profundos, doenças abdominais, anemia, lepra, doenças da pele e doenças do sistema nervoso.

4. Chikitsa Sthana

Chikitsa Sthana, com 22 capítulos, trata do tratamento de diferentes doenças.

5. Kalpa Sthana

Kalpa Sthana, com 8 capítulos, descreve diferentes procedimentos de Panchakarma, como purgação, emese, Basti, etc., e as preparações utilizadas nos mesmos.

6. Uttarasthana

A sexta e última secção, denominada Uttarasthana, com 50 capítulos, é dedicada aos 7 Ashtanga da Ayurveda. Os primeiros 5 capítulos tratam do Bala Chikitsa, que descreve o tratamento das doenças pediátricas, ou seja, as doenças das crianças. Os 5 capítulos seguintes tratam do Graha Chikitsa ou influências sobre-humanas e doenças causadas por elas e o seu tratamento, tratamento da insanidade, epilepsia. Os 18 capítulos seguintes tratam do Urdhwanga Chikitsa, onde são descritas várias doenças dos olhos, ouvidos, nariz, garganta, boca e cabeça. Os 11 capítulos seguintes são dedicados ao Shalya Chikitsa, onde se descrevem os tratamentos cirúrgicos de úlceras, feridas, fracturas, fístulas, alargamentos glandulares, doenças menores e doenças dos órgãos genitais. Os 9 capítulos seguintes são dedicados ao Damshtra ou Visha Chikitsa, onde se descreve o tratamento de envenenamento, picada de cobra, envenenamento devido a picadas de insectos, aranhas e ratos e os respectivos antídotos. Os dois últimos capítulos são sobre Rasayana Chikitsa e Vajikarana, ou seja, rejuvenescimento e afrodisíacos, respetivamente.

Ashtanga Hridaya

O Ashtanga Hridaya de Vagbhata recebe o seu conteúdo máximo do Ashtanga Sangraha. É uma das três grandes autoridades médicas (Brihat Trayi ou Tríade Maior), sendo as outras duas o Charaka Samhita e o Sushruta Samhita.

O Ashtanga Hridaya, em seis secções e 120 capítulos, cita Charaka, Sushruta, Bhela, Nimi, Kashyapa, Dhanvantari e outros autores anteriores e as suas obras. A principal fonte, no entanto, é Ashtanga Sangraha. Apresenta uma descrição lúcida de toda a medicina ayurvédica, com especial referência à cirurgia, tal como mencionado no Sushruta Samhita. Os versos são mais fáceis de compreender do que o Ashtanga Sangraha, com uma breve narração dos assuntos. Existem 7120 versos no Ashtanga Hridaya.

Comentários e traduções

Indu escreveu comentários sobre o Ashtanga Sangraha e o Ashtanga Hridaya com o nome comum de Shashilekha (chamado Indumati por Nishchalakara). O comentário sobre o Ashtanga Sangraha foi escrito primeiro e o comentário sobre o Ashtanga Hridaya a seguir.

O Ashtanga Hridaya tem a honra de ter o maior número de comentários do que qualquer outro tratado de Ayurveda. O mais famoso dos comentários do Ashtanga Hridaya é o Sarvanga Sundara de Arunadutta. Também estão disponíveis diferentes comentários para capítulos específicos, como Nidana Chintamani para o Nidanasthana do Ashtanga Hridaya, Tatvabodha para o Uttarasthana do Ashtanga Hridaya.

O Ashtanga Sangraha foi traduzido para muitas línguas locais e para inglês, mas não para nenhuma língua estrangeira. O Ashtanga Hridaya foi traduzido para a maioria das principais línguas indianas. Foi traduzido para árabe com o título Astankar.

Madhava Nidana: Texto sobre Etiologia e Métodos de Diagnóstico

É considerado o primeiro entre os Laghu Trayi da literatura Ayurveda. Este belo livro era anteriormente conhecido como Rugvinishchaya (Rug significa Roga ou doença, Vinishchaya significa finalizar ou diagnosticar), ou seja, trata do diagnóstico de doenças. No século VIII, Madhava escreveu este texto, que rapidamente assumiu uma posição de autoridade. Este é o melhor guião para o diagnóstico de doenças.

Madhavakara - o autor deste tratado inclui cinco pontos de diagnóstico para diagnosticar todas as doenças. Estes pontos são conhecidos como Nidana Panchaka. Este livro tem um total de 79 capítulos que tratam de muitas doenças físicas e psicológicas, juntamente com a sua etiologia, sinais, sintomas e patologia, etc.

Madhava Nidana é o primeiro livro de texto por assunto e o autor fez uma tentativa ousada já no século VIII d.C. Alcançou com sucesso o seu objetivo de fornecer um tratado conveniente para os médicos que não podem estudar os volumosos tratados de épocas anteriores. O livro contém um grande número de versos retirados de tratados autorizados, tais como Charaka Samhita, Sushruta Samhita, Ashtanga Sangraha, Ashtanga Hridaya, etc. Trata-se de um tratado abrangente que consiste na descrição de um maior número de doenças pertencentes a muitos ramos da Ayurveda, como Kaya Chikitsa (medicina geral), Bala (pediatria), Graha (psiquiatria), Urdhwanga (doenças que afectam os órgãos acima da clavícula), Shalya (doenças cirúrgicas) e Damshtra Chikitsa (toxicologia), ao contrário do Nidanasthana dos tratados anteriores. A descrição da doença não é nem demasiado elaborada nem demasiado breve e contém informações essencialmente necessárias. A ordem ou sequência das doenças estabelecida por Madhavakara num novo padrão foi aceite como ideal e é adoptada pelos autores posteriores.

A tradução deste livro é muito famosa nos países islâmicos e a sua tradução para a língua árabe na Pérsia demonstra a sua popularidade. Entre os vários comentários de Madhava Nidana, o mais famoso é o escrito por Srikanthadatta, chamado Madhukosha.

Bhavaprakasha: Texto de farmacologia

Bhavamishra escreveu este tratado no século XVI d.C. O livro é de natureza abrangente, contendo todos os aspectos importantes da Ayurveda - doutrinal e aplicada - misturados. O autor declarou na parte inicial do livro que este contém informações importantes e que foram recolhidas receitas médicas eficazes de muitos textos reputados. O texto tem cerca de 10268 versos distribuídos em 3 partes Khanda ou secções, sete Bhaga ou partes e 80 Prakarana ou capítulos. As 3 secções são Purva Khanda com 7 capítulos (em 2 partes - Prathama Bhaga ou primeira secção com 6 capítulos e Dwitiya Bhaga ou segunda secção com um único capítulo com muitos subcapítulos), Madhya Khanda com 71 capítulos e Uttara Khanda com 2 capítulos.

O Purva Khanda, na sua primeira secção ou Prathama Bhaga, apresenta uma introdução elaborada à Ayurveda, a sua origem, os principais deuses e sábios que a propagam e a origem do Universo. Também é dada em pormenor informação sobre o Garbha ou conceção, o processo de fertilização, as caraterísticas do crescimento normal do feto, os sinais do parto normal, a construção da sala de parto, o berçário ideal para a mãe e os bebés após o parto. Informações pormenorizadas sobre o corpo e os seus órgãos e as doenças que os afectam também são dadas nesta parte. Também se pode encontrar uma descrição sobre o Dinacharya (regime diário), Ratricharya (regime noturno), Ritucharya (regime sazonal) e também sobre os sintomas, prognóstico, etc. das doenças. Contém informações sobre os diferentes Rasa ou sabores e as suas propriedades e acções, bem como os exemplos correspondentes.

O último capítulo ou o sexto capítulo do Prathama Bhaga (Parte -I) é popularmente conhecido como Bhavaprakasha Nighantu. Contém subcapítulos com a descrição de diferentes grupos de substâncias dietéticas e ervas, divididos em 24 grupos, o que é considerado a especialidade de Bhavaprakasha. Inclui os nomes, sinónimos, nomenclatura regional, propriedades, acções, testes, utilizações e contra-indicações das ervas em diferentes doenças. Muitos medicamentos novos que chegaram à Índia através dos países ocidentais e os utilizados no sistema de medicina Unani também foram incorporados. Esta parte do texto deu ao autor o mérito de alargar a matéria médica da Ayurveda com a adição de novas ervas. Há também grupos de leite, urina, vegetais, água, leitelho, cana-de-açúcar, doce, óleo, ghee, carne, etc.

O Dwitiya Bhaga (Parte II) do Purva Khanda, no seu capítulo único e subcapítulos, fornece informações sobre o Mana, ou seja, as escalas de medição de diferentes substâncias, ervas e medicamentos. Compila igualmente informações sobre a preparação de diferentes formas de medicamentos e fornece informações pormenorizadas sobre o Bheshaja Vidhana (preparação de medicamentos herbo-minerais) e o Rasashastra (purificação e preparação de minerais e metais para efeitos de cura de doenças). São igualmente explicados cinco procedimentos de desintoxicação da Ayurveda, designados por Panchakarma. Aborda ainda o Ashtavidha Pariksha (exame de oito locais especiais) e a descrição pormenorizada do Nadi Pariksha (ciência do exame do pulso). Estes exames são introduzidos pela primeira vez neste texto.

O Madhyama Khanda ou a segunda parte do texto tem 71 capítulos que tratam de Nidana (etiologia), Lakshana (sintomas), Samprapti (patogénese), Sadhya - Asadhyata (prognóstico) e Chikitsa (tratamento) de todas as doenças, com grande importância para o Kaya Chikitsa. Tanto os medicamentos à base de plantas como o Rasaushadhi (fórmulas à base de mercúrio, metais e minerais) são explicados no tratamento.

O Uttara Khanda, a terceira ou última parte do livro, explica as especialidades da Ayurveda, como Rasayana (rejuvenescimento) e Vajikarana (terapia afrodisíaca). A distribuição dos capítulos do Bhavaprakasha é a seguinte

Purva Khanda (Primeira secção)

Prathama Bhaga (parte 1) -6 capítulo

O capítulo 6 th tem muitos subcapítulos e é intitulado Bhavaprakasha Nighantu

Dwitiya Bhaga (Parte 2) -1 capítulo

Madhyama Khanda (Secção intermédia) -71 capítulos

Uttara Khanda (Última secção) - 2 capítulos

Sharangdhara Samhita: Texto sobre Farmácia

Trata de uma variedade de assuntos, incluindo conceitos de saúde, alimentação, medicamentos e diagnóstico. Sharangdhara escreveu este livro no século XVI. O livro divide-se em três partes: Purva Khanda, Madhyama Khanda e Uttara Khanda. O Purva Khanda trata das definições e da terminologia, das escalas e medidas conhecidas como Mana para a preparação de medicamentos e da sua ingestão, das regras gerais e das diretrizes sobre produtos farmacêuticos, do Nadi Pariksha ou diagnóstico do pulso, da explicação pormenorizada dos órgãos e do seu estudo anatómico. Explica também o Sapta Kala ou as 7 camadas da pele, enumera e explica muitas doenças causadas por Vata, Pitta e Kapha, os tipos de Jwara (febre), Kamala (iterícia), Prameha (diabetes), doenças que afectam a cabeça, os ouvidos, os olhos, a cavidade oral, os dentes, a vagina e os órgãos sexuais masculinos. Enumera ainda as doenças pediátricas e também sobre o Visha Roga ou as doenças causadas por diferentes venenos de plantas e animais.

O Madhyama Khanda contém uma grande quantidade de conhecimentos especiais relacionados com os produtos farmacêuticos ayurvédicos, incluindo informações pormenorizadas sobre Panchavidha Kashaya Kalpana, que são as 5 formas de preparações farmacêuticas, como Swarasa (extrato), Kalka (pasta de ervas), Hima (infusão fria), Phanta (infusão quente) e Kwatha ou Kashaya (decocção). As explicações para a preparação de óleo medicado e ghee, Arishta e Asava (preparações alcoólicas fermentadas de ervas). O Madhyama Khanda também dá muitas explicações sobre Rasaushadhi (metais minerais processados que são utilizados como medicamentos) e as suas indicações em diferentes doenças, bem como os diferentes métodos de purificação de metais, incluindo o mercúrio. A última parte do Madhyama Khanda contém informações pormenorizadas sobre Rasayana (rejuvenescimento) e Vajikarana (terapia afrodisíaca).

A última parte do livro é Uttara Khanda e consiste em 13 capítulos onde são explicadas as terapias Panchakarma, juntamente com explicações sobre Uttarabasti (que é o processo de administrar preparações à base de ervas através da uretra e da vagina, especialmente para o tratamento de Vandhyatva ou Infertilidade em homens e mulheres), Kavala (gargarejo à base de ervas), Gandusha (preenchimento bucal à base de ervas), Dhumapana (fumo à base de ervas). Também contém informações sobre os diferentes tipos de aplicação externa de pasta ou Lepa e também sobre o tratamento de diferentes doenças que afectam os ouvidos, os olhos, etc.

O Sharangdhara Samhita, incluído no Laghu Trayi com o Madhava Nidana e o Bhavaprakasha, tornou-se uma autoridade para as normas das preparações Ayurveda, uma vez que trata de todos os protocolos de fabrico de formulações Ayurveda.

Kashyapa Samhita:

Kaumarabhritya (pediatria, obstetrícia e ginecologia) é um destes oito ramos da Ayurveda. Segundo os historiadores, Kashyapa, que viveu entre o século VI a.C. e o século II d.C., foi o primeiro pediatra de sempre. O Kashyapa Samhita, a única fonte disponível sobre o Kaumarabhritya, é apresentado sob a forma de compilações das pregações do sábio Kashyapa pelo seu discípulo Vriddha Jivaka. Com o passar do tempo, o livro perdeu-se no esquecimento e foi ressuscitado por Vatsya, que o obteve de um Yaksha chamado Anayasa e lhe acrescentou a última secção chamada Khila Sthana.

O Kashyapa-Samhita é considerado especificamente o livro de Kaumarabhritya (Pediatria) com base no tema do livro, bem como nas últimas palavras de algumas secções. Dá ênfase à importância do Kaumarabhritya em relação a outros oito ramos da Ayurveda; o ramo é considerado a melhor disciplina, tendo sido ensinado por Kashyapa para benefício das crianças e também o tratamento das crianças descrito ao rei Vayurvida. O tratamento de feridas é considerado como domínio de outros especialistas em palavras inequívocas, diz-se que outros especialistas de Kaumarabhritya também seguem Kashyapa ou que ele foi aceite como a autoridade máxima de Kaumarabhritya.

O método de apresentação deste livro Kashyapa Samhita é único. O assunto é discutido em perguntas e respostas e o autor e o redator do Kashyapa Samhita, ou seja, Vriddha-Jivaka e Vatsya, participam nas discussões.

É dada uma descrição pormenorizada, incluindo a definição de medicamento, e são mencionadas as sete preparações diferentes, ou seja, Churna (pó), Shita Kashaya (infusão fria), Swarasa (sumo/extrato), Asava (bebidas fermentadas), Phanta (infusão quente), Kalka (pasta) e Kwatha (decocção).

O processo de perceção dos objectos dos órgãos dos sentidos (Indriyartha) é apresentado de forma elaborada no Kalpa Sthana. Todo o Kalpa Sthana (secção específica) é uma contribuição original para o Kashyapa Samhita, porque o Kalpa Sthana de outros clássicos trata das drogas e de outros métodos de limpeza.

Amlapitta (doença ácido-péptica), como uma entidade de doença separada, com a sua etio-patogénese, caraterísticas clínicas, complicações e tratamento, é descrita no Khila Sthana (capítulo 16) deste clássico, e diz-se que a mudança de local é também o seu tratamento. A infância divide-se em três fases: Garbha (vida intra-uterina), Bala (infância) e Kaumara (adolescência). Diz-se que o leite materno é o melhor para a criança.

O Samhita apresenta uma discussão pormenorizada sobre Basti (enema terapêutico) para as crianças, que é considerado como néctar e também para produzir efeitos anabólicos. O Kashyapa Samhita prescreve a alimentação com sumos de fruta no sexto mês e cereais após a erupção dos dentes ou no décimo mês. A viciação do leite materno e as suas medidas de limpeza não são descritas por nenhum outro autor para além de Kashyapa.

Os cuidados a ter com a criança desde o nascimento para a fortalecer contra as doenças, os procedimentos e a medicação para o desenvolvimento mental e físico da criança, as medidas de prevenção de doenças, a descrição das doenças que afectam as crianças com etiologia detalhada, patogénese, tratamento e o regime alimentar são abordados no compêndio de forma muito elaborada.

Outros textos importantes sobre a Ayurveda

Título do texto	**Autor**
Abhinava Nighantu	Dattarama Chaube

Agneya Ayurveda	Gangadhara Roy
Agnipurana	Vyasa
Ananda Kanda	Manthana Bhairava
Ashtanga Nighantu	Vahatacharya
Aushadhi Sangraha	Vamana Ganesh Desai
Ayurveda Chintamani	Baladeva Prasad Mishra
Ayurveda Prakasha	Keshava Pandit
Ayurveda Saukhya	Todarananda
Ayurveda Vigyana	Vinodlal Sengupta
Bhaishajya Ratnavali	Govindanath Sen
Brihat Nighantu Ratnakara	Dattarama Chaube
Chakradatta	Chakrapani Dutta
Chikitsa Darpana	Divodasa
Chikitsa Kalika	Tisatacharya
Chikitsa Kaumudi	Kashiraja
Chikitsa Sara Sangraha	Vangasena
Chikitsa Sara Tantra	Ashwini Kumara
Chikitsa Tatva Vigyana	Dhanvantari
Chikitsadarsha	Rajeshvara Dutta Shastri
Dravya Guna Sangraha	Chakrapani Dutta
Gadanigraha	Shodhala
Garuda Purana	Vyasa
Goraksha Samhita	Gorakh Natha
Gyanarnava	Yama
Indu Nighantu	Kshira Swami

Jivadana	Chyavana
Kalaha Samhita	Kalaha Dasa
Kalyana Karaka	Ugraditacharya
Kharanada Samhita	Bhattara Harishchandra
Nadi Vigyana	Kanada
Nidana	Pel
Nighantu Ratnakara	Vasudeva Godbole
Nighantu Sangraha	Katobhatta
Nighantu Shesha	Hemachandra
Parahita Samhita	Shrinatha Pandit
Prakasha Vyakhya	Bopadeva
Pratyaksha Sharira	Gananatha Sen
Rajamartanda	Bhoja
Rasa Chintamani	Anantadeva Suri
Rasa Chudamani	Shankara
Rasa Kamadhenu	Chudamani Mishra
RasPrakasha Sudhakara	Yashodhara Bhatta
RasaRatna Samuchchhaya	Vagbhata
Rasa Ratnakara	Nityananda
Rasa Sara	Govindacharya
Rasa Yoga Sagara	Hari prapanna Sharma
Rasarnava	Bhairavananda
Rasendra Mangala	Nagarjuna
Rudra Yamala Tantra	Nagarjuna
Shabda Kalpadruma	Radhakanta Dev

Shatashloki	Bopadeva
SiddhaBhaishajya Manimala	Krishnarama Bhatta
Mantra de Siddha	Keshava
Siddha Sara Nighantu	Ravigupta
Siddhanta Nidana	Gananatha Sen
Siddha Yoga Sangraha	Yadava Ji Trikam Ji
Siddhasara Samhita	Ravigupta
Tantrasara	Jabala
Vachaspatyam	Taranath Bhattacharya
Vaidya Manorama	Kalidasa
Vaidya Nirnaya Tantra	Agastya
Vaidya Sandeha Bhanjana	Janaka
Vaidyaka Jivana	Lolimbaraja
Vaidyaka Shabda Sindhu	Umesha Chandra Gupta
Vanaushadhi Chandrodaya	Chandraraja Bhandari
Vanaushadhi Gunadarsha	Shankar Da Ji Pade Shastri
Vyadhi Nigraha	Vishrama Acharya
Yoga Tarangini	Trimalla Bhatta
Yogaratna Samuchchaya	Chandrata

Resumo

A Ayurveda contém diretrizes não só sobre a medicina, mas também sobre a filosofia, a espiritualidade e o estilo de vida para um indivíduo e uma sociedade saudáveis. A origem mitológica da Ayurveda vem do Senhor Brahma - o próprio criador. A Ayurveda chegou aos mortais através de uma cadeia de sábios divinos e mortais. A Ayurveda foi ensinada pelos sábios aos alunos em oito ramos denominados "Ashtanga Ayurveda". Os oito ramos da Ayurveda são: Kaya Chikitsa, Kaumarabhritya, Bhuta Vidya, Shalakya Tantra, Shalya Tantra, Rasayana Tantra, Vajikarana Tantra e Agada Tantra.

Atualmente, a Ayurveda está dividida em mais disciplinas para além da Ashtanga Ayurveda, para facilitar o ensino nas universidades, como Maulika Siddhanta, Sharira Rachana, Sharira Kriya, Roga Nidana, Vikriti Vigyana, Dravya Guna, Rasashastra, Bhaishajya Kalpana, Stri Roga, Prasuti Tantra, Manasa Roga Vigyana, Panchakarma, etc.

O Senhor Brahma foi o primeiro a falar da Ayurveda aos seus alunos, que a transmitiram aos mortais. O Senhor Shiva é conhecido como o primeiro médico de sempre. O Senhor Dhanvantari é o deus cirurgião-médico. Diferentes sábios obtiveram o conhecimento da Ayurveda de diferentes mestres divinos e propagaram-no aos seus alunos para o bem-estar da humanidade. Esses alunos criaram os seus próprios compêndios sobre a Ayurveda, designados por Samhita. Alguns desses tratados tornaram-se muito famosos e ainda hoje são estudados como textos autênticos da Ayurveda. Charaka Samhita, Sushruta Samhita, Ashtanga Sangraha, Ashtanga Hridaya e Kashyapa Samhita são os principais tratados da Ayurveda. Outros tratados famosos da Ayurveda são o Sharangdhara Samhita, o Bhavaprakasha Samhita e o Madhava Nidana. Todos estes tratados abordam o tema central da Ayurveda, juntamente com as suas especialidades individuais. Existem muitos outros tratados disponíveis sobre diferentes temas da Ayurveda.

O Ayurveda é conhecido como o subtrato (Upa-Veda) do Atharva Veda. O Atharva Veda é um dos quatro textos autorizados chamados Vedas. Os princípios básicos da Ayurveda sobre a vida, a natureza, a espiritualidade e a medicina derivam do conhecimento refinado. Os princípios fundamentais e os teoremas são testados pelo tempo. Por conseguinte, apesar das mudanças no tempo e no estilo de vida das pessoas, a Ayurveda continua a ser uma ciência da vida relevante.

***

CAPÍTULO 2

ORIGEM DO UNIVERSO

O objetivo de estudo da Ayurveda é a vida do ser humano. Para compreender os vários aspectos relacionados com a saúde do ser humano, é obrigatório compreender de que é feito o ser humano. Na Ayurveda, a descrição da origem do universo é centrada no ser humano. De acordo com a Ayurveda, o ser humano é uma réplica em miniatura do universo e os constituintes do universo e do ser humano são os mesmos. O estado equilibrado dos constituintes é a saúde e o desequilíbrio é a doença. Compreender a origem do universo e os seus componentes vale a pena, pois dá um conceito fundamental sobre saúde, doenças e tratamento.

Neste capítulo, compreenderemos

- **Seis antigas escolas de filosofia na Índia**
- **Mula Prakriti - A matéria primordial**
- **Adi Purusha - A consciência raiz**
- **Vinte e quatro componentes de Purusha**
- **Tanmatra e Mahabhuta**
- **Indriya e Mana**

Shad Darshana (seis filosofias)

A Ayurveda deriva o seu conceito de origem do universo de seis escolas antigas de filosofias indianas, mas a filosofia Sankhya é principalmente seguida para descrever a cosmologia na Ayurveda. As seis filosofias são as seguintes. As filosofias que acreditam na eternidade e na existência dos Vedas são designadas por Astika Darshana e as que não acreditam que os Vedas sejam padrão são designadas por Nastika Darshana.

1. Sankhya Darshana

A palavra "Sankhya" deriva da raiz sânscrita "Khya" que significa "conhecimento" e do prefixo "sa (n)" que denota "precisão ou exatidão". Sankhya vem de "Samyaka Akhyate", que significa literalmente aquilo que explica o todo. A escola de pensamento Sankhya foi concebida pelo sábio Kapila e descreve a realidade como uma enumeração exacta de categorias distintas de existência. A filosofia Sankhya oferece uma estrutura para todos os níveis de manifestação, do mais subtil ao mais grosseiro.

O principal objetivo do Sankhya Darshana é compreender como se pode obter Moksha (libertação final) com a ajuda do conhecimento completo sobre Mula Prakriti (natureza primordial) e Parmatma (Todo-Poderoso). Inicialmente, Sankhya descreve vinte e cinco Tatwa (componentes) do Purusha. O conhecimento desses Tatwa leva a pessoa a Moksha. O vigésimo quinto componente - Purusha não é nem um criador nem uma criação de nada. Purusha é a alma empírica, ou semente da consciência raiz. Com a conglomeração de Purusha; o Avyakta que é Jada (massa) cria o universo inteiro. O Ayurveda obtém o conceito de Purusha com vinte e quatro componentes do Sankhya Darshana.

2. Vaisheshika Darshana

O Vaisheshika Darshana é um Nastika Darshana e foi desenvolvido pelo sábio Kanada. O Vaisheshika Darshana também é conhecido como Aulukya Darshana. Prashastapada escreveu um comentário sobre este Darshana. O Vaisheshika Darshana dá ênfase às ciências físicas e apresenta uma visão atómica do Universo com base em quatro elementos - Terra, Água, Fogo e Ar. Também explora factores como o tempo, a mente e a alma. O Kanada descreve seis essências básicas (Padartha): Dravya (substância), Guna (atributo ou qualidade), Karma (ação), Samanya (concomitância genérica), Vishesha (fator variante) e Samavaya (concomitância inseparável). Mais tarde, Prashastapada acrescentou Abhava (não existência) como sétimo Padartha. De acordo com Vaisheshika Darshana Dukha (dor) seria removida pelo conhecimento correto dos seis Padartha. Moksha significa a salvação do ciclo de nascimento e morte e a fusão final com o todo-poderoso. Vaisheshika Darshana propõe que o universo inteiro é composto de Parmanu (átomos ou unidades mais pequenas de massa). Quando o Todo-Poderoso pretendeu criar o universo, os próprios Paramanu interagiram uns com os outros para formar uma variedade de combinações que resultaram na formação das unidades mais pequenas de substâncias no universo. A combinação de dois Paramanu é chamada Dwayanu e a combinação de três Dwayanu manifesta um Tryasarenu. O Tryasarenu é a forma visível da matéria. Este tipo de Tryasarenu liga-se uns aos outros para formar várias micro e macro estruturas do universo. Vaisheshika também descreve os processos de transformação dos materiais a nível micro (atómico) e macro (molecular). Essas leis de transformação são descritas pelos nomes Pilu Paka Vada e Pithara Paka Vada.

3. Nyaya Darshana

O autor do Nyaya Darshana é o sábio Gautama. Adquirir o conhecimento de um objeto através do exame com a ajuda de provas chama-se Nyaya. O Nyaya Darshana descreve os meios de obter conhecimento ou de chegar à verdade. É uma filosofia de raciocínio e lógica. A dúvida é considerada um pré-requisito para a investigação filosófica. O Nyaya Darshana aceita quatro tipos de provas - Pratyaksha, Anumana, Shabda e Upamana. O Nyaya Darshana descreve dezasseis Padartha (caracteres) com a ajuda dos quais se podem examinar os temas do conhecimento e obter o conhecimento sem falhas. Isto explica um método muito lógico e infalível para chegar a conclusões. Este conhecimento perfeito é considerado como a porta de entrada para Moksha.

4. Yoga Darshana

Patanjali é o autor do Yoga Darshana. Através do Yoga, uma pessoa estabelece o controlo sobre os seus sentidos e esta abstinência de impulsos psicológicos como a inveja, a cobiça, a mágoa, etc., clareia a visão espiritual. Com esta visão, um Yogi pode experimentar a diferença entre Purusha e Prakriti. Esta realização da existência de Purusha é o conhecimento último que conduz a pessoa a Moksha. Este processo é um exercício difícil e requer força física e mental. Esta força é alcançada através da prática gradual do Yoga. Tem oito passos: Yama, Niyama, Asana, Pranayama, Pratyahara, Dharana, Dhyana e Samadhi.

5. Purva Mimansa Darshana

A religião védica está dividida em duas divisões: Karma Kanda e Gyana Kanda. O Purva Mimansa é baseado no Karma Kanda. O fundador do Purva Mimansa é o sábio Jaimini. A palavra Mimansa significa o método de raciocínio dedutivo que tem de ser adotado para compreender o significado de uma palavra ou frase. O Purva Mimansa Darshana trata principalmente do método de raciocínio dos direitos de sacrifício, que constitui a parte anterior dos Vedas. Descreve os diferentes Yagya destinados a obter diferentes conhecimentos, os procedimentos técnicos para efetuar trabalhos técnicos e os procedimentos simbólicos para louvar os poderes sagrados do universo.

6. Uttar Mimansa Darshana

É também conhecido como Vedanta Darshana. O fundador deste Darshana é o sábio Maharshi Vyasa. Baseia-se na última parte dos Vedas. Uttar Mimansa sublinha que Brahma Padartha é a única verdade e que todo o universo é uma ilusão ou mito. Descreve como a energia flui do todo-poderoso, forma diferentes ilusões no mundo mortal e volta a fundir-se com a origem. A capacidade de identificar a energia suprema e de compreender o mito que a rodeia é o conhecimento supremo que nos conduz a Moksha. O Uttar Mimansa Darshana é desenvolvido em sub-escolas que explicam diferentes filosofias do mesmo.

Outras filosofias da Índia

Para além do Shad Darshana (Seis Filosofias), outras filosofias da Índia, como o Charvaka Darshana, o Boudha Darshana e o Jaina Darshana, floresceram como tesouros intelectuais da Índia.

Mula Prakriti - a matéria primordial

O conceito da Ayurveda sobre a origem do universo inspira-se principalmente no Sankhya Darshana. A Mula Prakriti é a matéria inicial que não tem origem. Prakriti significa, literalmente, "o primeiro poder de ação" ou "surgir na Criação" e é o material primário da criação, presente no início do processo de criação, e é também chamado de Mula Prakriti, também chamado de Avyakta, é o gerador de todas as outras coisas. A Prakriti é considerada como Jada, o que significa que é estacionária e sem qualquer espírito interno ou capacidade de sofrer qualquer transformação. Mas, ao mesmo tempo, Prakriti tem a capacidade de germinar, só que precisa ser iniciada por Purusha. Prakriti é considerada cega, pois é desprovida de espírito ou conhecimento e Purusha é o elemento de torno com espírito que conduz a Prakriti para a direção correta. Como Purusha é uma micro entidade, Prakriti carrega Purusha como se uma pessoa cega mas poderosa (Prakriti) carregasse uma pessoa deficiente com visão (Purusha) para que ambos, como uma combinação, possam chegar ao seu destino.

Prakriti e Purusha são incompletos um sem o outro e a combinação deles resulta na geração do universo. Prakriti é considerada como a fêmea, capaz de conceber e dar à luz a descendência, enquanto Purusha é como o componente masculino na forma de esperma ou semente que fertiliza a Prakriti para gerar o mundo. Os componentes derivados de Mula Prakriti são chamados Vikriti (derivados) e a combinação de Prakriti, Vikriti e Purusha forma um ser humano vivo, que é o objeto de estudo da Ayurveda.

Adi Purusha - A consciência raiz ou espírito raiz

Purusha, como já foi referido, é uma micro entidade, fonte de consciência de raiz, o espírito original mas sem capacidade de auto-ambulação. Em combinação com Prakriti e os seus derivados, Purusha forma Rashi Purusha ou o objeto de tratamento da Ayurveda. Purusha dirige ou opera a Prakriti. Adi Purusha não é uma criação nem criador de nada. Ele depende de Prakriti para isso. Prakriti é o gerador de todas as coisas, Adi Purusha é a consciência raiz iniciando ou inspirando o processo. Este Adi Purusha sendo a consciência última ou raiz ou espírito raiz de tudo, é o todo-poderoso e conhecido por vários nomes em diferentes filosofias. O conhecimento de Purusha ou a capacidade de diferenciar o Purusha do mundo mortal é o conhecimento supremo. A pessoa que possui este conhecimento escapa de todas as amarras, escapa do ciclo de renascimento, escapa de todas as dores do mundo e alcança Moksha - a libertação final. De acordo com o objetivo do estudo, Purusha com diferentes componentes é considerado para estudo. Como,

Purusha com um componente: Como Adi Purusha é a única consciência raiz e espírito último, considera-se que o Purusha tem apenas um componente. Este Purusha é o objeto de estudo do Yoga, da espiritualidade e das metaciências.

Purusha com seis componentes: Como cinco Mahabhuta básicos (elementos) formam todas as coisas físicas, o corpo humano é considerado feito de cinco elementos, e quando o sexto elemento, o Purusha como consciência ou sola entra no corpo, ele é denominado como humano vivo. Este Purusha com seis componentes é objeto de espiritualidade e também de medicina.

Purusha com vinte e quatro componentes: Contém os passos pormenorizados envolvidos na criação do universo. Abrange todos os aspectos relativos a Purusha e, por isso, é estudado por todas as escolas, como o Yoga, a espiritualidade, a Ayurveda e a filosofia. Este Purusha é aceite pela Ayurveda como objeto de estudo e é descrito nos textos seguintes.

Purusha e os seus vinte e quatro componentes

Como mencionado acima, Adi Purusha é a consciência raiz que inicia todos os tipos de transformações e gerações sucessivas em Prakriti e seus derivados. A criação resultante - o ser humano - é o objeto de estudo da Ayurveda, pelo que também é conhecido como Chikitsadhishthita Purusha ou Matra Purusha, que significa o Purusha que deve ser considerado quando se discute o tratamento ou a saúde. Este ser humano tem vinte e quatro componentes que incluem oito componentes de Prakriti, dezasseis componentes de Vikriti (Derivado de Prakriti) e o próprio Purusha como fonte silenciosa da consciência raiz. O Sankhya Darshana considerava Purusha separadamente como o vigésimo quinto componente, mas o Ayurveda funde-o para formar vinte e quatro componentes. Estes componentes básicos são os mesmos em todos os seres vivos e não vivos. Por isso, o estudo deste Purusha dá-nos conhecimento sobre a constituição de todo o universo. Em Ayurveda o termo Purusha é usado para Chikitsadhishthita Purusha com vinte e quatro componentes e em filosofia o termo Purusha é usado para Adi Purusha - a consciência raiz que cria o mundo em combinação com Mula Prakriti - a matéria primordial. É importante notar que o termo Prakriti na parte terapêutica da Ayurveda é a constituição básica do doente, enquanto na parte filosófica é a matéria primordial que formou o universo.

Diagrama: fluxograma dos componentes de Purusha

24 componentes de Purusha

- **Avyakta**
- **Mahat**
- **Ahamkara**
- **5 Tanmatra [Shabda, Sparsha , Rupa, Rasa, Gandha]**
- **5 Mahabhuta [Akasha, Vayu, Agni, Jala, Prithvi]**
- **5 Gyanendriya [Darshana, Sparshana, Ghrana, Rasana, Shravana]**
- **5 Karmendriya [Hasta, Pada, Payu, Jivha, Upastha]**
- Mana

Avyakta

Mula Prakriti, frequentemente mencionada como Avyakta (Inmanifesto), como mencionado anteriormente, é a matéria primordial sem qualquer fonte de origem. O significado literário de Avyakta é aquilo que não é manifesto para ser percebido pelas faculdades sensoriais do homem. Avyakta é o princípio que é a causa de origem de todos os Bhuta (substâncias vivas e não vivas). Avyakta é a primeira matéria e, depois disso, Mahat (Intelecto) e Ahamkara (ego) originam-se um a um a partir de Avyakta.

Mahat

Mahat significa literalmente "o grande" e refere-se aos grandes princípios subjacentes à vida. O reino de Mahat é, em si mesmo, a criação ideal que transcende o tempo. Mahat é a Mente Divina ou inteligência cósmica. Através de Mahat ocorrem o espaço, o tempo, a palavra divina e as sementes da diferenciação. No sistema védico, toda a manifestação ocorre através de uma inteligência cósmica orgânica subjacente. Mahat contém todas as leis e princípios que a manifestação deve seguir, bem como a semente, o ideal ou as formas arquetípicas por detrás da manifestação. No indivíduo, Mahat torna-se "Buddhi", o poder da inteligência que nos permite discernir a verdade da falsidade, o certo do errado e o eterno do transitório.

Ahamkara

Toda a manifestação é um processo de diferenciação e, por conseguinte, a criação funciona através de várias entidades separadas ou identidades individuais que são a base do Ahamkara (ego). "Ahamkara" significa literalmente "eu-criei", pois o ego é um processo e não uma realidade intrínseca. É uma série de pensamentos diversos, mas não uma entidade separada real que existe em si mesma. É um poder necessário de divisão inerente à natureza, uma etapa da evolução, mas não representa a verdade subjacente ou a identidade das criaturas. Através dele, as energias básicas latentes na Matéria (Prakriti) e as leis fundamentais contidas na Inteligência Cósmica (Mahat) são capazes de assumir formas específicas. Sob o foco pontual do ego, manifestam-se as qualidades básicas ou Triguna.

Ahamkara é de três tipos

Satwika (Vaikarika) Ahamkara - representa a energia de equilíbrio

Rajas (Tejas) Ahamkara - representa o dinamismo e a atividade

Tamas (Bhutadi) Ahamkara - representa a estabilidade e a inércia.

Quando os três componentes Satva, Rajas e Tamas estão em equilíbrio, nada acontece. Só quando este equilíbrio é perturbado é que podem ocorrer novas mudanças que conduzem à evolução do universo. A perturbação é provocada quando Purusha se combina com Avyakta. Satwika Ahamkara opera através de Rajas Ahamkara para criar Mana (mente), os cinco Gyanendriya (poderes sensoriais) e os cinco Karmendriya (poderes motores). Tamas Ahamkara opera através de Rajas Ahamkara para criar o Pancha Tanmatra. Em seguida, cinco Mahabhuta (elementos cósmicos) originam-se desses cinco Tanmatra e todo o mundo materialista origina-se desses cinco Mahabhuta (elementos cósmicos).

Tanmatra e Mahabhuta

Tanmatra significa forma muito minuciosa ou em miniatura ou muda de Mahabhuta. Bhutadi Ahamkara é ativado por Tejas Ahamkara para produzir cinco Tanmatra, nomeadamente Shabda Tanmatra, Sparsha Tanmatra, Rupa Tanmatra, Rasa Tanmatra e Gandha Tanmatra. Shabda Tanmatra é a semente do elemento (Akasha Mahabhuta) que é responsável pelo desenvolvimento do atributo que faz de Akasha Mahabhuta um hospedeiro de Shabda (som). Do mesmo modo, Sparsha Tanmatra é a semente de Vayu Mahabhuta e é responsável pelo desenvolvimento dos atributos do tato em Vayu Mahabhuta. Rupa Tanmatra é a semente de Agni Mahabhuta e contribui com atributos para Agni, tornando-o um hospedeiro de Rupa (visual/luz). Rasa Tanmatra é a semente de Jala Mahabhuta e faz de Jala Mahabhuta um hospedeiro de Rasa (sabor). Gandha Tanmatra é a semente de Prithvi Mahabhuta e faz de Prithvi Mahabhuta um hospedeiro de Gandha (cheiro)

Mahabhuta

Os Mahabhuta são formados a partir dos seus respectivos Tanmatra misturados com os Tanmatra de todos os Mahabhuta anteriores. O significado literal de Bhuta é aquele que existe ou que é real. Mahabhuta são os cinco elementos principais que estão presentes em todos os objectos animados e inanimados do universo. Akasha, Vayu, Agni, Jala e Prithvi são os cinco Mahabhuta. O primeiro Mahabhuta é o Akasha, do Akasha nasce Vayu. Vayu produziu Agni e Agni produziu Jala. De Jala nasce Prithvi. Na série de cinco Mahabhuta, os atributos do Mahabhuta anterior somam-se ao Mahabhuta seguinte. Desta forma, Akasha tem atributos de som, Vayu, juntamente com o atributo de Akasha - som; tem seu próprio atributo de toque. Desta forma, Agni tem atributos - som, tato e visibilidade. Jala tem atributos - som, tato, visibilidade e sabor. Prithvi tem todos os atributos - som, tato, visibilidade, sabor e cheiro. O diagrama seguinte mostra como os atributos são somados nos sucessivos Mahabhuta.

Diagrama que mostra a adição sucessiva de propriedades ao Mahabhuta seguinte

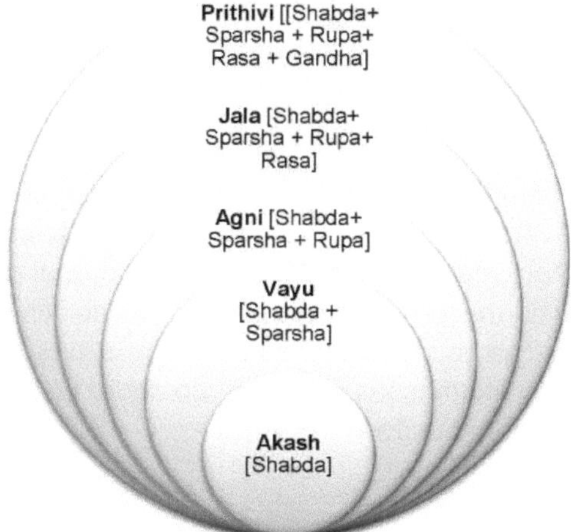

Personagens de cada Mahabhuta

Akasha Mahabhuta

A substância que tem uma relação íntima e invariável com Shabda Guna chama-se Akasha. Akasha significa literalmente espaço. Akasha deriva de Shabda Tanmatra e, por conseguinte, Shabda ou som é o carácter especial de Akasha Mahabhuta. Akasha não tem forma e é invisível, mas a sua presença pode ser imaginada através da receção do som. O principal atributo de Akasha Mahabhuta é "Apratighata", que significa não resistência. Akasha Mahabhuta é um Mahabhuta que permite que as coisas passem através dele sem qualquer resistência. O Akasha Mahabhuta, devido ao seu atributo de Apratighata, permite a condução do som e de todas as outras coisas que necessitam de condução. O Akasha está presente em todo o lado, desde o átomo até ao espaço, em todo o universo. A capacidade do ar, da água ou dos metais de conduzir o som também se deve à presença do Akasha Mahabhuta neles. A capacidade dos ouvidos de receber o som também se deve à capacidade especial dos ouvidos de analisar o Akasha.

Vayu Mahabhuta

Vayu é uma entidade invisível, mas pode ser sentida através da canela como uma sensação tátil. Também tem o atributo de Akasha, pois é formado a partir de Akasha. O significado literal de Vayu é vento ou gás. O Sparsha Tanmatra é a semente do Vayu Mahabhuta. O Vayu tem a capacidade especial de ser sentido através do toque. Tudo o que pode ser tocado tem a sua capacidade de toque devido a Vayu. A principal função de Vayu é Gati, ou seja, movimento, deambulação ou impulso. Todos os tipos de movimentos a nível micro ou macro são devidos a Vayu. A nível atómico, o movimento dos electrões em torno do núcleo e a nível macro, o movimento dos planetas em torno do Sol deve-se a Vayu Mahabhuta.

Agni Mahabhuta

O significado literal de Agni é fogo. Tem o seu carácter especial de Rupa (visibilidade), juntamente com os atributos do Mahabhuta anterior, ou seja, o som e o toque. Tudo o que pode ser visto tem a sua visibilidade devido à presença de Agni Mahabhuta nele. A função de Agni é provocar todos os tipos de transformações e degenerações no universo. Agni tem um papel fundamental na natureza e no corpo humano, uma vez que tudo isto se baseia em transformações. O calor do fogo também se deve às transformações do combustível.

Jala Mahabhuta

O significado literal de Jala é água. Juntamente com os atributos do Mahabhuta anterior, o sabor é o carácter especial do Jala Mahabhuta. A principal função do Jala Mahabhuta é Sanghata, ou seja, combinar ou manter a integridade. A ligação entre o núcleo e os electrões de um átomo é uma função de Jala Mahabhuta. Seja qual for o caso, o carácter que mantém unidas as partículas da substância é o Jala Mahabhuta.

Prithvi Mahabhuta

O significado literal de Prithvi é a Terra. Juntamente com os atributos dos

Mahabhuta anteriores, Gandha, ou seja, o odor, é o atributo especial de Prithvi. Prithvi é o último Mahabhuta e possui atributos de todos os outros Mahabhuta. A principal função de Prithvi é a estabilidade. Qualquer que seja a massa ou o peso presente em qualquer substância, isso deve-se a Prithvi. Prithvi dá estabilidade, peso e gravidade a tudo no universo.

Teoria Panchamahabhuta

Nenhuma substância é feita de um único Mahabhuta puro. Todos os cinco Mahabhuta, em integração uns com os outros, formam as substâncias do mundo. A isto chama-se o princípio Panchabhautika da Ayurveda. Cada substância contém todos os cinco Mahabhuta numa proporção definida. A constituição única do Mahabhuta confere à substância a sua identidade. Os Mahabhuta em maior proporção exibem as suas qualidades e os que estão em menor proporção permanecem em silêncio. O diagrama seguinte mostra um exemplo da constituição de qualquer substância.

Figura que mostra a presença de todos os Mahabhuta em qualquer substância.

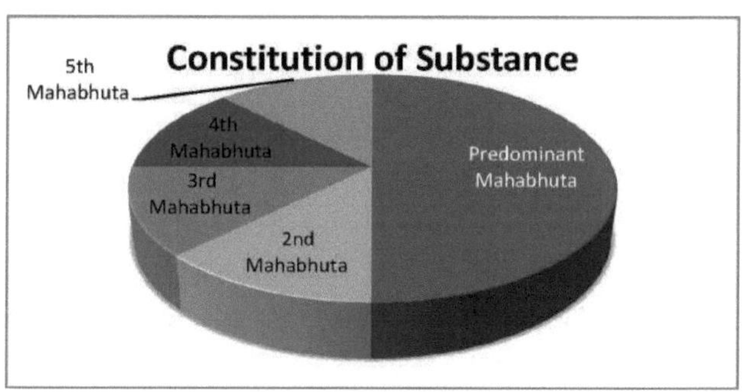

Como o corpo humano é composto por cinco Mahabhuta, o estado equilibrado dos cinco Mahabhuta indica saúde e o desequilíbrio dos mesmos é a doença. O tratamento desse corpo é efectuado com coisas materiais e imateriais predominantes num Mahabhuta específico, sendo assim capaz de reparar o desequilíbrio do Mahabhuta no corpo. Por conseguinte, o conhecimento do Mahabhuta é muito importante no sistema de medicina ayurvédica. A teoria Mahabhuta é a mais importante teoria de classificação dos medicamentos na Ayurveda. Existem vários outros sistemas de classificação baseados noutros fundamentos, como Virya, Vipaka, Prabhava, etc.; no entanto, a teoria Mahabhuta é muito importante porque todas as outras teorias se baseiam na teoria Mahabhuta.

Gráfico das propriedades físicas e funções do Mahabhuta no corpo

	Akasha	**Vayu**	**Agni**	**Jala**	**Prithvi**
Atributos	Luz, Minuto, rápido, Claro, Suave	Leve, Seco, Áspero, móvel, frio, Minuto, Claro	Quente, afiado, seco, leve, áspero, minucioso, claro	Pesado, Húmido, Fluido, Delgado, Frio, Espesso, Macio	Pesado, áspero, sólido, maciço, firme, duro.
Papel no corpo	Cavidades e passagens do corpo	Movimento, pulsação, condução e desencadeamento de actividades no corpo	Metabolismo do corpo inteiro, transformações e degenerações.	Todas as aderências, articulações e integrações a nível celular, dos tecidos e dos órgãos	Órgãos do corpo, massa, inércia, estabilidade e resistência à degeneração

Indriya e Mana

Os Indriya são os meios através dos quais o Atma ou alma executa as suas funções. Os Indriya são formados a partir de Satvika Ahamkara ativado por Tamas Ahamkara. Os Indriya são em número de onze. Cinco são os órgãos dos sentidos - Gyanendriya; cinco são os órgãos motores - Karmendriya e o décimo primeiro é a mente - Mana. Os Gyanendriya são os cinco órgãos dos sentidos que detectam a visão, os sons, o odor, o tato e o paladar. Karmendriya são os cinco órgãos motores, nomeadamente as mãos, as pernas, o ânus, o órgão sexual e a língua, que executam funções relacionadas com o manuseamento, a deambulação, a excreção, o prazer e a fala, respetivamente. Indriya tem dois componentes, primeiro o Indriya propriamente dito e segundo o Indriya Adhishthana. O Indriya Adhishthana é o órgão físico do corpo através do qual as funções são executadas. E o Indriya propriamente dito é a micro entidade no cérebro que recebe o estímulo ou a informação dos órgãos dos sentidos, convertendo-a numa forma analisável e conduzindo essa informação a Buddhi. Buddhi (intelecto) analisa e armazena a informação e toma a ação decisiva. Quando Buddhi precisa de responder ao estímulo de forma física, é o próprio Indriya que comanda o respetivo órgão motor para executar o movimento e a ação esperados. Neste processo, Mana ou mente é o jóquei. A mente combina-se com o Gyanendriya ou Karmendriya desejado para o tornar funcional. Por isso, Mana é considerado como Ubhaya (duplo) Indriya, desempenhando a função de Gyanendriya e de Karmendriya. Mana é uma micro entidade. A subtileza e a unicidade são as propriedades de Mana. A perceção de fazer várias coisas ao mesmo tempo deve-se apenas à rapidez com que Mana se move e se combina com um Indriya para outro.

Gyanendriya (Órgãos dos sentidos)

Os cinco órgãos dos sentidos são compostos por cinco Mahabhuta, com predominância de um em cada um. São conhecidos por inferência através das suas acções e com base nos quais o intelecto procede.

Indriyartha (Objeto dos sentidos)

Indriyartha é o objeto recebido pelos órgãos dos sentidos. A tabela seguinte mostra Indriya, Indriyartha e a sua relação Panchabhautika.

Indriya	Indriya Adhishthana	Indriyartha	Mahabhuta
Shrotra	Orelhas	Som	Akasha
Sparshana	Pele	Tato	Vayu
Chakshu	Olhos	Luz	Agni
Rasana	Língua	Gosto	Jala
Ghrana	Nariz	Cheiro	Prithvi

Karmendriya

Os órgãos motores são também em número de cinco, tais como as mãos, os pés, o ânus, os órgãos genitais e o órgão da fala. Os pés são responsáveis pela deslocação de um lugar para outro; o ânus e a uretra destinam-se à descarga dos resíduos (Mala), os órgãos genitais à reprodução, as mãos à receção e à preensão. A língua representa o órgão da fala.

O Mana (Mente)

Mana é definida como a entidade que, mesmo em contacto com o eu, os órgãos dos sentidos e os objectos dos sentidos, é responsável pela produção ou não de conhecimento através da sua presença ou ausência, respetivamente.

A subtileza e a unicidade são conhecidas como duas qualidades da mente. Os objectos da mente são o pensamento, a análise, o raciocínio, a meditação, a determinação e o que quer que seja percebido pela mente. É muito importante compreender Indriya e Mana, porque a maior parte das doenças são causadas pelo uso incorreto de Indriya e pela falta de controlo sobre Mana. Os Indriya são feitos para receber o seu objeto, mas o homem é aquele que se entrega aos Indriya. Assim, uma pessoa que tenha controlo sobre a atividade do seu Mana pode evitar doenças, dor e sofrimento e viver uma vida pacífica e saudável.

Resumo

O objetivo da descrição da origem do universo na Ayurveda é explicar a constituição do ser humano. A Ayurveda deriva o seu conceito de origem do universo de várias outras filosofias antigas. As principais contribuições são o Sankhya Darshana, o Vaisheshika Darshana, o Nyaya Darshana, o Yoga Darshana, o Purva Mimansa e o Uttar Mimansa.

O ser humano é o Purusha com vinte e quatro componentes e o mesmo é discutido como objeto de tratamento na Ayurveda. Os vinte e quatro componentes incluem Avyakta (matéria inicial não manifesta), Mahat (intelecto inicial), Ahamkara (ego inicial), Cinco Tanmatra (semente de Mahabhuta), Cinco Mahabhuta (elementos básicos), cinco órgãos dos sentidos, cinco órgãos motores e Mana (mente). Os primeiros oito componentes são chamados Prakriti e não são percepcionados pelos sentidos normais. Os dezasseis componentes posteriores, chamados Vikriti, derivam de Prakriti e são sentidos pelo ser humano na sua forma bruta. O conhecimento dos vinte e quatro componentes explica-nos não só as razões físicas, mas também as subtis, invisíveis e precursoras da existência do ser humano. O seu conhecimento é o objeto da espiritualidade.

A origem do universo explica-nos que, tal como o ser humano, todos os outros seres vivos e não vivos do universo são constituídos pelos mesmos componentes básicos. Todos os cinco Mahabhuta, em colaboração uns com os outros numa proporção específica, formam todas as substâncias físicas do universo. A diferença entre a predominância de vários Mahabhuta na substância é responsável pela sua identidade distinta. Esta diferença na constituição das substâncias é utilizada para tratar os desequilíbrios do corpo humano e, por conseguinte, é a base da classificação da medicina.

O conhecimento de Indriya e Mana é muito importante porque a maioria das doenças é causada pela indulgência de Indriya em assuntos inadequados. O Mana é o condutor do Indriya; por isso, o controlo do Mana protege-nos de encontros com actividades prejudiciais, facilitando assim uma vida longa, pacífica e sem doenças.

***

CAPÍTULO 3

DOSHA - OS HUMORES BIOLÓGICOS

Tal como o Sol, o ar e a água que regem as actividades do ecossistema na terra, três humores biológicos básicos chamados "Tri Dosha" regem todas as actividades corporais do ser humano. Os três Dosha são os humores básicos ou bio-entidade do corpo. O estado de equilíbrio destes três Dosha é a saúde e o desequilíbrio dos mesmos é a doença e a dor. Os Dosha não são entidades físicas, pelo que não podem ser vistos. Os Dosha são evidentes através das suas funções corporais e sintomas típicos. Como todas as outras coisas, os Dosha têm as suas propriedades da sua constituição Mahabhautika. A teoria do tri Dosha é a base da fisiologia, da patologia e da medicina ayurvédica.

Neste capítulo, veremos

- **Definição de Dosha**
- **Propriedades e constituição Mahabhautika do Dosha**
- **Tipos, localização e funções do Dosha**
- **Variação sazonal, diurna e etária do Dosha**

Definição de Dosha

Os sistemas biológicos entrelaçam cinco Mahabhuta em três padrões primários conhecidos como Tridosha. Aqui "Tri" significa três e Dosha corresponde a um humor (bioentidade). Vata, Pitta e Kapha são os Tridosha. Os três Dosha estão presentes em todas as células, tecidos e órgãos - para o movimento, metabolismo e proteção e são componentes essenciais da vida.

Dosha significa "aquilo que vicia". Etimologicamente, deriva da raiz "Dush", que é equivalente ao prefixo inglês "Dys", como em disfunção, distrofia, etc. Em sânscrito, "Dush" significa estar viciado ou estragado. Os "Dosha" são assim designados porque têm tendência para se viciarem e também para viciarem os outros. Dosha pode ser considerado como uma falha, um erro, um engano ou uma transgressão contra o ritmo cósmico.

Os Dosha estão constantemente a mover-se em equilíbrio dinâmico, uns com os outros. Embora toda a gente tenha os três Dosha, no momento da fertilização do embrião humano, cada um deles mistura-se de uma forma única, o que determina as qualidades distintivas da nossa mente e do nosso corpo. Se esta combinação única de Dosha for mantida, provoca um estado de saúde equilibrado e o desequilíbrio dos mesmos causa doenças. Na Ayurveda, Dosha é também conhecido como os princípios que regem, uma vez que todos os seres vivos na natureza são caracterizados pelo Dosha. O corpo inteiro é, de facto, a morada dos três Dosha (Vata, Pitta e Kapha) e, como tal, estes Dosha produzem bons e maus resultados, consoante se encontrem em estados normais ou anormais, respetivamente. Quando se encontram num estado normal, produzem bons resultados como crescimento, força, tez, felicidade, etc. Quando se encontram num estado anormal, provocam vários tipos de doenças.

Os Dosha são os primeiros elementos a serem modificados pela dieta, comportamento ou outros factores ambientais ou por factores internos de emoções, contenção de impulsos naturais, etc. Uma vez que estes se viciam, continuam a viciar gradualmente os outros elementos do corpo. No entanto, quando se encontram num estado de equilíbrio normal, apoiam, animam e reforçam os outros elementos do corpo e são a fonte das bênçãos da saúde e da felicidade.

Propriedades e constituição Mahabhautika do Dosha

Os Dosha também têm uma constituição Pnchamahabhautika, o que significa que cada um dos três Dosha é composto por todos os cinco Mahabhuta. Mas a predominância de um determinado Mahabhuta num determinado Dosha confere-lhe um carácter e uma função distintos.

Vata Dosha, formado a partir dos cinco Mahabhuta, tem a predominância de Akasha e Vayu Mahabhuta. Vata inicia e governa todo o tipo de movimento e mudança no nosso corpo e mente. As propriedades de Vata Dosha são Ruksha (seco), Laghu (leve), Shita (frio), Khara (áspero), Sukshma (minuto) e Chala (dinâmico/instável) na sua natureza e exibe os mesmos caracteres no corpo.

Pitta Dosha tem a predominância de Agni. É o Pitta que governa a digestão e o metabolismo. As propriedades de Pitta são Sasneha (ligeiramente untuoso), Tikshna (afiado), Ushna (quente ou produtor de calor), Laghu (leve), Visra (mau cheiro), Sara (movimento rápido), Drava (liquidez). Pitta apresenta as mesmas propriedades no corpo.

Kapha Dosha é constituído pela predominância de Prithvi e Jala Mahabhuta. Kapha mantém e protege a integridade e a estrutura do nosso corpo. As suas propriedades são Snigdha (untuosidade), Shita (frio ou que produz frio), Guru (pesado), Manda (lento ou vagaroso), Shlakshna (suavidade ou escorregadio), Mritsna (macio) e Sthira (firme ou estático).

Desta forma, as propriedades do Dosha exibem as propriedades do Mahabhuta predominante na sua constituição. O diagrama seguinte é um exemplo para demonstrar a constituição Panchamahabhautika de todos os três Dosha.

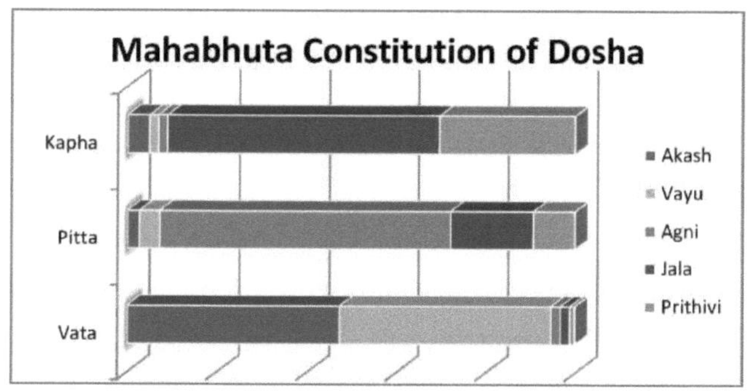

Gráfico das propriedades de Dosha

Vata	Pitta	Kapha
Ruksha (seco)	Sasneha (Unctuous)	Snigdha (Untuoso)
Laghu (Luz)	Ushna (Quente)	Shita (Frio)
Shita (Frio)	Tikshna (Afiado)	Guru (Massivo)
Khara (Bruto)	Laghu (Luz)	Manda (lento)
Sukshma (Minuto)	Visra (Mau cheiro)	Shlakshna (escorregadio)
Chala (instável)	Sara (Rápido no movimento)	Mritsna (Suave)
	Drava (Líquido)	Sthira (Firme)

Tipos e localizações de Dosha

Cada Dosha - Vata, Pitta e Kapha, tem cinco subtipos, com funções definidas e localização abundante no corpo. Embora os Dosha estejam presentes em todo o corpo, cada Dosha tem um local de abundância e uma função definida no nosso corpo.

Vata Dosha: Líder de todos os Dosha

Vata é um conceito muito central na Ayurveda. Vata foi descrito como tendo uma potência/poder inimaginável, é o líder do Dosha e o rei da doença (quando viciado). Também é descrito como sendo rápido, rápido, ou seja, de ação rápida e em constante movimento. Tem-se dito que todas as calamidades do mundo não são mais do que a manifestação de Vata. Foi muito poeticamente salientado que Pitta e Kapha, os tecidos (Dhatu) e os resíduos (Mala) são coxos sem Vata. Vayu leva-os, tal como as nuvens são levadas pelo vento de um lugar para outro. O elemento biológico Vata é derivado da combinação de Akasha (éter) e Vayu (ar). Vata não pode ser visualizado devido ao seu carácter minúsculo, mas pode ser percebido observando as suas acções.

Funções do Vata Dosha

Vata Dosha é responsável pelas seguintes funções importantes

a) Responsável por todos os movimentos do corpo, tanto a nível estrutural como a nível celular.

b) Controla os processos metabólicos. Mas, devido à sua ação estimulante, aumenta os processos catabólicos.

c) Controla os movimentos dos outros dois Dosha, Pitta e Kapha.

d) Divisão celular.

e) Estimula todos os centros sensoriais e motores. E é responsável pela nitidez das percepções sensoriais.

f) Controla o processo respiratório.

g) Responsável pelo funcionamento normal do intelecto.

h) Criador do zelo, da alegria e do entusiasmo.

Locais de Vata Dosha

Embora esteja presente em todo o corpo, os principais locais de Vata são a bexiga urinária, o reto, a cintura, as coxas, as pernas, os ossos e o cólon; entre os quais o intestino grosso é o local mais importante.

Subtipos de Vata Dosha

Charaka começou por classificar o Vata em cinco subtipos no Charaka Samhita: Prana, Udana, Samana, Vyana e Apana. As suas localizações, acções e outras informações são descritas da seguinte forma

Subtipos de Vata

1. **Prana**
2. **Apana**
3. **Samana**
4. **Udana**
5. **Vyana**

1. Prana

Prana é o subtipo mais importante de Vata Dosha, que está localizado na cabeça, boca, garganta, ouvido, língua, nariz e peito e é responsável pela respiração, arrotos, deglutição, espirros, cuspir, manutenção do intelecto, órgãos dos sentidos, coração, mente e vasos sanguíneos.

2. Vyana

Está presente em todo o corpo, mas pertence ao tórax. É o principal responsável pelas funções cardíacas. É também responsável pela locomoção, como a extensão, a flexão, a abdução, a adução e a circulação no corpo, a abertura e o fecho das pálpebras, o bocejo, a discriminação do que se gosta e do que não se gosta, a sensação dos sabores dos alimentos, a limpeza dos canais ou poros, a separação da parte nutritiva e da parte residual dos alimentos após a sua digestão e o fornecimento de nutrientes a todos os Dhatu na ordem correta, a introdução do sémen no útero, etc.

3. Udana

Udana está localizado na laringe, no peito e na região umbilical. É responsável pela fala, dirigindo actividades mentais como a discriminação, a coragem, a memória e o despertar da mente. Também é responsável pela força física, cor, nutrição dos poros dos tecidos, etc.

4. Samana

Está localizado no estômago, duodeno, intestino delgado e grosso. Também se move nos canais de Dosha, Mala (resíduos), Shukra (esperma), Artava (sangue menstrual, óvulo) e dos fluidos corporais, apoiando-os nas suas funções. Acende o fogo digestivo, controla o movimento de agitação necessário para a digestão dos alimentos e a formação de fezes, etc.

5. Apana

Está localizado na região do umbigo, cólon, reto, bexiga, pénis, escroto, virilha, articulações da anca e coxas. Controla a defecação, a micção, a menstruação, a descarga seminal e o parto (nascimento de uma criança).

Sintomas de Vata viciado

Se o Vata Dosha não estiver em ordem, isso pode dever-se ao aumento ou diminuição do seu nível normal de equilíbrio.

Sintomas de aumento anormal de Vata Dosha

a) Sensação de exaustão e emaciação.

b) Aspereza e descoloração negra da pele.

c) Sensação de gosto adstringente na boca.

d) Diminuição das secreções corporais como a saliva, o suor, etc.

e) Perda de sensibilidade ou sensações anormais e tremores.

f) A dor é de natureza óssea, picante, em cólica ou em fenda.

g) Prisão de ventre.

h) Distensão do abdómen devido a gases e ruído gorgolejante.

i) Desejo de conforto quente

j) Perda de consciência e perturbação do padrão de sono.

k) Ilusão, medo, mágoa, timidez e ilusão.

Sintomas A diminuição anormal de Vata pode causar as seguintes alterações

a) Excesso de salivação

b) Anorexia, náuseas

c) Desejo de sabores adstringentes, amargos e picantes, bem como de substâncias secas como cevada, grama verde e outras substâncias dietéticas leves

d) Incapacidade de apreender conhecimentos adequados.

e) Muito pouca fala e atividade

f) Perda de consciência e delírio

Subtipos de Vata

Subtipos de Vata	**Localizações**	**Acções**	**Doenças devidas à vitigação**
Prana	Boca, cabeça, ouvido, garganta, língua, nariz e tórax	Respiração, , espirros, cuspo, etc.	Dispneia, tosse, coriza, soluços, rouquidão da voz. Stress mental, dores de cabeça, etc
Udana	Laringe, tórax, região umbilical	Fala, direção das actividades mentais, força física	Doenças dos olhos, ouvidos, nariz, garganta e coração. Sinusite, asma, bronquite

Samana	Estômago, intestino grosso e delgado	Digestão, formação de fezes, circulação nos canais e suporta o conteúdo dos canais	Indigestão, diarreia, formação de tumores, problemas de gases
Vyana	Em todo o corpo	Circulação no corpo, fecho das pálpebras	Febre, diarreia, doenças hemorrágicas, hipertensão e hipotensão
Apana	Região do umbigo, do cólon, do reto, da bexiga, do pénis, das articulações da anca e das coxas	Defecação, micção, menstruação, corrimento seminal, parto	Doenças do sistema urogenital

Pitta Dosha: O Fogo Biológico

Este elemento biológico é derivado da combinação de principalmente **Agni** (energia) e muito pouca quantidade de **Jala** (água) e outro de Pancha Mahabhuta. Pitta é quente, leve e claro. Move-se para cima ou para baixo, dependendo da dominância dos elementos Agni e Jala, respetivamente.

Funções do Pitta Dosha

No seu estado normal, o Pitta Dosha é responsável pelas seguintes funções importantes

a) Produção de calor.

b) Digestão

c) Aumenta o apetite e a sede.

d) Mantém a cor, a tez e o brilho da pele.

e) Mantém a visão.

f) Aumenta os processos catabólicos.

g) Melhora as actividades mentais como a compreensão, a coragem e a inteligência.

h) Diz respeito a várias emoções como a alegria, o medo, a raiva e a coragem.

Sintomas de Pitta viciado

A presença das seguintes caraterísticas é sugestiva de aumento do Pitta Dosha

a) Descoloração amarelada da pele, etc.

b) Sensação de cansaço

c) Fraqueza dos órgãos dos sentidos

d) Diminuição da Oja ou da imunidade

e) Aumento da temperatura corporal.

f) Sensação de queimadura.

g) Sensação de gosto amargo na boca.

h) Desejo de artigos frios.

i) Desmaios, raiva e muito pouco sono.

A presença das seguintes caraterísticas é sugestiva de diminuição de Pitta Dosha

a) Rigidez, aspereza, peso, frio e dores e tremores irregulares no corpo.

b) Anorexia, desejo de substâncias de sabor azedo como vinagre, leitelho azedo e iogurte azedo

c) Indigestão

d) Descoloração esbranquiçada das unhas e dos olhos.

Subtipos de Pitta Dosha

Pitta Dosha tem cinco tipos, nomeadamente Pachaka, Ranjaka, Sadhaka, Alochaka e Bhrajaka.

Subtipos de Pitta

1. **Pachaka**
2. **Ranjaka**
3. **Sadhaka**
4. **Alochaka**
5. **Bhrajaka**

1. Pachaka Pitta

Pachaka Pitta está localizado entre o estômago e o intestino grosso. Apesar de ser composto por todos os cinco Mahabhuta, tem predominância de Agni e deficiência de Jala Mahabhuta, pelo que é desprovido de propriedades líquidas. Regula a digestão dos alimentos, separa a essência e os resíduos dos mesmos com o apoio de Vata e Kapha no mesmo local.

2. Ranjaka Pitta

Localiza-se no fígado, no baço e no estômago. Ajuda na hemopoese, uma vez que Ranjaka Pitta é essencial para a produção da cor vermelha do sangue.

3. Sadhaka Pitta

Sadhaka Pitta está localizado em Hridaya (coração) e é responsável por todas as funções psíquicas do cérebro, como o medo - bravura, calma - raiva, confusão - clareza, discriminação, inteligência e entusiasmo.

4. Bhrajaka Pitta

Está localizado na pele de todo o corpo e é responsável pela cor e tez da pele, regulação da temperatura, transpiração e também está relacionado com a absorção e digestão de substâncias usadas com óleos, decocção e pastas na pele.

5. Alochaka Pitta

Está localizado nos olhos e é responsável pelos fenómenos da visão.

SUBTIPOS DE PITTA

Subtipos de Pitta	**Localizações**	**Acções**	**Doenças causadas por Vitiação**
Pachaka	Parte inferior do estômago e do intestino delgado	Digestão	Indigestão, hiperacidez, gastrite, úlceras pépticas
Ranjaka	Fígado, baço, estômago	Formação de sangue	Anemia, iterícia, perturbações hepáticas
Sadhaka	Coração / Mente	Efeito na função mental - medo/bravura, calma/raiva	Perturbações psicossomáticas

		confusão/clareza	
Alochaka	Olho	Visão	Deficiência visual
Bhrajaka	Pele	Regulação da temperatura, transpiração, cor e tez	Leucodermia e outras doenças da pele

Kapha Dosha: Energia Coesiva

Este elemento biológico é derivado da combinação dos elementos Pancha Mahabhuta predominantemente Jala (água) e Prithvi (terra). É pesado, estável, liso, macio, viscoso, viscoso e húmido por natureza. Devido ao seu carácter viscoso, viscoso e untuoso, é responsável por dar compacidade ao corpo.

Funções do Dosha de Kapha

Kapha Dosha é responsável pelas seguintes funções importantes

a) Constitui a principal massa do corpo.

b) Responsável pela força, estabilidade e firmeza do corpo.

c) Manutenção dos fluidos corporais.

d) Todo o processo anabólico, incluindo o crescimento e o desenvolvimento do corpo.

e) Cura de feridas.

f) Fertilidade e imunidade.

g) Responsável por certas atitudes mentais positivas como o zelo, o conhecimento, a memória, a ausência de cobiça e o perdão. É também responsável por qualidades mentais negativas como a ignorância, a preguiça, a inveja, etc.

Sintomas de Kapha viciado

Sintomas de aumento de Kapha-

a) Sensação de peso no corpo e descoloração esbranquiçada da pele.

b) Dificuldade em respirar e tosse.

c) Folga das articulações e obstrução dos canais.

d) Sensação de aplicação de uma pasta espessa no corpo.

e) A pele é fria e calma.

f) Salivação excessiva.

g) Sensação de gosto doce e salgado na boca.

h) Sono excessivo e ou preguiça/sonolência.

i) O poder digestivo torna-se fraco.

A diminuição de Kapha produzirá as seguintes caraterísticas como-

a) Palpitações e tonturas

b) Dor em torção, dor em picada

c) Insónias

d) Sensação de queimadura ligeira, sensação de agitação e movimento de fumos quentes a partir do interior.

e) Vazio na sede de Kapha

f) Desejo de alimentos pesados e sabor doce

Subtipos de Kapha Dosha

Kapha Dosha tem cinco subtipos, nomeadamente Kledaka, Avalambaka, Bodhaka, Tarpaka e Shleshaka. As suas localizações, acções e outras informações são descritas da seguinte forma

Subtipos de Kapha

1. **Kledaka**
2. **Avalambaka**
3. **Bodhaka**
4. **Tarpaka**
5. **Shleshaka**

1. Kledaka Kapha

Localiza-se no estômago e tem a função de humedecer e lubrificar os alimentos para ajudar a digestão.

2. Avalambaka Kapha

Está presente no tórax, no coração, nos ombros e nos braços. Protege o coração e lubrifica os órgãos nestas regiões, facilitando o seu bom funcionamento. Também apoia outros tipos de Kapha, contribuindo com as propriedades da água.

3. Bodhaka Kapha

Está localizado na raiz da língua e na faringe. Permite sentir o sabor dos alimentos (perceção do sabor).

4. Tarpaka Kapha

Está localizado na cabeça e é responsável por nutrir e acalmar os órgãos dos sentidos, ou seja, o Indriya. Pode ser correlacionado com o fluido cerebrospinal.

5. Shleshaka Kapha

Encontra-se nas articulações. Pode ser correlacionado com o líquido sinovial, que lubrifica as articulações, tornando-as mais seguras e activas.

Subtipos de Kapha

Subtipos de Kapha	Localizações	Acções	Doenças devidas à vitigação
Kledaka	Estômago	Humedece e lubrifica os alimentos para ajudar na digestão	Digestão incorrecta, menos fogo digestivo ou Agnimandya
Avalambaka	Tórax (coração)	Circulação do sangue	Preguiça, congestão no peito
Bodhaka	Língua	Perceção do gosto	Perturbação do paladar
Tarpaka	Cabeça (cérebro)	Alimentação dos órgãos dos sentidos	Comprometimento da função dos órgãos dos sentidos, efeito na memória, insónia

Estado do Dosha em relação ao tempo, às estações, à idade e ao local

As horas do dia, as diferentes estações do ano e até a idade de uma pessoa estão sob a influência do Dosha. O modo de vida (estilo de vida) e a ingestão de alimentos devem ser planeados em conformidade para manter a normalidade. As localizações geográficas também têm um impacto no estado do Dosha.

Variação sazonal do Dosha

O ano divide-se em seis partes, de acordo com as estações do ano, agrupadas em dois solstícios ou Ayana.

Uttarayana ou Adana Kala (solstício do Norte)

O movimento do sol para norte e o seu impacto na secagem da natureza provocam três estações que vão do fim do inverno ao verão. Predomina o calor.

Dakshinayana ou Visarga Kala (solstício do Sul)

O movimento do sol para sul e o seu impacto de molhar e arrefecer a natureza dão origem às outras três estações, começando com as chuvas até ao início do inverno.

Época	Mês	Dosha ativo
Final do inverno (Shishira)	janeiro e fevereiro	acumulação de Kapha
primavera (Vasanta)	março e abril	Vitiação de Kapha
verão (Grishma)	maio e junho	Pacificação de Kapha/acumulação de Vata
Época das chuvas (Varsha)	julho e agosto	Acumulação de Pitta/Vitiação de Vata
outono (Sharada)	setembro e outubro	Vitiação de Pitta/ Pacificação de Vata
Início do inverno (Hemanta)	novembro e dezembro	Pacificação de Pitta

(*Para uma determinada estação, os meses podem variar de país para país. Nesses casos, apenas a estação do ano deve ser considerada para conhecer o estado do Dosha).

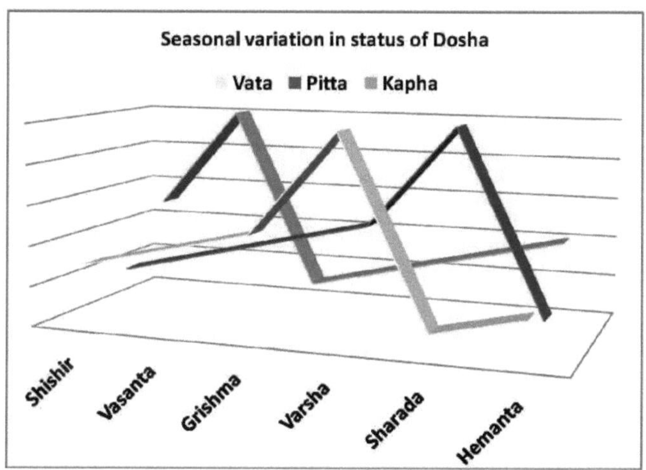

A força do povo atinge o seu máximo em Hemanta - início do inverno e Shishira - fim do inverno; permanece moderada em Sharada - outono e

Vasanta - primavera; e torna-se fraca em Varsha - estação das chuvas e Grishma - estação do verão.

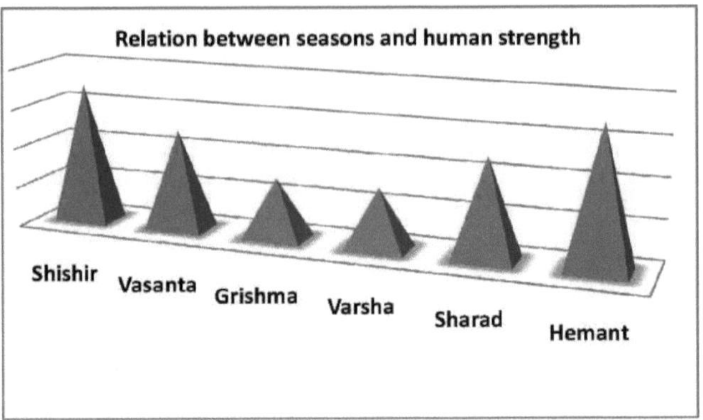

Variação diurna do Dosha

Como já foi referido, os Dosha mantêm e regulam todas as actividades do nosso corpo durante todo o tempo (quer de dia quer de noite), pelo que permanecem activos durante todo o tempo, mas tornam-se mais activos numa altura especial. Esta altura dominante é especial para um determinado Dosha. Por exemplo, Vata torna-se mais ativo na última parte do dia e na última parte da noite, Pitta torna-se mais ativo a meio do dia e a meio da noite e Kapha, de manhã cedo e de noite cedo.

Hora do dia	**Dosha ativo**
Purvahna (de manhã cedo)	Kapha
Madhyhna (meio-dia)	Pitta
Aparahna (última parte do dia)	Vata
Sayamkala (início da noite)	Kapha
Madhyaratri (meia-noite)	Pitta
Última parte da noite	Vata

Variação de idade em Dosha

A idade também é responsável por influenciar a predominância de um determinado Dosha. Kapha é dominante na infância. Na meia-idade, o Dosha Pitta torna-se dominante. Enquanto que na velhice Vata é dominante. A predominância de Dosha numa determinada idade é responsável pelos sinais que representam os caracteres da infância, da meia-idade e da velhice. Além disso, um determinado grupo etário é suscetível de viciar um determinado Dosha.

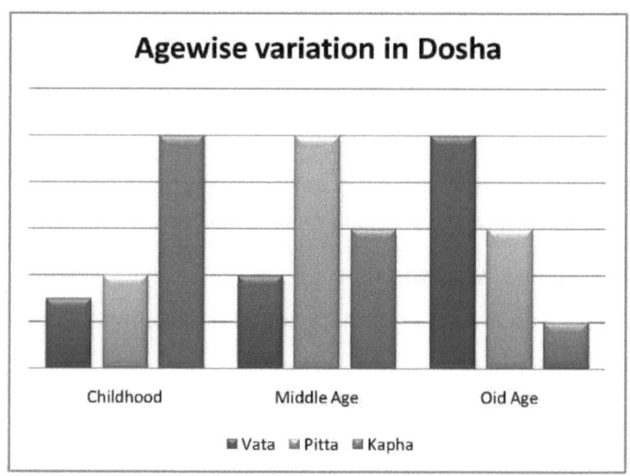

Variação de Dosha de acordo com a variação geográfica

A localização também tem um impacto no estado de Dosha de uma pessoa que vive nessa área em particular, uma vez que o nosso corpo está intimamente interligado com o ambiente. As forças biológicas sob a forma de Dosha (humores) que actuam no nosso corpo são uma verdadeira réplica das forças naturais. Por conseguinte, a nossa saúde está largamente ligada ao ambiente ou ao local onde vivemos. Existem 3 tipos de localizações geográficas: Jangala, Sadharana e Anupa. A área geográfica de Jangala é um plano seco onde predominam o sol quente e a brisa. Vata Dosha é predominante nesta região. A área geográfica de Anupa é a terra húmida com muitos reservatórios de água e chuvas. Kapha Dosha é predominante nas terras de Anupa. A área geográfica de Sadharana é a terra com chuva moderada, sol moderado e clima misto. Nesta região, os três Dosha estão presentes numa proporção quase equilibrada. Diz-se que a terra Jangala é a melhor para a saúde.

Fator comum responsável pelo estado desequilibrado do Dosha

Na nossa vida quotidiana, se nos desviarmos de um padrão de vida natural, é provável que soframos de um estado de desequilíbrio do Dosha. Isto provoca um estado de doença. É de notar que o estilo de vida ideal para pessoas de diferentes áreas geográficas e culturas pode variar entre si. No entanto, os factores comuns que causam o desequilíbrio do Dosha são os seguintes

Etiologia da vitimação de Dosha

Desequilíbrio de Vata

a) Exposição prolongada ao frio.

b) Ingestão de alimentos com predominância de sabores amargos, picantes e adstringentes

c) Insuficiência de sono.

d) Excesso de atividade física e mental.

e) Longas horas de jejum e hábitos alimentares irregulares.

f) Supressão dos impulsos naturais.

g) Exposição excessiva ao stress.

h) Longa exposição ao comprometimento de uma alimentação correta.

Desequilíbrio de Pitta

a) Consumir demasiados alimentos picantes ou oleosos.

b) Jantares noturnos.

c) Consumo excessivo de álcool.

d) Tensão ou ansiedade, raiva e mágoa.

e) Exposição excessiva à luz solar ou ao calor/verão.

Desequilíbrio de Kapha

a) Consumo de doces em excesso.

b) Excesso de ingestão, sobretudo de substâncias de difícil digestão.

c) Consumo excessivo de alimentos ricos em hidratos de carbono e gorduras.

d) Menos atividade física

e) Sono excessivo, especialmente durante o dia

Para além da etiologia acima mencionada, os três Dosha são viciados naturalmente em determinadas estações do ano, tal como mencionado anteriormente.

Resumo

Os Dosha são os três humores biológicos através dos quais todas as funções do corpo funcionam. Vata, Pitta e Kapha são os três Dosha. O estado equilibrado do Dosha é a saúde e o desequilíbrio do mesmo é a doença. Os Dosha são a entidade invisível e são evidentes através das suas funções no corpo. Os Dosha são compostos por cinco Mahabhuta e as funções caraterísticas de um determinado Dosha devem-se à sua constituição Mahabhuta típica. Os Dosha são os primeiros a viciar-se devido ao consumo de uma dieta ou estilo de vida pouco saudáveis. O Dosha viciado altera os outros componentes do corpo, causando várias doenças físicas e

psicológicas. Os Dosha, embora existam em todo o corpo, têm a sua localização dominante no corpo. Cada Dosha tem cinco subtipos. Cada subtipo tem uma localização especial, bem como uma função.

A predominância de Dosha no corpo varia naturalmente de forma definida consoante a estação do ano, as diferentes partes do dia e da noite, a idade e a localização geográfica. Esta variação deve-se ao impacto do ambiente sobre o corpo. O estilo de vida e a dieta de uma pessoa afectam diretamente o estado de Dosha. A Ayurveda identificou os factores etiológicos comuns que perturbam o equilíbrio de um determinado Dosha. O conhecimento pormenorizado dos vários aspectos do Dosha é essencial para compreender as medidas necessárias para uma vida saudável, bem como para superar as doenças.

***

CAPÍTULO 4

PRAKRITI- O TRAÇO CORPORAL BÁSICO

Como mencionado no capítulo dois, Prakriti ou Mula Prakriti é a natureza primordial. Tal como a natureza primordial do universo, cada pessoa tem a sua própria natureza chamada "Prakriti" desse indivíduo. Prakriti é a configuração padrão inata de Dosha do indivíduo. Prakriti define a caraterística do indivíduo que o torna distinto dos outros. Uma vez que a pessoa individual é o objeto da Ayurveda, esta tem uma terapia especial para cada um, e Prakriti é aquilo de que depende a compatibilidade de um indivíduo com uma determinada dieta, medicamento ou estilo de vida.

Neste capítulo, veremos

- **Introdução a Prakriti**
- **Importância do conhecimento de Prakriti**
- **Caraterísticas de Prakriti**
- **Análise de Prakriti**
- **Manas Prakriti**
- **Compatibilidade dos alimentos de acordo com Prakriti**
- **Modificação do estilo de vida de acordo com Prakriti**

Introdução a Prakriti

A palavra Prakriti significa "natureza", portanto, reflecte o estado natural do ser humano a nível anatómico, fisiológico e psicológico. Prakriti significa "a primeira natureza formada" ou "a forma original do ser".

A Ayurveda defende o facto notável da vida de que não há dois indivíduos exatamente iguais, quer na aparência, quer nas aptidões físicas e mentais, nas capacidades e nas aptidões inatas. Cada pessoa nasce com uma constituição genética definida. Da mesma forma, cada pessoa nasce com uma constituição definida de Dosha que influencia uma gama mais alargada de atributos das pessoas. Assim, cada pessoa entra na vida com um modo peculiar de reação ao ambiente e de suscetibilidade a influências físicas e psíquicas.

De acordo com a teoria Pancha Mahabhuta da Ayurveda, cada indivíduo é constituído por cinco elementos básicos denominados Mahabhuta. A combinação única dos cinco Mahabhuta diferencia os caracteres físicos de uma coisa de outra. Os três Dosha - Vata, Pitta e Kapha - são também derivados dos cinco Mahabhuta e representam os atributos dos Mahabhuta nos seres vivos através da sua ação. Tal como a constituição única do Mahabhuta de qualquer substância física, a constituição única do

Dosha, chamada Prakriti, diferencia a caraterística biológica de um indivíduo de outro. O Prakriti é vital para determinar o nosso tipo de corpo, comportamentos, necessidades, predisposição e também a compatibilidade da dieta e a seleção de medicamentos dependem muito do Prakriti.

Formação de Prakriti

Prakriti ou constituição natural do corpo humano é determinada logo no início da vida quando Shukra (espermatozoide) fertiliza o Shonita (óvulo) e a alma entra nele para formar uma nova forma de vida, também os factores durante o período de gestação intra-uterina exercem impacto na formação de Prakriti. Factores como o estado particular de saúde e de Dosha do casal no momento da conceção, a predominância de Dosha nessa estação do ano e nessa hora do dia, a predominância de Dosha no ambiente intrauterino, a natureza da dieta praticada pela mulher grávida, o estilo de vida adotado pela mulher durante a gravidez, etc., desempenham um papel importante na formação da Prakriti básica da descendência. Dosha (Vata, Pitta e Kapha) sofre alterações na sua proporção para manter o equilíbrio dinâmico da vida. No momento da união de Shukra e Shonita (conceção), a proporção particular de Dosha forma a Prakriti do embrião.

Outros factores que influenciam a formação da Prakriti de um indivíduo são os seguintes.

- Jati (Raça)
- Kula (Comunidade)
- Desha (Região geográfica)
- Kala (Hora do dia e estação do ano)
- Vaya (Idade)
- Pratyatmaniyata (particularidades pessoais, inatas)

Quando se trata da proporção do Dosha na Prakriti, todos eles podem permanecer em igual proporção ou quaisquer dois juntos podem tornar-se predominantes ou qualquer um pode estar em estado dominante. Todas estas condições influenciam grandemente a natureza do embrião, conferindo-lhe traços caraterísticos, mais tarde conhecidos como Prakriti da pessoa. Assim, a Prakriti da pessoa, através de várias combinações de Dosha, pode ser de inúmeros tipos, dos quais, para efeitos de compreensão, são diferenciados sete tipos. Prakriti é uma condição herdada ou genotípica que não pode ser alterada fundamentalmente e é uma preocupação para toda a vida e de suprema importância na determinação das condições de saúde e doença no homem.

Importância do conhecimento de Prakriti

O conhecimento de Prakriti tem um valor inestimável no tratamento de doenças. O diagnóstico inicial de um médico Ayurveda consiste em determinar a Prakriti de um indivíduo. Esta informação permite ao médico determinar as fraquezas inerentes, os vícios e um modo de tratamento eficaz e adequado. Para o indivíduo, o conhecimento básico do Prakriti é uma ferramenta vital para determinar os factores de estilo de vida mais auspiciosos que garantirão o bem-estar e a longevidade; alimentos apropriados, ervas, regimes de exercício, medicamentos, terapias e até profissões adequadas. Conhecer a Prakriti de cada um é a chave para a saúde, a libertação e, em última análise, a auto-realização.

Segundo a Ayurveda, Prakriti revela quase tudo sobre um determinado indivíduo. Por conseguinte, podemos avaliar o seu estado de saúde, como a força (física e mental), o apetite, a adaptabilidade, a compatibilidade, etc., e, com base nestes resultados, podemos tirar algumas conclusões sobre o seu estado de saúde.

A análise do Prakriti é também muito importante para diagnosticar as perturbações subjacentes e tratar o doente. Ao observar o Prakriti, o diagnóstico da doença torna-se muito simples e dá uma ideia do Dosha viciado.

Devido a hábitos alimentares ou estilos de vida incorrectos ou ao facto de não seguirem o regime de acordo com Prakriti, as pessoas são mais propensas a doenças causadas por determinados Dosha, de acordo com o seu Prakriti. A Ayurveda descreveu a correlação de algumas doenças e a sua prevalência na população de um tipo específico de Prakriti. Por conseguinte, conhecer a Prakriti e selecionar o estilo de vida, o regime, a dieta e os medicamentos em conformidade reduz a suscetibilidade às doenças relacionadas com a Prakriti.

Classificação de Prakriti

A Prakriti divide-se principalmente em dois tipos, sendo o primeiro a Sharira Prakriti e o segundo a Manas Prakriti. Sharira Prakriti é a constituição física de uma pessoa. Pelo nome de Prakriti, normalmente considera-se Sharira Prakriti. De acordo com a dominância de um ou dois dos três Dosha, Sharira Prakriti é de sete tipos: Vata, Pitta, Kapha, Vata-Kapha, Kapha-Pitta, Pitta-Vata e o equilíbrio de Vata-Pitta-Kapha. Manas Prakriti é a constituição mental de uma pessoa. Os atributos de Manas denominados Satva, Raja e Tama participam na formação de Manas Prakriti.

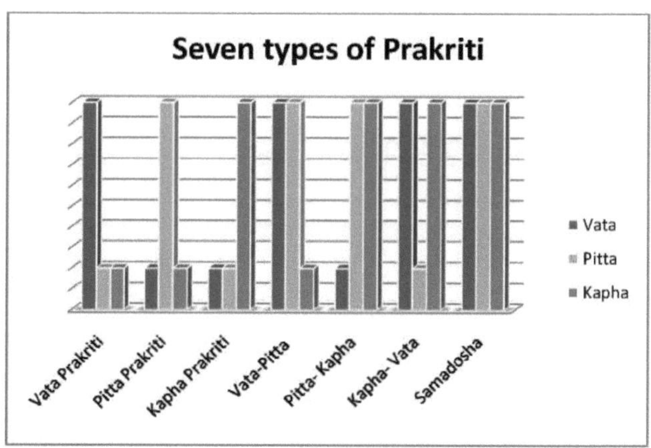

Análise de Sharira Prakriti

A análise de Prakriti é uma tarefa de perito e envolve dois aspectos: o interrogatório e o exame. O método de interrogação consiste em fazer perguntas específicas à pessoa, explorando os seus aspectos psicológicos ou comportamentais. O método de exame implica a procura de sinais físicos específicos indicativos de uma Prakriti específica. Seguem-se algumas observações gerais da Prakriti dominante em Vata, Pitta e Kapha Dosha. O Prakriti misto mostra as combinações dos sintomas de um determinado Dosha.

Caracteres para análise de Prakriti

Na tabela seguinte é mencionada uma forma geral e simples de analisar a Prakriti de qualquer pessoa. Assinale cada carácter, o que mais lhe convém. No último, conte os pontos de cada um (Vata, Pitta e Kapha). A pontuação mais elevada de um determinado tipo é o Dosha predominante no Prakriti. Esta é apenas uma orientação para a análise de Prakriti. A observação de um determinado carácter pode ser fisiológica ou patológica. Por conseguinte, é necessário um conhecimento profundo para identificar os sinais normais e anormais sugestivos de Prakriti. A coexistência de caracteres contraditórios entre si é observada em alguns indivíduos; em tais situações, o estudo detalhado e a prática da Ayurveda orientam a avaliação da Prakriti exacta de um indivíduo.

	Vata	**Pitta**	**Kapha**
1. Estrutura da carroçaria	□ Enxuto Alto/Curto Veias e tendões	□ Médio □ Suave Articulações delicadas	□ Stout □ Delicado □ Bonito

	proeminentes □ Rígido e áspero Não proporcional □ Subnutrido / emaciado	□ Proporcional □ Lustroso	□ Simétrico al Firme e compacto □ Estável □ Mãos longas □ Bem nutrido / obeso
2. Pele	Seco e áspero □ Sem brilho □ Negro □ Frio no contacto	Rugas □ Verrugas e Moles avermelhado/amarelado □ Azulado Patches □ Suave e húmido □ quente em contacto propenso a suar com cheiro típico	□ Oleosa □ Suave □ Brilhante □ Justo Branco/rosado □ Glorioso Pouco calor no corpo, não menos que Vata
3. Olhos	□ Negro □ Seco e sem brilho □ Pequeno □ Flutuante	□ Avermelhado/cobreado □ Pequeno □ Arredondado Torna-se rapidamente vermelho □ Olho afiado ligeiro □ Agradável	□ Branco □ Largo e comprido □ Agradável □ Oleosa □ Olhar calmo e suave □ Bem concebido d esferas

			brancas e pretas
4. Sobrancelhas	□ Instável □ Fino □ Pequeno	□ Nada de específico	□ Muitos pêlos □ Grosso
5. Pestanas	□ Pequeno □ Seco	□ Fino □ Poucos	□ Densa □ Empresa □ Oleosa
6. Pêlos do corpo/cabeça bigodes	□ Escassa □ Áspero □ Rachaduras □ Sem brilho	□ Suave □ Castanho/cobreado □ Pequeno □ Poucos □ Calvície precoce □ Envelhecimento precoce	□ Forte □ Grosso □ Encaracolado □ Oleosa □ Preto □ Proporção come
7. Cabeça	Instável	□ Nada de específico	Firme
8. Lábios	□ Seco e rachado □ Sem forma □ Instável □ Negro	□ De cor vermelha □ Suave □ Fino	□ Rosado □ Suave □ Brilhante
9. Dentes	□ Fino □ Poucos □ Protuberante Rachaduras e irregularidades	□ Médio □ Com intervalo propenso a vermelhidão ou dor no revestimento da mucosa	□ Firme e forte □ Muitos □ Regular e reto □ Suave e

			brilhante
10. Língua	Instável com tonalidade rosa acinzentada	Tonalidade amarelada/cobreada	□ com revestimento branco
11. Rosto	□ Áspero □ Olhar preocupado	Carnudo	□ Agradável
12. Testa	□ Pequeno	Com dobras	□ Grande
13. Maxilar inferior	□ Pequeno	□ Nada de específico	□ Grande
14. Articulações	□ Instável □ Protuberante □ Produção de som em movimentos	□ Solto □ Moderadamente escondido	□ Empresa □ Compacto □ Oculto □ Forte
15. Palmeiras	□ Instável □ Seco □ Áspero □ Rachado	□ avermelhado □ suado	□ Grande □ Oleosa □ Empresa
16. Pé	□ Instável □ Áspero □ Rachado	□ avermelhado □ suado	□ Grande
17. Pregos	□ Áspero, fino e pequeno □ Negro □ Rachaduras □ Interrupção	□ Cobreado/ avermelhado □ Suave, pequeno e plano	□ Grande, espesso e branco □ Empresa □ Convexo

			& Brilhante
18. Tórax	□ Pequeno □ Não está bem construído	De tamanho médio	□ Grande □ Elevado
19. Marcha	□ Instável □ Luz □ Rápido □ Produção de som □ Deambulação □ Hábito de mexer as mãos/pernas/ombros	Moderado	Pé lento e estável
20. Actividades	□ Instável □ Rápido □ Começa qualquer trabalho à pressa	Incontornável	□ Lento □ Preguiçoso
21. Músculos	□ Abaulado Vitelos	□ Solto/ Flácido	Bem construído
22. Força	□ Menos □ Pneus rapidamente	□ Moderado □ Não pode suportar esforços físicos ou mentais	□ Bom □ Não muito afetado pelo esforço físico ou mental
23. Fala/voz	□ Falador □ Discurso	□ Limpo □ Alto	□ Suave □ Falar

	irrelevante □ Obstruído □ Rouco □ Rápido □ Discurso difuso	□ Bom e impressionante □ Bom em argumentos	menos □ Voz clara □ Lento □ Firme □ Empresa □ Voz ressonante
			□
24. Hábitos alimentares	□ Come menos □ Come rapidamente □ Consome alimentos ligeiros □ Hábitos alimentares irregulares □ Digestão irregular □ Prefere alimentos doces, azedos, salgados e oleosos	□ Fome excessiva □ Come muito □ Come/bebe frequentemente □ Prefere doce, amargo, adstringente	□ Alimentos secos □ Comer devagar □ Menos fome/sede □ Gosta de picante, amargo, adstringente, doce □ Fraca digestão
25. Fezes/intestino	□ Fezes duras □ Tendência para a obstipação	□ Expulsa frequentemente □ Grande quantidade □ Amarelado Solto	□ Amarelado, bem formado Uma vez por dia
26. Urina	Obstruído/ menos	□ Expulsa frequentemente	Nada de específico

		□ Grande quantidade □ Amarelado	
27. Transpiração	□ Nada de especial	□ Transpirar com muita facilidade □ Cheiro desagradável	□ Menos transpiração
28. fome/sede	□Imprevisível	□ Não pode tolerar	□ □ Pode tolerar
29. Imunidade	□ Menos	Moderado	Bom
30. Duração da vida	□ Curto	Médio	Longo
31. Desejo sexual	□ Menos	Médio	□ Mais
32. Força reprodutora gth	Ativo, mas com comparativamente menos resistência durante o coito, pelo que fica satisfeito e cansado facilmente	Força e resistência médias Mais romântico	Boa força e resistência Exigem mais tempo para se tornarem activos e demoram mais tempo a ficar satisfeitos
33. Comportamento	□ Fixação e remoção rápidas □ Nobre menos □ Tristeza □ Menos inteligente	□ Aversão ao calor □ Medo do desconforto □ Afetuoso à dependência □ Gosta de ser	□ Estabilidade □ Controlo dos sentidos □ Agradecido □ Humilde □ Generoso

	□ Ingrato □ Aversão ao frio □ Roer as unhas □ Ranger os dentes durante o sono □ Covarde □ Roubar □ Ateu □ Instável □ Sem controlo sobre o sentido	elogiado □ Orgulhoso □ Corajoso □ Bom comportamento Aventureiro □ Inveja □ Generoso □ Académico □ Inteligente □ Limpo	□ Longa ocultação □ Não ganancioso □ Calmo □ Silencioso □ Obediente □ Direto □ Religioso □ Honrar os professores □ Bem educado □ Civilizado
34. Amizade	□ Poucos □ Instável	Confiável	Estável
35. Raiva	□ Rápido	Rápido e violento	Raramente
36. Medo	□ Rápido	Raramente	□ Não específico
37. Sonhos	Escalar montanhas Mover-se rapidamente ou viajar no ar	□ Fogo/Iluminação	□ Água, Aves
38. Dormir	□ Interrompido □ 6 horas ou menos	□ Moderado □ 6-8 horas.	□ Som □ 8 horas ou mais □ sono diurno
39. Poder de	Às vezes	□ Sempre	Agarra

agarrar	rapidamente/ ultimamente	rapidamente □ Muito inteligente □ Génio	sempre
40. Memória	Esquece-se rapidamente	Moderado	Bom
41. Passatempos	□ Música □ Humor □ Caça □ Jogos	□ Apaixonado por grinaldas □ Perfumes □ Decorativo □ Música	Talentoso
42. Intolerância	Frio	□ Quente □ Raiva □ Fome □ Impulsos físicos □ Sede	□ Pode tolerar
43. Problema enfrentado	□ Preocupar-se constantemente □ Não consegue tomar uma decisão estável	É capaz de tomar decisões firmes e rápidas	É capaz de tomar a decisão correta

Como se pode ver na tabela acima, mais de cem caracteres de cada Prakriti estão registados em 43 grupos. A dominância da Prakriti em cada grupo é somada e a Prakriti final é estimada com base na pontuação de cada Dosha em cada grupo. A Prakriti pode ser dominante num Dosha (3), em dois Dosha (3) ou em três Dosha (1). Assim, os sete tipos de Prakriti são os seguintes.

Vata Prakriti, Pitta Prakriti, Kapha Prakriti, Vata Pitta Prakriti, Vata Kapha Prakriti, Pitta Kapha Prakriti e Samadosha Prakriti. Nos dois Dosha Prakriti, o Dosha mais dominante é escrito em primeiro lugar.

Caraterísticas de Prakriti

1. Caraterísticas das pessoas de Vata Prakriti

Vata tem propriedades como áspero, leve, móvel, abundante, rápido, frio, grosseiro e não fino. Assim, um filho de Prakriti dominante de Vata tem as seguintes propriedades sob a influência das propriedades de Vata Dosha.

Devido à aspereza: - A predominância de Vata leva a uma pele comparativamente áspera, com necessidade frequente de humidade, rouquidão na voz, articulações teimosas e protrusão proeminente dos ossos.

Devido à leveza: - as pessoas com predominância de Vata têm movimentos, actividades, alimentação e fala leves e instáveis.

Devido à mobilidade: - as pessoas com predominância de Vata têm articulações, sobrancelhas, maxilar, lábios, língua, cabeça, ombro, mãos e pés instáveis.

Devido à abundância: - as pessoas com predominância de Vata são faladoras e têm abundância de tendões e rede venosa. Têm tendência para juntar muitas coisas e fazer muitas coisas ao mesmo tempo

Devido à rapidez: - as pessoas com predominância de Vata têm uma iniciação apressada, irritação e desordem rápidas, rapidez no medo, apego e desencanto, rapidez na aquisição mas com uma memória (retenção) comparativamente fraca.

Devido ao frio: - as pessoas com predominância de Vata têm mais intolerância ao frio, sofrem continuamente de frio, tremores e rigidez.

Devido à aspereza: - as pessoas com predominância de Vata têm cabelo grosseiro, barba e bigode, pêlos pequenos, unhas, dentes, rosto, mãos e pés.

Devido à não suavidade: - partes do corpo gretadas e som constante nas articulações durante o movimento.

Devido à presença destas qualidades, observa-se que as pessoas com predominância de Vata

baixo grau de força, duração de vida, descendência, riqueza e recursos em comparação com outras constituições corporais.

2. Caraterísticas das pessoas de Pitta Prakriti

Pitta tem propriedades como quente, afiado, líquido, com cheiro a carne, azedo e pungente. Assim, uma pessoa de Pitta Prakriti tem as seguintes propriedades sob a influência das propriedades de Pitta Dosha.

Devido ao calor: - as pessoas com predominância de Pitta são comparativamente intolerantes ao calor, têm um rosto vibrante, pele delicada e clara, muitas pintas, sardas, pintas pretas e borbulhas, fome e sede excessivas, aparecimento precoce de rugas, envelhecimento e queda de cabelo, na sua maioria macios, esparsos e barbas castanhas, cabelo liso e fino.

Devido à agudeza: - as pessoas que têm predominância de Pitta têm proezas agudas, fogo digestivo intenso, consomem muita comida e bebida, falta de resistência e comem frequentemente.

Devido à liquidez: - as pessoas com predominância de Pitta têm articulações e músculos frouxos e moles, excesso de excreção de suor, urina e fezes.

Devido ao cheiro a carne: - as pessoas com predominância de Pitta têm um cheiro fétido na axila, boca, cabeça e corpo.

Devido à pungência e ao azedume: O aumento da pungência e o azedume tornam a pessoa Pitta propensa a inflamações, raiva e sensação de ardor em qualquer parte do corpo.

Devido à presença destas qualidades, as pessoas com predominância de Pitta são moderadas em termos de força, duração de vida, conhecimento, compreensão, riqueza e meios.

3. Caraterísticas das pessoas de Kapha Prakriti

Kapha tem propriedades como untuoso, suave, macio, doce, essência, sólido, baço, rígido, pesado, frio, viscoso e claro. Assim, uma pessoa de Kapha Prakriti tem as seguintes propriedades sob a influência das propriedades de Kapha Dosha.

Devido à sua untuosidade: - a pessoa com predominância de Kapha tem pele e partes do corpo macias e firmes.

Devido à doçura: - A pessoa tem tendência para sofrer de diabetes, obesidade e inchaço em qualquer parte do corpo

Devido à natureza da essência excelente: - a pessoa com predominância de Kapha tem um corpo compacto e estável.

Devido à solidez: - a pessoa com predominância de Kapha tem todos os órgãos do corpo bem formados e perfeitos.

Devido à monotonia: - a pessoa com predominância de Kapha é monótona ou aborrecida nas actividades, na alimentação e na fala.

Devido à rigidez: - a pessoa com predominância de Kapha tem uma iniciação tardia ao desempenho.

Devido ao peso: - a pessoa com predominância de Kapha tem movimentos apoiados com essência e estabilidade.

Devido ao frio: - a pessoa com predominância de Kapha tem comparativamente pouca fome, sede e transpiração.

Devido à magreza: - a pessoa com predominância de Kapha tem ligamentos articulares bem unidos e fortes.

Devido à claridade: - a pessoa com predominância de Kapha tem olhos claros e rosto com tez clara e untuosa e voz afectuosa.

Devido à presença destas qualidades, as pessoas de Kapha Prakriti são fortes, saudáveis, educadas, corajosas, calmas e de vida longa.

Dois Dosha Prakriti e três Dosha Prakriti

Normalmente, verificamos que as pessoas têm uma dominância de dois Dosha. A dominância de dois Dosha mostra uma mudança nas caraterísticas devido à interação dos Dosha. É conhecido como "Dwidoshaja Prakriti" devido à combinação de Dosha, os caracteres são encontrados em conformidade.

As pessoas com duas constituições dominantes de Dosha - Vata-Pitta, Pitta-Kapha e Vata-Kapha - têm personalidades que estão sempre, de certa forma, "divididas": em determinadas condições, um Dosha predomina e, noutras condições, o outro Dosha vem ao de cima. A coesão inerente à personalidade, que c caracteriza as pessoas puramente Vata, Pitta ou Kapha, é mais difícil de obter para aqueles de nós que têm dois Dosha Prakriti, porque temos de tentar equilibrar as exigências de dois princípios muito diferentes.

4. Caraterísticas das pessoas Vata-Pitta Prakriti:

a) Estas pessoas têm limites definidos para a sua capacidade de suportar o calor.

b) O Pitta destas pessoas faz com que adorem comer, mas o Vata garante que terão dificuldade em digerir grandes refeições. Por conseguinte, recomendam-se refeições mais pequenas, mas frequentes, para estas pessoas.

c) Os desequilibrados Vata e Pitta desenvolvem o medo alternado com a raiva como resposta ao stress. Isto pode levar à intimidação e ao domínio.

d) Um Vata e um Pitta saudáveis e equilibrados conjugam a capacidade de pensamento original de Vata e a perícia de Pitta na aplicação da teoria. Vata e Pitta têm como qualidades comuns a leveza e a intensidade . A direção adequada desta intensidade exige o aproveitamento da leveza para um auto-desenvolvimento intensivo.

e) Os tipos Vata-Pitta são os que mais precisam de estabilidade.

f) O sabor doce é o mais importante para eles.

5. Caraterísticas das pessoas Pitta-Kapha Prakriti

a) As pessoas Pitta-Kapha são provavelmente as que melhor se adaptam à confusão, irregularidade e mudança constante que caracterizam o mundo atual, porque combinam a estabilidade de Kapha e a adaptabilidade de Pitta. Muitas das pessoas que alcançam o sucesso total na vida são Pitta-Kapha.

b) O metabolismo ativo de Pitta equilibra o físico poderoso de Kapha para promover uma boa saúde física.

c) A raiva de Pitta é bem temperada pela cautela de Kapha para encorajar um bom equilíbrio mental.

d) Embora estas pessoas normalmente prefiram climas temperados, podem facilmente suportar extremos de calor ou frio.

e) Gostam e beneficiam de exercício físico vigoroso, incluindo o sexo.

f) O amargo e o adstringente são os seus melhores sabores.

6. Caraterísticas das pessoas Vata-Kapha Prakriti

a) Vata e Kapha estão unidos na sua frieza. Embora não sofram tão intensamente de frio físico como os tipos Vata puros, devido à força e ao isolamento de Kapha.

b) Tendem a ser altos, mas são medianos na constituição e na maioria das outras qualidades físicas, tal como os tipos Pitta. A sua falta de calor manifesta-se fisicamente por perturbações digestivas, especialmente obstipação; são também comuns as doenças respiratórias com muita produção de muco.

c) A falta de um forte fogo Pitta torna a integração da personalidade especialmente difícil para eles, devido às naturezas diametralmente opostas de Vata e Kapha. Devem ser especialmente cautelosos para não tirar conclusões precipitadas sem uma investigação preliminar adequada.

d) A natureza profundamente emocional de Kapha, combinada com a natureza excessivamente activada de Vata, assegura que a dor emocional é profunda e permanece profunda num Vata-Kapha.

7. Três Dosha Prakriti

Nas pessoas que têm o equilíbrio dos três Dosha, encontram-se caracteres de todos eles. É conhecido como Sama Dosha Prakriti, que significa a proporção igual de todos os três Dosha. Estas pessoas têm a melhor qualidade de atributos físicos, mentais e sociais.

Manas Prakriti

Manas Prakriti reflecte-se no padrão de comportamento do indivíduo em relação às suas dimensões morfológica, psicológica, social e espiritual.

Os atributos de Manas, ou seja, Satva, Raja e Tama, estão presentes no corpo vivo numa proporção definida e são responsáveis pela formação do Manas Prakriti dessa pessoa. Com base nas qualidades da mente Satva /, existem três tipos principais de Manas Prakriti, como se descreve de seguida

- Satvika
- Rajas
- Tamas

O diagrama seguinte mostra a relação Mahabhuta dos atributos de Manas.

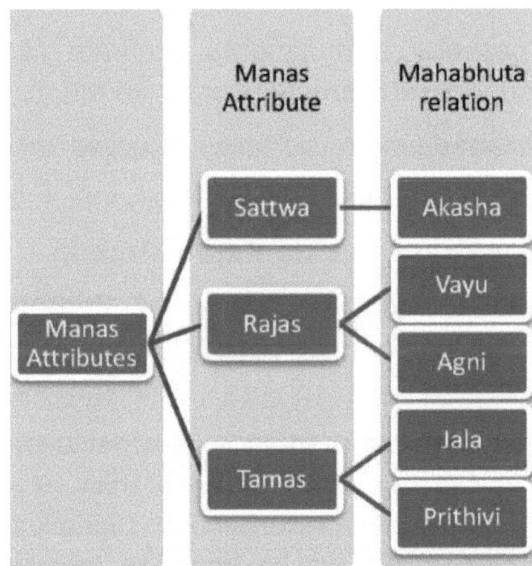

Segundo o Kashyapa Samhita, Satva é Prakashaka (iluminador), Raja é Pravartaka (iniciador) e Tama é Niyamaka (supressor).

Satva ou Kalyanabhaga (auspiciosidade), Raja ou Rokshabhaga (raiva *ou* disposição irada) e Tamas ou Mohabhaga (ignorância) são as 3 qualidades que denotam a mente. Satva é indicado pelo autocontrolo, conhecimento, capacidade de discriminação, poder de exposição, etc. Raja é indicada pela violência, inveja, autoridade, auto-adoração, etc. Tama é indicado por embotamento, falta de ação, sono, etc. Assim, os três atributos são os indicadores funcionais da mente.

De acordo com Acharya Charaka, estes três Manas Prakriti estão divididos em dezasseis tipos, como mostra o diagrama seguinte

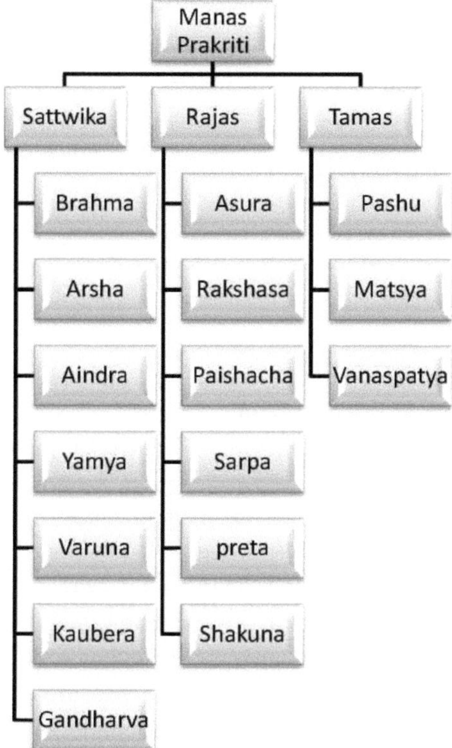

Visão pormenorizada das qualidades de Manasika Prakriti

Qualidades de Satvika

- Puro e refinado
- Real, existente, perfeito
- Realidade universal e consciência
- Responsável pelo bem e pela felicidade
- Sentido de equilíbrio
- Acções realizadas med com altruísmo, motivos nobres
- Actua com firmeza e entusiasmo

Qualidades de Rajas

- Dotado da qualidade de mudança, atividade e turbulência
- A mente está agitada com desejos
- As acções são motivadas (para o eu, não para o mundo exterior)

- Orientado para os resultados
- Tem melhor desempenho com um objetivo ou meta
- Procura de poder
- Procura de prazeres

Qualidades de Tamas

- Conduz à inércia
- Mente ignorante e delirante
- Insensível
- Falta de atividade mental
- Malicioso

Tipo de Manas Prakriti

Satvika Manas Prakriti:-

*1. **Brahma*** - Pureza, Amor pela verdade, auto-controlo, poder de discriminação, conhecimento material e espiritual, poder de exposição, resposta e memória, ausência de paixão, raiva, ganância, ego, ignorância, ciúme, desânimo e intolerância, disposição favorável igualmente para todas as criações

*2. **Arsha*** - Devoção aos rituais sagrados, estudo, linhas sagradas, oblações; disposição hospitaleira, ausência de orgulho, ego, apego, ódio, ignorância, ganância e raiva, excelência intelectual e eloquência, poder de compreensão e retenção.

*3. **Aindra*** - Senhorio e discurso com autoridade, execução de rituais sagrados, bravura, força e esplendor, ausência de actos mesquinhos, visão de longo alcance e devoção a actos virtuosos, obtenção de riqueza e satisfação adequada dos desejos.

*4. **Yamya*** - Observância da correção das acções, início das acções a tempo, não violabilidade, prontidão para iniciar acções, memória e senhorio, ausência de apego, inveja, ódio e ignorância.

*5. **Varuna*** - Bravura, paciência, pureza e aversão à pureza, observância dos ritos religiosos, gosto pelos desportos aquáticos, aversão aos actos mesquinhos, exibição da cólera e do prazer no lugar próprio.

*6. **Kaubera*** - Posse de uma posição, honra, luxos e acompanhantes, gosto constante por actos virtuosos, riqueza e satisfação, pureza e gosto pelo prazer da recreação.

*7. **Gandharva*** - Apetência pela dança, pelo canto, pela música e pelo louvor, perícia em poesia, narrações históricas e gosto constante por cenas ntes, terras, unguentos, vestuário, associados de mulheres e paixão.

Faculdades mentais de Rajas:-

*1. **Asura*** - Bravura, crueldade, inveja, senhorio, movimento disfarçado, aparência aterradora e impiedade e indulgência no autoelogio.

*2. **Rakshasa*** - Intolerância, raiva constante, violência em pontos fracos, crueldade, hábito glutão e gosto por comida não vegetariana, sono excessivo e indolência e disposição invejosa.

*3. **Paishacha*** - Hábito guloso, gosto por mulheres, gosto por ficar com mulheres em locais solitários, hábitos impuros, aversão à limpeza, cobardia e disposição aterradora e recurso a dietas e regimes anormais.

*4. **Sarpa*** - Bravura quando em disposição irada e cobardia quando não em disposição irada, reação brusca, indolência excessiva. Caminhar, comer e recorrer a outros regimentos com uma disposição temerosa.

*5. **Shakuna*** - Apego à paixão, alimentação e regime excessivos, instabilidade, impiedade e inquisitividade.

Tamas Manas Prakriti:-

1. ***Pashava*** - Disposição proibitiva, falta de inteligência, conduta e hábitos alimentares odiosos, indulgência sexual excessiva, sono.

2. ***Matsya*** - Cobardia, falta de avidez por comida, disposição constantemente apaixonada e irada e gosto pelo movimento constante e desejo de água

3. **Vanaspatya** - Indolência, indulgência e deficiência de todas as faculdades intelectuais.

Dosha Prakriti e sua relação com Manas Prakriti

Cada Dosha tem os seus caracteres mentais específicos. Por vezes, algumas pessoas podem ter diferentes estatutos de Dosha e Guna, criando alterações nas qualidades devido à interação dos caracteres. Seguem-se os caracteres de uma pessoa que tem determinado Dosha Prakriti com determinado Manas Prakriti.

Caraterísticas de Vata

Satvika: Energética, positiva, energia mental, adaptativa, flexível, forte sentido de humanidade, compreensão rápida, boa comunicadora

Rajas: Inquieto, agitado, indeciso, pouco fiável, ansioso/nervoso, hiperativo e perturbado

Tamas: Deprimido, medroso, desonesto, auto-destrutivo, tendência para perversões sexuais, perturbado mentalmente e propenso à toxicodependência (desde o café, ao açúcar, às drogas duras)

Caraterísticas de Pitta

Satvika: Clara, perspicaz, inteligente, discriminativa, corajosa, calorosa, amigável, com capacidade de liderança

Rajas: Ambicioso, crítico, dominador, agressivo, impulsivo, manipulador, zangado e orgulhoso

Tamas: Destrutivo, criminoso

Caraterísticas de Kapha

Satvika: Tranquilo, calmo, estável, amoroso, solidário, nutridor, dedicado e leal.

Rajas: Materialistas, apegados, gananciosos, exigindo conforto e luxo, sentimentais.

Tamas: Letárgico, aborrecido, ladrão, insensível e apático.

Relação da dieta com os atributos de Manas.

O Manas Prakriti é o padrão de comportamento ral de um indivíduo. Ao contrário do Dosha Prakriti, o Manas Prakriti pode ser alterado ou modificado através de práticas que actuam na mente. A dieta, o estilo de vida, a espiritualidade, o ioga, etc., exercem efeito sobre o seu Manas Prakriti. A Ayurveda afirma que, tal como o corpo, a mente também é nutrida pela dieta que se adopta. Assim, a dieta tem um papel muito importante na formação ou nutrição dos atributos da sua mente. Seguem-se as dietas que, quando consumidas, nutrem especificamente o atributo específico de Manas.

Alimentos Satvika

A comida Satvika é a comida que promove o atributo Satva da mente. Este tipo de alimento é também considerado como sendo rico em desenvolver a imunidade e é facilmente digerido. A alimentação Satvika inclui principalmente leite, produtos lácteos, frutas, a maioria dos vegetais frescos, exceto alho, cebola, cebolinha e cebolinho. Os outros elementos da lista da dieta Satvika incluem cereais como lentilhas, rebentos e edulcorantes naturais como o açúcar de cana e o mel, juntamente com gorduras naturais como o ghee, a manteiga e os óleos vegetais. É classificada como comida moderadamente cozinhada com uma pequena quantidade de especiarias comuns como açafrão, gengibre, canela, coentros, anis e cardamomo. Segundo a Ayurveda, a comida Satvika é considerada útil para desenvolver a qualidade espiritual, a concentração e a clareza da mente.

Alimentos Rajas

A Ayurveda afirma que as pessoas que gostam da comida Rajasika são boas para aqueles cuja ocupação está relacionada com uma natureza muito ativa e energética e que estão mais interessados no poder, prestígio, posição e prosperidade, mas não obcecados por isso. Estes alimentos de digestão difícil incluem principalmente alimentos não vegetarianos como carne, peixe, ovos e frango. Os alimentos são muito picantes e salgados e a sua confeção envolve ingredientes como malaguetas, pimentos, legumes, cebolas e alho.

Alimentos Tamas

De acordo com a Ayurveda, as pessoas que se interessam mais pelos alimentos Tamas são supostamente muito lentas e estagnadas por natureza. Caracterizam-se por mudanças de humor intensas, inseguranças, desejos, ânsias e são incapazes de lidar com os outros de forma equilibrada e são muito egocêntricas. São mais propensas a doenças como o cancro, problemas cardíacos, diabetes, artrite, fadiga crónica, etc. Estas pessoas nunca controlam o seu apetite e comem sem parar. Os alimentos de Tamas incluem principalmente todos os que não são naturais, demasiado cozinhados, estragados e processados. Todos os alimentos feitos de farinha refinada, pastelaria, pizzas, hambúrgueres, chocolates, refrigerantes, estimulantes como o chá, o café, o tabaco, intoxicantes como o álcool e os vinhos, pertencem à categoria Tamas. Mesmo os alimentos enlatados e conservados, como compotas, geleias, pickles e alimentos fermentados, pertencem a este grupo. Os alimentos fritos, os doces à base de açúcar, os gelados, os pudins e a maior parte dos junk foods actuais, os alimentos picantes, salgados, doces e gordos também estão incluídos nesta lista.

De acordo com a Ayurveda, existem seis tipos de sabores - Madhura (doce), Amla (azedo), Lavana (salgado), Katu (picante), Tikta (amargo) e Kashaya (adstringente). Estes seis têm um impacto diferente em diferentes Dosha.

Compatibilidade dos alimentos de acordo com Prakriti

Como mencionado anteriormente, tudo no universo é feito de várias combinações peculiares dos cinco elementos básicos conhecidos como Pancha Mahabhuta. O Dosha, o corpo humano, todos os artigos dietéticos e medicamentos também são feitos da combinação particular de Mahabhuta. O Prakriti é a constituição inata do Dosha de um indivíduo, portanto, de acordo com o Prakriti, o indivíduo é suscetível a determinadas doenças e também tem algumas compatibilidades alimentares e de estilo de vida. Se uma pessoa segue os hábitos alimentares e de estilo de vida de acordo com a sua Prakriti, a sua constituição Mahabhuta dietética equilibra o Dosha e mantém o indivíduo saudável. Em contrapartida, se uma pessoa praticar regimes alimentares e de estilo de vida incompatíveis, isso vicia o Dosha e o indivíduo sofre as doenças de acordo com a dominância do Dosha no seu Prakriti. Seguem-se as compatibilidades alimentares geralmente recomendadas de acordo com o Prakriti.

Alimentos para pessoas com constituição Vata

Vata Dosha tem a dominância de dois elementos básicos - Akasha + Vayu, por isso, os caracteres dominados em pessoas Vata Prakriti são - Seco, leve, móvel, frio e áspero. Para um equilíbrio ótimo, Vata requer calor (no seu ambiente, relações e alimentação), alimentos e ervas pesados, construtivos e húmidos (de sabores doces, salgados e azedos) e a adesão a uma rotina regular, o que ajuda a contrariar a irregularidade inerente a este Dosha. Assim, uma pessoa com constituição Vata deve adotar as seguintes regras

		Bom para adotar	**Bom para evitar**
Gosto		Doce, azedo, salgado	Pungente, amargo, adstringente
Produtos alimentares	Frutos	Bananas (maduras), mangas, uvas, cocos, alperces, figos, laranjas, cerejas, bagas, tâmaras, papaias, peras, ananases, etc.	Evitar frutos verdes, maçã, arandos, romãs, melão (em excesso)
	Legumes	Prefira sempre os legumes cozinhados. Cenoura, feijão verde, nabo, beterraba, rabanete, alho, cebola, etc.	Pode ser tomado ocasionalmente com a condição (quando cozinhado em óleo): Pepino, Ervilhas, Espinafres, Cogumelos, Rebentos, Tomate (só molho)
	Grãos	Trigo, arroz (adicionar um pouco de ghee).	Milho, pão (feito de farinha fermentada)

	Leguminosas e legumes	Mung (grama verde).	Evitar as leguminosas, se forem tomadas devem ser em menor quantidade.
	Nozes	As amêndoas são as melhores.	Utilizar depois de demolhar em água (de preferência durante a noite) e de retirar a pele
	Óleos	Todos os óleos são bons. O sésamo é o melhor	
	Leite e produtos lácteos	Todos são bons	Evitar o requeijão azedo.
	Especiarias	As especiarias são boas	Evitar a utilização excessiva.
	Alimentos não vegetarianos	Bom para comer. Galinha, peixe (fresco), peru, ovos, etc.	Carne de bovino, marisco
Vícios		O vinho, se tomado, deve ser diluído.	As pessoas Vata Prakriti são mais susceptíveis aos vícios, pelo que devem ser evitadas. Especialmente o tabaco e a cafeína

Alimentos para pessoas com constituição Pitta

Pitta Dosha domina dois elementos básicos - Agni +Jala note-se que em

Pitta, por vezes, Jala também é predominante, o que dá liquidez ao Pitta; por conseguinte, a pessoa de Pitta Prakriti é caracterizada por caraterísticas mais oleosas, quentes, leves e móveis.

		Bom para adotar	**Bom para evitar**
Gosto		Doce, amargo, adstringente	Azedo, salgado, picante
Alimentos	Frutos	Os frutos doces são bons. Mangas, uvas (doces), figos, maçãs, ameixas, alperces, cerejas, melões, cocos, romãs, frutos secos, limão (ocasionalmente), etc.	Os frutos ácidos devem ser evitados. Banana (devido ao efeito azedo pós-digestivo), bagas, papaia, etc.
	Legumes	Couve, couve-flor, pepino, legumes de folha, feijão verde, ervilhas, cogumelos, batatas, etc.	Tomates, rabanetes, etc.
	Leguminosas e legumes	Lentilhas pretas, Grão-de-bico, Mung (gramas verdes).	Lentilhas vermelhas e amarelas.
	Grãos	Cevada, arroz, aveia, trigo, etc.	Milho, painço, etc.
	Frutos secos e óleos	Coco, girassol, azeite	Pode ser consumida uma pequena quantidade
	Leite e produtos lácteos	Normalmente, o leite e os produtos lácteos	Prefira evitar a coalhada, o

		são bons	iogurte, se tomado, deve ser enriquecido com especiarias como canela ou coentros.
	Especiarias	Curcuma, cardamomo, coentros, canela, funcho, cominhos e pimenta preta (em pequena quantidade)	Especiarias quentes
	Alimentos não vegetarianos	Carne, ovos	Pode levar Frango
Vícios		A cerveja pode ser consumida em pequena quantidade	Álcool, café

Alimentos para pessoas com constituição Kapha

Kapha- Prithvi + Jala

Caraterísticas: Frio, pesado, estável, liso, denso e viscoso

		Bom para adotar	**Bom para evitar**
Gosto		Amargo, adstringente, pungente	Azedo, salgado, doce
Produtos alimentares	Frutos	Maçã, manga, romã, pera, alperce, etc.	Evitar demasiados docesfrutos azedos e sumarentos
	Legumes	Baqueta, Cabaça amarga, Garrafeira, Tomate, Cenoura,	Batatas, rabanetes, couve-brócolos, abóbora,

		Pepino, Alho, Cauli flor	beterraba, espinafres, cogumelos.
	Leguminosas e legumes	Grama verde, grama vermelha e grama forrageira, grão-de-bico, ervilha-de-pombo, etc.	Deve ser consumido em pequenas quantidades
	Grãos	Arroz, painço, milho e cevada. Os cereais torrados são bons	Evitar - Consumo excessivo de Trigo
	Leite e produtos lácteos	O leite de vaca e de cabra é o melhor	Os produtos lácteos não são adequados para as pessoas de Kapha.
	Especiarias	Todas as especiarias são boas	Evitar o excesso de sal
	Frutos secos e óleos	Pode utilizar amêndoa e girassol em pequenas quantidades.	Evitar a utilização de frutos secos e óleos
	Alimentos não vegetarianos	Comer alimentos cozidos, assados ou . Se desejar, pode comer galinha, carneiro e ovos.	Evitar o consumo de alimentos carnudos
Dependência		Pode tomar chá preto, café	Evitar bebidas alcoólicas fortes e cerveja

Modificação do estilo de vida de acordo com Prakriti

Tal como a dieta, o comportamento e o estilo de vida também provocam a acumulação e a viciação do Dosha. Uma pessoa deve evitar as condições físicas e ambientais que agravam o Dosha semelhante ao seu Prakriti.

	Vata	**Pitta**	**Kapha**
Dormir	8-9 horas de sono. Evitar os horários noturnos.	7-8 horas	6-7 horas, pode trabalhar até tarde da noite.
Exercício	Evitar o exercício físico cansativo. Recomenda-se o uso de Pranayama e Ioga.	Exercício moderado, evitar nas estações quentes	Pode fazer exercício físico vigoroso
Ambiente de trabalho	Evitar o frio e o tempo seco	Prefere um ambiente fresco e húmido	Prefere um ambiente quente e seco
Natureza do trabalho	Trabalho em que é necessário desempenhar várias tarefas e trabalho sedentário é adequado,	Gestão, competências intelectuais, disciplina, defesa, etc.	Trabalho de campo, gestão estratégica,
Desporto	Desportos de Indore, ginástica, jogos que exigem flexibilidade e rapidez.	Desportos ao ar livre e em recinto fechado que exigem velocidade, reflexos rápidos e inteligência	Jogos ao ar livre que exigem resistência e estabilidade.
Sexo	Deve evitar-se o excesso de sexo	Sexo com moderação é bom e relaxa-o quando está em	Podem desfrutar de sexo quando desejam, uma vez que estas

		stress.	pessoas têm uma boa resistência e resistência.
Factores dosha	Evitar factores que viciam Vata	Evitar os factores que viciam Pitta	Evitar factores que viciam Kapha

Seguem-se os calendários naturais de acumulação e vitiação de Dosha. É necessário tomar precauções especiais para evitar que a dieta e o estilo de vida agravem o Dosha nessa época específica.

Vata Prakriti

Devido ao calor extremo do verão, a secura e a aspereza tornam o fogo digestivo baixo e o corpo perde muita água devido à transpiração. Estes factores agravam o Vata, mas devido ao calor não pode viciar e acumula-se no corpo. A estação das chuvas segue-se ao verão; a mudança atmosférica súbita de quente para frio provoca a viciação de Vata acumulado e a pessoa sofre de perturbações de Vata. Mais tarde, as condições húmidas e molhadas reduzem o aumento de Vata. Deve-se evitar o consumo de uma dieta e de comportamentos que viciem Vata, especialmente no verão e na estação das chuvas.

Pitta Prakriti

Na estação do verão, a pessoa de Pitta Prakriti fica exausta e a força do corpo diminui devido ao calor e ao aumento de Pitta Dosha. Na estação das chuvas, o Pitta Dosha acumula-se. Durante o inverno, o ambiente fresco não permite que Pitta se vicie. A estação do outono, a seguir à estação das chuvas, é mais quente e dá origem à viciação de Pitta já acumulado; e a pessoa sofre de perturbações de Pitta. Deve-se evitar o consumo de alimentos e comportamentos que viciam Pitta, especialmente na estação das chuvas e no outono.

Kapha Prakriti:

No inverno, o frio extremo leva à acumulação de Kapha. Depois do inverno, a Kapha acumulada espalha-se na primavera, causando doenças de Kapha. No verão, devido às qualidades secas, leves e quentes, Kapha diminui. Deve-se evitar o consumo de dietas e comportamentos viciantes de Vata, especialmente no inverno e na primavera.

Resumo

Vata, Pitta e Kapha, os três humores biológicos, formam o Prakriti de

uma pessoa. No momento da conceção do embrião, o estado de saúde dos pais, a dominância do Dosha no óvulo e no esperma, as condições ambientais, as condições geográficas e outros factores como a raça, a comunidade, etc., afectam a proporção dos três Dosha que formam a Prakriti de uma pessoa. Tal como as impressões digitais, cada pessoa tem uma constituição única de Dosha em Prakriti e, por conseguinte, cada indivíduo é diferente nas suas compatibilidades, necessidades de saúde e susceptibilidades a doenças. Para efeitos de estudo, considera-se que Prakriti é de sete tipos. Três tipos de Prakriti dominantes de Dosha são Vata Prakriti, Pitta Prakriti e Kapha Prakriti. Os dois tipos de Prakriti dominantes de Dosha são Vata-Pitta, Pitta-Kapha e Kapha-Vata Prakriti. O sétimo tipo de Prakriti é o estado equilibrado de todos os três Dosha Vata-Pitta- Kapha. De acordo com a dominância do Dosha em Prakriti, cada indivíduo apresenta sinais físicos e comportamentais específicos indicativos do Dosha em causa. A investigação do padrão comportamental e o exame dos sinais físicos ajudam a avaliar o Prakriti do indivíduo.

Tal como o Dosha Prakriti de o corpo, cada indivíduo tem uma constituição psíquica típica chamada Manas Prakriti. Tal como os três Dosha, Satva, Raja e Tama são os três atributos que constituem a Manas Prakriti. Satvika Manas Prakriti são de sete tipos, Rajas são de seis tipos, enquanto Tamas Manas Prakriti são de três tipos, dependendo do padrão de comportamento.

De acordo com o Prakriti, os indivíduos são susceptíveis a certos tipos de doenças, algumas dietas e estilos de vida são incompatíveis, enquanto regimes específicos são úteis para manter uma boa saúde. Evitar a dieta e o estilo de vida que agravam o Dosha dominante de Prakriti e adotar o estilo de vida e a dieta que pacificam o Dosha dominante de Prakriti mantém o indivíduo saudável e com uma vida longa.

***

CAPÍTULO 5

DHATU, UPADHATU E MALA

OS TECIDOS E AS EXCREÇÕES

Dosha, Dhatu e Mala são conhecidos como os tripés da vida. Dosha são os motores das funções corporais. Dhatu são as entidades físicas do tecido do corpo, enquanto Mala são os produtos residuais do metabolismo. O Dosha viciado perturba a fisiologia normal do Dhatu, resultando em todas as doenças. A perturbação do Dosha exprime-se através da perturbação do Dhatu e do Mala. Mala são os produtos residuais, pelo que devem ser eliminados na altura certa. A obstrução ou perturbação do processo de eliminação do Mala é também causada pelo Dosha viciado, provocando várias doenças e perturbações. A harmonia nas funções de Dosha, Dhatu e Mala assegura uma vida saudável.

Neste capítulo, aprenderemos,

- **Formação do Dhatu**
- **Funções normais do Dhatu**
- **Sintomas de desequilíbrio do Dhatu**
- **Oja**
- **Upadhatu**
- **Mala**

Formação do Dhatu

O nosso corpo é suportado e mantido por sete tecidos básicos, que são conhecidos como Dhatu. Estes são os blocos estruturais básicos do corpo, ao mesmo tempo que o Dhatu anterior da série se torna uma fonte de nutrição para o Dhatu posterior do corpo. A palavra "Dhatu" é uma palavra sânscrita que significa "aquilo que entra na formação do corpo". A função primária e principal do Dhatu é o Dharana do corpo. Aqui Dharana denota o significado de sustento e manutenção do corpo. Dosha, Dhatu e Mala têm uma relação entre si na saúde e na doença. Estes são chamados de Tristhuna ou tripé da vida. É de importância vital manter a harmonia entre Dosha, Dhatu e Mala para manter a saúde normal de um indivíduo. O Dhatu é responsável pela patogénese das doenças. A patologia do Dosha viciado tem lugar no Dhatu, causando a doença desse Dhatu em particular. Os sete Dhatu do corpo são

1. Rasa Dhatu (Plasma)
2. Rakta Dhatu (Sangue)

3. Mamsa Dhatu (Músculo)
4. Meda Dhatu (Adiposo)
5. Asthi Dhatu (Osso)
6. Majja Dhatu (Medula óssea)
7. Shukra Dhatu (Tecidos reprodutivos)

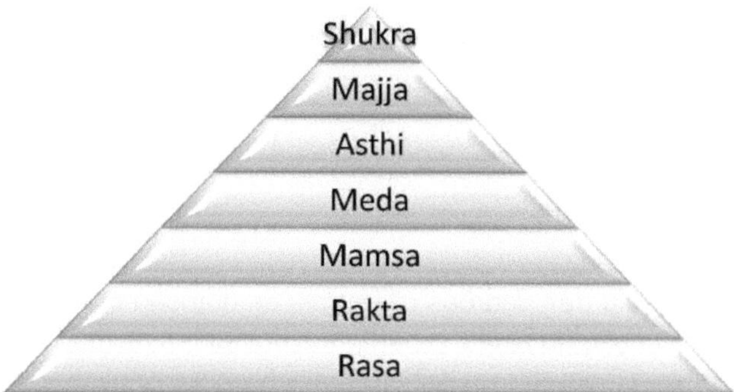

Os Dhatu formam-se continuamente no nosso corpo de forma consecutiva e estão num estado constante de regeneração a partir do anterior - estão constantemente a ser formados, destruídos e reformados e o equilíbrio dinâmico é mantido. Sete Dhatu são formados e alimentados em série. Estes Dhatu, no seu ciclo de criação, destruição e recriação, são alimentados com nutrientes apropriados, materiais derivados da dieta e dos Dhatu anteriores, desde o momento da conceção até à morte. Isto significa que se um Dhatu não for saudável, o Dhatu que virá depois desse Dhatu específico formado também não será saudável.

Dhatu Poshana refere-se à nutrição dos diferentes Dhatu do corpo através dos nutrientes dos alimentos digeridos. Após a ingestão da dieta, esta é processada em várias partes do sistema digestivo e transformada em material nutritivo biodisponível. Este material nutritivo biodisponível do sistema digestivo é recolhido na circulação, processado por Rasa Dhatwagni (poder digestivo que transforma os nutrientes da dieta em Rasa Dhatu) para formar o primeiro Dhatu, ou seja, Rasa Dhatu.

Uma reação biofisiológica semelhante ocorre com Rasa Dhatu, Rakta Dhatwagni (um poder digestivo que digere nutrientes para Rakta Dhatu) digere os elementos nutritivos de Rasa Dhatu e nutre Rakta Dhatu. Da mesma forma, Mamsa Dhatu recebe a nutrição de Rakta, Meda Dhatu recebe a nutrição de Mansa, Asthi recebe a nutrição de Meda, Majja recebe a nutrição de Asthi e Shukra recebe a sua nutrição de Majja Dhatu. Neste processo, o respetivo Dhatwagni digere a parte nutritiva do Dhatu anterior para nutrir o Dhatu seguinte.

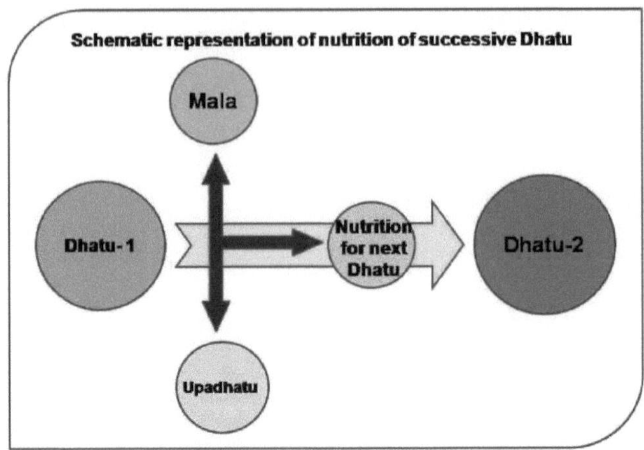

A Ayurveda explica três padrões diferentes de nutrição que coexistem no processo de nutrição do Dhatu a partir dos nutrientes dietéticos digeridos. São eles: Kshira Dadhi Nyaya, Kedara Kulya Nyaya e Khale Kapota Nyaya. Todos eles têm o seu papel distinto na formação e nutrição dos sete Dhatu. O padrão de transmissão da nutrição é explicado por estas três leis ou padrões. erns.

1. **Kshira Dadhi Nyaya** (A lei da transformação total)

De acordo com esta teoria, o Dhatu anterior (as suas fracções de nutrientes) transforma-se inteiramente no Dhatu seguinte. Kshira significa leite e Dadhi significa coalhada. Tal como pela digestão dos lactobacilos, o leite transforma-se inteiramente em coalhada, a coalhada em manteiga, a manteiga em ghee e o ghee em escória de ghee (Ghrita Manda); os nutrientes dos alimentos mudam para o Dhatu seguinte em sequência pela ação do Dhatwagni do respetivo Dhatu. Esta é uma das formas de nutrição dos diferentes Dhatu. Tal como os raios solares demoram muito tempo a chegar à terra e ainda assim mantêm a sua continuidade através da libertação contínua de raios, o fornecimento contínuo de nutrição mantém o nível ótimo de Dhatu no corpo e mesmo após a transformação de um Dhatu noutro, nenhum Dhatu se esgota.

2. **Kedara Kulya Nyaya** (A Lei da Transmissão sequencial)

A palavra Kedara significa pequenos pedaços de campos agrícolas e Kulya significa dreno ou canal. As culturas no campo (Kedara) são irrigadas por Kulya (pequeno canal) em sequência. A água irriga primeiro os campos próximos e depois os distantes. Da mesma forma, os diferentes Dhatu do corpo são nutridos um a um, em sequência, através de vasos. O primeiro Dhatu Rasa é nutrido pelos nutrientes da dieta. Depois, o Rakta Dhatu recebe a nutrição da parte restante dos nutrientes da dieta e, da mesma forma, os restantes Dhatu até ao Shukra Dhatu recebem a sua nutrição em sequência.

Durante a transmissão, os nutrientes da dieta chegam primeiro aos canais circulatórios Rasa, onde são processados pelo Rasa Dhatwagni para formar o Rasa Dhatu. Durante este processo, o Dhatu divide-se em quatro partes

- Sthula: Elemento de tecido estável macroscópico que é o recetor da nutrição e constitui a forma física do Dhatu.
- Sukshma: Elemento minúsculo e instável do tecido que fornece alimento aos sucessivos Dhatu.
- Stamya: Uma parte do Dhatu que forma os componentes derivados chamados Upadhatu.
- Mala: Mala é o produto residual deste processo que deve ser eliminado do corpo.

3. Khale Kapota Nyaya (A Lei da Seletividade)

A palavra Khale (Khala) refere-se ao campo e Kapota significa o pombo. Tal como os pombos ou qualquer outra b irds chega ao campo de cereais e apanha os grãos desejados para a sua alimentação, da mesma forma o Dhatu apanha a alimentação desejada diretamente dos nutrientes da dieta sem considerar a sequência da nutrição. O Dhatu que está próximo dos sucos nutritivos derivados da dieta de forma fisiológica, recebe a nutrição rapidamente, enquanto os Dhatu que estão distantes dos nutrientes da dieta de forma fisiológica e precisam de muito processamento levam tempo para receber a nutrição. Por exemplo, Rasa Dhatu é muito semelhante aos sucos de nutrientes da dieta, portanto, Rasa Dhatu (plasma) adquire rapidamente sua nutrição, enquanto Asthi Dhatu (ossos) leva muito tempo para processar a nutrição. Em algumas situações, quando o nível de determinado Dhatu cai repentinamente, a reposição rápida desse Dhatu ou Upadhatu é alcançada por esta forma de nutrição.

Funções normais do Dhatu

Os sete Dhatu, como já foi dito, são os blocos básicos de construção do corpo. A proporção e a qualidade ideais de Dhatu no corpo tornam a pessoa saudável. Qualquer perturbação na proporção e na qualidade do Dhatu conduz a várias doenças. As funções normais e os sinais de funcionamento normal do Dhatu são os seguintes

1. Rasa Dhatu

O Rasa Dhatu é constituído por fluidos como o quilo, a linfa, o plasma sanguíneo, o fluido extracelular e o fluido transcelular. Obtém os seus nutrientes a partir dos alimentos digeridos. Juntamente com o sangue, circula por todo o corpo. A principal função do Rasa Dhatu é fornecer hidratação e nutrição a cada célula. O estado do Rasa Dhatu pode ser avaliado grosseiramente pelo estado da pele. A proporção ideal de Rasa Dhatu é demonstrada por uma pele lisa, macia e flexível; e tal pessoa é chamada Rasa Sara Purusha. O Rasa Dhatu tem propriedades semelhantes às do Kapha Dosha.

2. Rakta Dhatu

É formado por células sanguíneas. A sua função é revigorante. Rasa Dhatu quando processado por Ranjaka Pitta (um subtipo de Pitta Dosha) produz Rakta Dhatu. O Rakta Dhatu dá força e cor ao corpo. A aparência avermelhada - rosada e lustrosa do rosto, língua, lábios, palmas das mãos, plantas dos pés, unhas e outras partes do corpo indica o bem-estar do Rakta Dhatu e a pessoa com Rakta ótimo é chamada Rakta Sara Purusha. A função do Rakta Dhatu é a continuação da vida, transportando oxigénio para cada uma das células do corpo. Outra função do Rakta Dhatu é a nutrição do próximo Dhatu - o Mamsa Dhatu.

3. Mamsa Dhatu

O Mamsa Dhatu é constituído pelos tecidos musculares. É formado a partir do Rakta Dhatu. A sua função é embalsamar e manter o esqueleto unido. Dá força física ao corpo. Uma pessoa com músculos bem desenvolvidos e proporcionais indica Mamsa Dhatu saudável e essa pessoa é chamada Mamsa Sara Purusha. Mamsa Dhatu é responsável pela nutrição de Meda Dhatu.

4. Meda Dhatu

Este é composto pela gordura ou tecido adiposo do corpo. A função deste Dhatu é a lubrificação do corpo. A untuosidade da tez é a caraterística externa do Meda Dhatu normal. A pessoa com Meda Dhatu saudável é chamada de Meda Sara Purusha. O excesso de Meda Dhatu torna a pessoa gorda e causa obesidade. Este Dhatu nutre o Asthi Dhatu.

5. Asthi Dhatu

O Asthi Dhatu é constituído pelos tecidos ósseos. Forma o esqueleto, sustenta o corpo e dá apoio aos órgãos do corpo. Uma estrutura corporal forte e firme com articulações proeminentes indica um Asthi Dhatu saudável. Uma pessoa com caraterísticas de Asthi Dhatu saudável é chamada Asthi Sara Purusha. Este Dhatu é um dos sítios para o Vata Dosha e nutre o Dhatu seguinte - Majja.

6. Majja Dhatu

Majja é o material gelatinoso (correlacionado com a medula) dentro dos ossos, cérebro e medula espinhal. Majja Dhatu é derivado de Asthi Dhatu. As funções do Majja Dhatu são olear o corpo e encher os ossos. A pessoa que tem excelência de Majja Dhatu é chamada de Majja Sara Purusha. Este Dhatu é responsável pela nutrição do último Dhatu - Shukra Dhatu.

7. Shukra Dhatu

O Shukra Dhatu representa os tecidos responsáveis pela reprodução no homem e na mulher. A principal função do Shukra é a reprodução. O bem-estar do Shukra Dhatu é indicado por dentes brilhantes, firmes e uniformes, tez lustrosa, voz profunda, personalidade alegre, nádegas bem formadas e muitas capacidades reprodutivas e descendência. A pessoa com excelência de Shukra é chamada Shukra Sara Purusha. Na Ayurveda, Shukra refere-se ao sémen, incluindo os espermatozóides. As hormonas, os tecidos, a psicologia da sexualidade, etc., também são considerados sob a designação de Shukra.

Quadro que mostra os sete Dhatu, a sua localização e funções

Dhatu	Sítio	Função
Rasa	Chyle, plasma sanguíneo, fluido extracelular e transcelular, linfa	Alimentação.
Rakta	Glóbulos vermelhos	Revigorar, animar
Mamsa	Tecido muscular	Embalsamar e manter o esqueleto unido
Meda	Gordura/tecido adiposo	Lubrificação
Asthi	Ossos	Prestação de apoio
Majja	Dentro do osso, do cérebro e da medula espinal	Encher e nutrir os ossos, o cérebro e a espinal medula.
Shukra	Tecidos reprodutivos	Reprodução e produção da Oja

Sintomas de desequilíbrio do Dhatu

Todos os Dhatu em harmonia correta do metabolismo mantêm o indivíduo saudável. O desequilíbrio quantitativo no Dhatu leva a vários distúrbios que, se persistirem durante muito tempo, se transformam em várias doenças. O desequilíbrio na quantidade é de dois tipos: Kshaya (diminuição da quantidade) e Vriddhi (aumento da quantidade). Para além do Kshaya e do Vriddhi, também pode haver perturbações funcionais no Dhatu, que estudaremos no capítulo sobre Srotasa. Os sintomas de Kshaya e Vriddhi em Dhatu são os seguintes.

Dhatu Kshaya- Vriddhi Lakshana **(Sintomas de esgotamento e aumento quantitativo de Dhatu)**

Dhatu	Sintomas de esgotamento	Sintomas de aumento
Rasa	• Palpitação • Dor no peito • Cansaço mesmo após um ligeiro esforço • Intolerância a sons altos • Emaciação • Medo ness	• Semelhante ao agravamento de Kapha • Náuseas • Excesso de salivação • Comichão • Tosse • Falta de ar • Aversão ao sabor doce
Rakta	• Pele pálida e seca • Desejo de calor • Perda de tónus das veias • Desejo de sabor azedo • Colapso dos vasos sanguíneos	• Erisipela (furúnculos com sensação de queimadura), abcessos • Descoloração da pele, iterícia • Doenças de pele • Perturbações hemorrágicas • Doenças das artérias e veias • Aumento do baço
Mamsa	• Perda de peso • Abdómen, pescoço e nádegas finos e magros • Dor aguda, Dor nas articulações • Fraqueza dos olhos e debilidade dos órgãos dos sentidos • Colapso dos vasos sanguíneos	• Aumento das glândulas (especialmente no pescoço) • Tumores, crescimento irrestrito de tecidos como cancro, fibroma, inchaços glandulares • Doenças do palato, da língua e da garganta • sensação de peso nas nádegas, no pescoço, nos

		lábios, nos braços, no abdómen, no peito e nas coxas • Sintomas de aumento de Kapha e Rakta.
Meda	• Vazio das articulações • Abdómen magro • Spleenomegalia • Secura • Desejo de alimentos untuosos e gordos	• Obesidade • Falta e cheiro corporal excessivo, • Transpiração excessiva, • Preguiça • Lipoma • Sintomas de aumento de Kapha, Rakta e Mamsa.
Asthi	• Dor nos ossos • Ossos, unhas e dentes frágeis • Queda de cabelo, queda de bigodes, barba e pêlos do corpo • Articulações frouxas • Fadiga • Desejo da carne agarrada aos ossos	• Crescimento indesejado dos ossos • Formação de calos, • Tumores dos ossos
Majja	• Aumenta a porosidade dos ossos • Vertigem • Sempre a sofrer de Vata doenças • Fraqueza • Diminuição da libido • Doenças das articulações • Ver a escuridão diante dos olhos	• Sensação de peso nos olhos e no corpo • Aumento do tamanho das articulações • Aparecimento de pequenas úlceras na pele

Shukr a	• Dor intensa no escroto • Ejaculação de sémen manchado de sangue • Disfunção erétil • Dificuldade de ejaculação • Infertilidade, impotência • Fraqueza • Palidez da pele	• Aumento do desejo sexual • Formação de coágulos de sémen no canal espermático

Oja

A essência última (Sara Bhaga) de todos os Dhatu é "Oja". Oja significa literalmente vigor. Alguns estudiosos consideram o Oja como os oito Dhatu, outros como um Upadhatu, uma vez que suporta o corpo, enquanto Vagbhata descreve o Oja como o Mala de Shukra. Nalguns locais, o Rasa Dhatu é também designado por Oja. Sushruta designou a força do corpo como Oja, considerando todas estas qualidades. É chamado de Bala porque fornece força ao corpo em termos de força física, mental, imunológica e resistência a doenças.

Oja dá vitalidade, força, imunidade e é essencial para a manutenção da vida. Embora a Oja não seja uma entidade fisicamente contabilizável, ela anima o poder para a existência e a perda da Oja leva à morte. A sua sede principal é o coração, a partir do qual se distribui por todo o corpo.

Diz-se que a sua cor é semelhante à do ghee ou do amarelo avermelhado, que o seu sabor é semelhante ao do mel e que o seu cheiro é semelhante ao do arroz torrado (Laja). Tal como o mel é recolhido pelas abelhas de vários frutos e flores, a Oja é também o néctar ou essência e é o produto final de vários processos fisiológicos.

Tipos de Oja

Oja é de dois tipos: **Para** (Primário) e **Apara** (Secundário).

Para- Oja

Ele está situado no coração. Este Para Oja é responsável pela continuação da vida; por isso é chamado de Prana Ashraya Oja (Oja que sustenta a vida/ Prana). Sempre que este Para Oja se esgota, reflecte os sinais que indicam a morte certa, conhecidos como "Arishta Lakshana", descritos no Indriya Sthana de Charaka Samhita. O Para- Oja é um produto final altamente puro e não produz qualquer resíduo metabólico ou subproduto.

Apara Oja

Reside no Hridaya (Coração) e dez artérias (Dhamani) fazem-no circular por todo o corpo juntamente com o Rasa Dhatu. Sempre que há uma viciação em Apara Oja, é controlável e curável por vários meios. A medida de Para- Oja é de oito gotas, enquanto que a de Apara Oja é de meio Anjali (1 Anjali = quantidade que se pode segurar com as duas palmas das mãos).

Funções da Oja

- Imunidade - defesa contra doenças.
- Manutenção da saúde
- A força vital da vida; Oja fornece um meio para Prana, a vida
- Fornece um meio para Teja a luz, mantém a tez normal, cor.
- Processos anabólicos que levam ao crescimento do corpo.
- Campo de Aura, brilho.

Anomalias de Oja

A anomalia no Para Oja conduz à morte, enquanto a viciação neste Apara Oja ocorre de quatro formas, como se segue.

1. **Oja Kshaya** (diminuição em termos de quantidade) -

Na Oja Kshaya, a Oja está esgotada. As razões para o esgotamento agudo podem ser a perda grave de sangue, a perda de fluidos, a desidratação e o desequilíbrio eletrolítico. O Oja Kshaya manifesta-se por sintomas como desidratação, demência, palpitações, perda de perceção sensorial e coma. A depleção crónica de Oja está associada a doenças como a tuberculose, o cancro, as doenças imunodeficientes e a SIDA. Os sintomas de Oja Kshaya são os seguintes

- Bhaya (medo)
- Chinta (ansiedade)
- Dourbalya (fraqueza)
- Durmanasatvam (insatisfação mental)
- Dushchhayatvam (perda de tez)
- Ichchha para Ojavardhaka Annapana (o desejo de comer e beber aumenta Oja)
- Indriya Dourbalya (fraqueza dos sentidos)
- Krishatva (magro)

- Mamsa Kshaya (depleção no tecido muscular)
- Mrityu (morte)
- Moha (ilusão)
- Murchha (sync ope)
- Pralapa (conversa irrelevante)
- Rukshatva (secura)
- Utsaha Hani (letárgico)

2. **Oja Visramsa** (Oja deslocada)

A Oja deslocada pode resultar em imunidade tecidular local afetada. Manifesta-se em várias doenças auto-imunes, dermatite, eczema, psoríase, esclerodermia, artrite reumatoide, linfadenite, etc. Os sintomas da Oja Visramsa são os seguintes

- Sandhi Vishlesha (afrouxamento das articulações)
- Gatra Sada (exaustão)
- Dosha Chyavana (viciação do Dosha)
- Kriya Sannirodha (incapacidade para o trabalho)

3. **Oja Vyapada** (desarranjo em termos de qualidade de Oja)

Oja é afetado pelo desequilíbrio de Dosha -Vata, Pitta e Kapha. Quando afetado por Vata viciado, o Oja torna-se seco, leve e instável. Quando afetado por Pitta viciado, o Oja fica queimado e isso resulta em várias doenças como a anemia aplástica. Quando a Oja é afetada por Kapha viciada, podem desenvolver-se tumores num determinado tecido. Os sintomas de Oja Vyapada são os seguintes

- Stabdha Gatrata (dormência do corpo)
- Guru Gatrata (peso do corpo)
- Vata Shopha (edema devido a Vata)
- Varna Bheda (descoloração)
- Glani (tonturas)
- Tandra (sonolenta)
- Nidra (sono excessivo)

4. **Oja Vriddhi**

Oja Vriddhi não é um distúrbio. O aumento quantitativo da Oja tem efeitos positivos na saúde e na imunidade. No entanto, se a quantidade de Oja estiver alterada, o seu aumento pode causar várias perturbações.

Factores causais para Oja Kshaya e Oja Visramsa

- Abhighata (traumatismo)
- Kshaya (emaciação, depleção nos tecidos do corpo)
- Kopa (excesso de raiva)
- Dhyana (representação mental de um assunto)
- Shrama (esforço)
- Kshudha (fome)
- Ativyavaya (excesso de indulgência no sexo)
- Anashana (jejum)
- Shoka (preocupações)

Tratamento dos distúrbios de Oja

Os alimentos e medicamentos com qualidades semelhantes às da Oja são utilizados para melhorar a qualidade e a quantidade de Oja. Por exemplo

- Dieta e preparações à base de plantas:- Leite, Ghee, ervas de Jivaniya Gana, preparações como Tugakshiryadi Churna, Aindra Rasayanam, Nagabala Ghrita, e também preparações mencionadas em Kamya Rasa yana.
- Panchakarma: - Sneha Basti -Enema de óleo
- Regime de Vihara /:- Para tratar Oja Vikriti inclui Shitambu Seka (deitar água fria), Langhana (para Aama Pachana) jejum para digestão de toxinas, Snana (banho) e Ratna Dharana (usar pedras preciosas adequadas)
- Contraindicação - Ingestão de álcool e outros factores causais de Oja Vikriti.

Upadhatu: (Derivados secundários de Dhatu)

Tal como os Dhatu, os Upadhatu são elementos estruturais que formam as estruturas do corpo, mas não nutrem outros tecidos e não estão sujeitos a qualquer transformação. Os Upadhatu surgem como subprodutos do Dhatu durante a formação sucessiva de Dhatu por Dhatwagni ou são produzidos a partir da decomposição de Dhatu estáveis. Fornecem apoio suplementar ao corpo e também desempenham um papel específico nas funções corporais. A tabela seguinte mostra os Dhatu e os seus Upadhatu.

Dhatu	Upadhatu
Rasa	Stanya (Leite materno)

	Artava (Sangue menstrual)
Rakta	Kandara (Tendões) Sira (Vasos sanguíneos)
Mamsa	Vasa (gordura muscular) Twacha (Seis camadas da pele).
Meda	Snayu (ligamentos) Sandhi (articulações)
Asthi	Danta (dentes) Kesha (Cabelos)
M ajja	-
Shukra	-

Mala

A palavra "Mala" significa produtos excretores. Como consequência da digestão dos alimentos ingeridos e dos processos metabólicos que ocorrem fisiologicamente, são gerados diferentes tipos de resíduos que têm de ser excretados. Os diferentes tipos de Mala são as fezes, a urina, os flatos, o suor, as secreções genitais, as células mortas da pele, os pêlos e as unhas. A manutenção do Mala em limites apropriados é útil para a continuidade da vida, mas depois de um certo limite deve ser eliminado, caso contrário causa distúrbios. Os três principais mala são Purisha (fezes), Mutra (urina) e Sweda (suor). Os mala funcionam normalmente quando a sua quantidade e qualidade permanecem normais. Qualquer anomalia na qualidade ou na quantidade do Mala conduz à doença. A perturbação da fisiologia do mala também perturba o Dhatu e conduz a doenças.

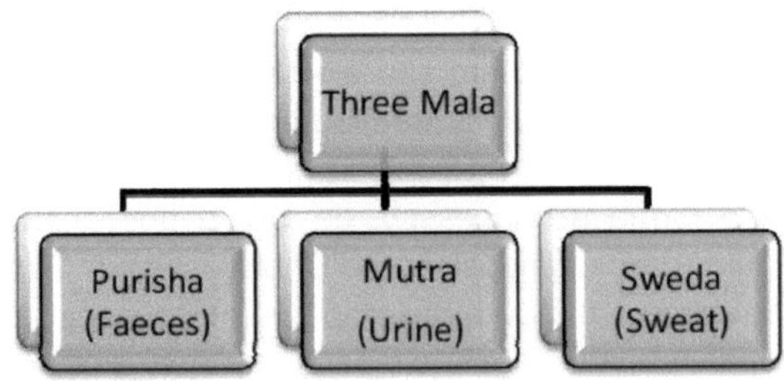

Classificação de Mala

Os Mala são principalmente classificados em dois tipos: Ahara Mala e Dhatu Mala.

Ahara Mala

Ahara Mala são os três produtos residuais da digestão dos alimentos. Os Ahara Mala são Purisha (fezes), Mutra (urina) e Vayu (flato). Embora os Mala sejam os produtos residuais, têm funções específicas no corpo, como se segue.

- Purisha (fezes) retido em quantidade adequada durante o tempo adequado no corpo , ao permitir a absorção de fluidos essenciais, dá força ao corpo e apoia Vata e Pitta.
- A Mutra (urina) elimina o excesso de humidade e as toxinas do corpo

- A sueca (suor) mantém a humidade da pele e dos folículos pilosos e protege contra o calor e as intempéries.

Dhatu Mala

Os Dhatu Mala são os produtos residuais do processo de formação, transformação e degeneração dos Dhatu. São os seguintes.

Dhatu	**Dhatu Mala**
Rasa	Kapha (Fleuma)
Rakta	Pitta (Bílis)
Mamsa	Kha Mala (Resíduos de células mortas da pele e excrementos de cavidades corporais como o nariz, os ouvidos
Meda	Sweda (suor)
Asthi	Unhas, pêlos do couro cabeludo, rosto e corpo
Majja	excrementos dos olhos
Shukra	-

Desequilíbrio de Mala

O desequilíbrio quantitativo do Mala é observado sob a forma de diminuição (Kshaya) e aumento (Vriddhi). A acumulação excessiva de excrementos no corpo é designada por Mala Vriddhi ou Mala aumentado, e a eliminação excessiva de Mala do corpo é designada por Mala Kshaya ou Mala diminuído. Como o corpo não está habituado à diminuição do Mala, o Mala Kshaya perturba mais o corpo do que o Vriddhi.

Mala Vriddhi

- O aumento de Purisha (fezes) provoca dor, obstipação, ruído gorgolejante e sensação de peso na parte inferior do abdómen.

- Mutra (Urina): o seu aumento provoca dor e distensão da bexiga urinária, disfunção da bexiga e dos esfíncteres.

- Sweda (Suor) O seu aumento provoca comichão, mau cheiro da pele, desidratação mais rápida, pele fria e pegajosa, diminuição da pressão arterial e perda de electrólitos.

Mala Kshaya

- A diminuição do Purisha provoca um excesso de peristaltismo, excesso de flatos associados a sons, cãibras no abdómen, dores nos flancos e no peito. A sua diminuição pode provocar dores de costas, asma, desidratação, desequilíbrio eletrolítico, inchaço, etc.

- A diminuição do Mutra provoca dor em picada na bexiga, secura da boca, eliminação de urina pouco abundante, descolorada ou com coloração de sangue, a pessoa urina com dificuldade e dor. A diminuição da produção de urina pode provocar cálculos urinários, disfunções renais e outros sintomas sistémicos.

- A diminuição do suor provoca rigidez dos folículos pilosos, queda de pêlos, fissuras na pele, aspereza, perda de sensibilidade, transpiração escassa e temperatura corporal elevada, etc.

Resumo

Os Dhatu são os blocos de construção ou tecidos do corpo e participam na constituição física do corpo. Existem sete Dhatu - Rasa, Rakta, Mamsa, Meda, Asthi e Shukra - que desempenham funções de hidratação, vigor, embalsamamento, lubrificação, apoio, preenchimento dos ossos e reprodução, respetivamente. Todos os Dhatu são nutridos pelos sucos nutritivos dos alimentos digeridos, bem como pelo fator nutritivo do Dhatu anterior. Kshira Dadhi Nyaya, Kedara Kulya Nyaya e Khale Kapota Nyaya são os três padrões pelos quais os Dhatu sucessivos são nutridos.

Oja é a parte final e mais pura do néctar do metabolismo do Dhatu. A sede de Para Oja é o coração e a sua função é animar o corpo. A função de Apara Oja é a imunidade, a consciência e a orientação. Qualquer perda de Para Oja provoca a morte e os desequilíbrios qualitativos e quantitativos de Apara Oja causam diferentes perturbações denominadas Oja Kshaya, Oja Visramsa e Oja Vyapada.

Upadhatu são os tecidos que derivam dos sete Dhatu. Os Upadhatu

desempenham diferentes funções no corpo mas, ao contrário dos Dhatu, não nutrem qualquer outro tecido. Cada Dhatu tem o seu próprio Upadhatu. Os vários Upadhatu do corpo são Stanya, Artava, Sira, Kandara, Vasa, Twacha, Snayu e Sandhi.

Mala são os produtos residuais gerados durante todos os processos metabólicos. Existem três Mala principais - Purisha, Mutra e Sweda. Os Mala são classificados como Ahara Mala e Dhatu Mala. Purisha, Mutra e Vayu são os Ahara Mala gerados durante a digestão dos alimentos e Kapha, Pitta, Kha Mala, Sweda, Nakha, Kesha, Loma, Smashru, etc. são os Mala de Dhatu.

Dhatu, Upadhatu e Mala em quantidade e qualidade óptimas sustentam o corpo e realizam várias funções fisiológicas do corpo. Qualquer diminuição ou aumento quantitativo ou distúrbios qualitativos no Dhatu, Upadhatu e Mala causam uma variedade de distúrbios, doenças e até mesmo a morte.

***

CAPÍTULO 6

SROTASA

OS CANAIS DA MICROCIRCULAÇÃO

Todos os processos metabólicos e funções do corpo vivo são efectuados através de canais específicos designados por Srotasa. Os Srotasa são o sistema básico de transporte biológico do corpo. De acordo com a função, alguns canais estão ocultos, enquanto outros são revelados. Alguns canais conduzem fisicamente materiais biológicos, enquanto outros são canais virtuais e conduzem coisas invisíveis como vários sinais, impulsos eléctricos ou várias respostas biológicas. Literalmente, Srotasa significa um canal do corpo ou tecidos que exsudam algo ou filtram algo. O funcionamento normal do Srotasa mantém-nos saudáveis; enquanto a obstrução, a congestão, a hiperatividade e a disfunção do Srotasa desempenham o papel principal na formação de doenças.

Neste capítulo, veremos

- **Introdução ao Srotasa**
- **Tipos de Srotasa**
- **Origem, formação e funções do Srotasa**
- **Disfunções do Srotasa**

Introdução ao Srotasa

As funções de Dosha, Dhatu e Mala ocorrem através de canais específicos no corpo conhecidos como Srotasa. O Charaka Samhita descreve a etimologia de Srotasa como "Srav anat Srotansi", que significa qualquer canal biológico ou tecido que exsuda ou filtra fluidos biológicos. Canais como o sistema circulatório sanguíneo, o trato gastrointestinal, o trato respiratório, o sistema linfático, o sistema urinário, o sistema reprodutor, o sistema nervoso, etc., são exemplos de diferentes Srotasa do corpo.

Tipos de Srotasa

Existem dois tipos principais de Srotasa: Bahirmukha Srotasa e Antarmukha Srotasa. Bahirmukha Srotasa são os canais extrovertidos que têm as suas aberturas ou orifícios sobre a superfície do corpo e, por conseguinte, podem ser observados com os olhos. Os Antarmukha Srotasa são os canais introvertidos que têm a maior parte escondida e, por isso, dependemos dos vários sintomas e sinais para avaliar o estado de saúde desses Srotasa.

Bahirmukha Srotasa

A Ayurveda descreve nove Bahirmukha Srotasa comuns em ambos os sexos. Nas mulheres, são descritos três Bahirmukha Srotasa adicionais, o que faz com que a contagem chegue a doze nas mulheres.

Nove Bahirmukha Srotasa

- Olhos - 2
- Narinas - 2
- Orelhas - 2
- Boca - 1
- Ânus - 1
- Orifício da uretra - 1

Três Srotasa extra no sexo feminino

- Vagina - 1
- Seios - 2

Antarmukha Srotasa

Os Antarmukha Srotasa têm a maior parte da sua parte escondida. Estes canais são maioritariamente fisiológicos. Pode-se inferir a relação entre a substância, que é transportada, a raiz e o canal por correlação fisiológica, mas nem sempre são canais anatómicos. Isto significa que nem sempre é possível ver estes canais através da dissecação dessa parte do corpo. De acordo com Charaka, existem 13 Srotasa importantes, que podem ser correlacionados com os sistemas do corpo. Estes são

1. Pranavaha Srotasa: Sistema respiratório
2. Udakavaha Srotasa: sistema balanço hídrico
3. Annavaha Srotasa: Sistema digestivo
4. Rasavaha Srotasa: Sistema circulatório
5. Raktavaha Srotasa: sistema Hemopoiético
6. Mamsavaha Srotasa: sistema Muscular
7. Medavaha Srotasa: Sistema adiposo
8. Asthivaha Srotasa: Sistema esquelético
9. Majjavaha Srotasa: sistema Medula óssea
10. Shukravaha Srotasa: sistema Reprodução
11. Mutravaha Srotasa: sistema Urinário

12. Purishavaha Srotasa: Sistema de fezes

13. Swedavaha Srotasa: Sistema de suor

1. Pranavaha Srotasa

Pranavaha Srotasa é o canal através do qual Prana se move e opera no corpo. Prana é uma força auto-energizante. Actua como energia física, energia mental, onde a mente recolhe informação; e como energia intelectual, onde a informação é examinada e filtrada. Prana também actua como energia sexual, energia espiritual e energia cósmica. É o principal motor de toda a atividade. É a riqueza da vida. Este Pranavaha Srotasa constitui principalmente o sistema respiratório e o sistema circulatório.

Local de origem

O coração e o Mahasrotasa (trato gastrointestinal) são os locais de origem do Pranavaha Srotasa. A passagem nasal, a faringe, a laringe, a traqueia, os brônquios, os bronquíolos, os alvéolos, o diafragma e o coração são considerados os principais órgãos do Pranavaha Srotasa.

2. Annavaha Srotasa

Os canais através dos quais a ingestão, a digestão, a absorção e a assimilação dos alimentos se efectuam no corpo são designados por Annavaha Srotasa.

Locais de origem

O esófago e o estômago são os principais locais de origem deste Annavaha Srotasa. A boca, a língua, os dentes, as gengivas, as glândulas salivares, a faringe, o estômago, o duodeno, o intestino delgado e o ducto biliar comum são considerados os principais órgãos do Annavaha Srotasa.

3. Udakavaha Srotasa

Os canais através dos quais se mantém o equilíbrio hídrico do corpo são designados por Udakavaha Srotasa.

Locais de origem

A origem do Udakavaha Srotasa é o Talu (palato mole) e o Kloma (pâncreas).

4. Rasa vaha Srotasa

O Srotasa através do qual a circulação do Rasa Dhatu é efectuada chama-se Rasavaha Srotasa. Este pode ser correlacionado com o sistema linfático, intravascular, extra-vascular e o sistema de fluidos trans-celulares.

Locais de origem

Estes canais têm origem no Hridaya (coração) e no Dasha-Dhamani (dez vasos sanguíneos com origem no coração).

5. Raktavaha Srotasa

O canal através do qual o sangue circula por todo o corpo é conhecido como Raktavaha Srotasa. O sistema hemopoiético e o sistema circulatório do sangue podem ser correlacionados com este. Rasavaha Srotasa e Raktavaha Srotasa partilham os mesmos canais em alguns pontos. Rakta é um Dhatu importante do corpo, pois sua função é Jivana ou revigoramento. Quando o corpo recebe Rasa suficiente, parte dele é convertido em sangue. Se o Rasa não for bem digerido, o sangue não é produzido em quantidade suficiente e os resíduos (desta fase) são produzidos em excesso.

Locais de origem

Estes canais têm origem no Yakrit (fígado) e no Pliha (baço).

6. Mamsavaha Srotasa

O canal através do qual a formação, nutrição e todo o metabolismo do Mamsa Dhatu (tecido muscular) é realizado é chamado de Mamsavaha Srotasa. O Mamsavaha Srotasa não é formado por nenhum canal tubular oco, mas é o canal fisiológico através do qual o metabolismo do Mamsa Dhatu é realizado.

Locais de origem:

Estes canais têm origem no Snayu (ligamentos) e no Twacha (pele).

7. Medavaha Srotasa

Os canais através dos quais todo o metabolismo do Meda Dhatu (gordura ou tecido adiposo) é efectuado chama-se Medavaha Srotasa. Tal como o Mamsavaha Srotasa, este canal também não efectua o transporte físico.

Locais de origem

Estes canais têm origem em no Vrikka (rins) e no Vapavahana (omento).

8. Asthivaha Srotasa

O canal biológico através do qual ocorre a formação, nutrição, remodelação e todos os metabolismos dos ossos e do esqueleto é chamado Asthivaha Srotasa. Este canal é também um canal virtual.

Locais de origem

Asthivaha Srotasa tem a sua origem no Meda Dhatu (tecido adiposo) e no

Jaghana (cintura pélvica).

9. Majjavaha Srotasa

O Srotasa que fornece nutrição ao Majja Dhatu (tecido da medula) e fornece um canal fisiológico para o seu metabolismo é chamado Majjavaha Srotasa.

Locais de origem

Majjavaha Srotasa tem origem em Asthi Dhatu (ossos) e Sandhi (articulações).

10. Shukravaha Srotasa

Os canais biológicos através dos quais o Shukra Dhatu (tecido reprodutor) recebe a sua nutrição e desempenha todas as suas funções fisiológicas chamam-se Shukravaha Srotasa. A condução de vários sinais bioquímicos e níveis hormonais também ocorre através deste canal. A génese do esperma, a sua nutrição, a génese do sémen, a condução do sémen, a ejaculação e a função reprodutiva normal ocorrem através do Shukravaha Srotasa.

Locais de origem

O Shukravaha Srotasa tem a sua origem no Vrishana (testículos) e no Upastha (pénis).

11. Swedavaha Srotasa

O canal biológico através do qual a geração e a secreção de suor são efectuadas é conhecido como Swedavaha Srotasa. Este Srotasa pode ser correlacionado com as glândulas sudoríparas, o sistema sebáceo e o sistema termorregulador do corpo.

Locais de origem

Swedavaha Srotasa tem a sua origem em Meda Dhatu (tecido adiposo) e Loma Kupa (folículos pilosos).

12. Purishavaha Srotasa

Os canais através dos quais se gera, acumula e elimina as fezes chamam-se Purishavaha Srotasa. Este pode ser correlacionado com o sistema excretor.

Locais de origem

Purishavaha Srotasa tem a sua origem em Pakvashaya (cólon) e Sthula Guda (reto).

13. Mutravaha Srotasa

O bio-canal através do qual se dá a formação, acumulação e eliminação da urina é designado por Mutravaha Srotasa. Este pode ser correlacionado com o sistema urinário.

Locais de origem

O Mutravaha Srotasa tem origem no Mutrashaya (bexiga) e no Vankshana (região inguinal). Os rins, os ureteres, a bexiga, a próstata nos homens e a uretra são os órgãos associados a este Srotasa.

Nota especial:

Vários estudiosos da Ayurveda também mencionaram alguns outros Srotasa adicionais noutros contextos, mas é necessário estudá-los para uma melhor compreensão de outros sistemas corporais nos aspectos ayurvédicos. Sushruta mencionou dois outros Srotasa importantes no sexo feminino, como indicado a seguir

Artavavaha Srotasa

São os canais que transportam o corrimento menstrual. Têm origem no útero, nos ovários e nas trompas de Falópio. Inclui todas as matérias relativas à fisiologia e à patologia do aparelho reprodutor feminino.

Stanyavaha Srotasa

Estes canais transportam o leite materno durante a lactação. Têm origem na mama e nos canais lactíferos. Inclui todos os temas relativos à fisiologia e à patologia da mama feminina e do leite materno.

Apesar da descrição pormenorizada dos treze Srotasa importantes do corpo, Charaka também mencionou um Srotasa especial no contexto das perturbações psiquiátricas, como se descreve a seguir

Manovaha Srotasa

Estes canais transportam os pensamentos ou o sistema mental. Controlam indiretamente todos os outros sistemas. A sua origem é o Mana (mente) e o coração. Inclui todos os assuntos relacionados com a psicologia e a psiquiatria.

Disfunções do Srotasa

Importância de Srotasa na formação de doenças

Como foi dito anteriormente, os Srotasa são úteis no transporte de Dosha, Dhatu e Mala, etc. Dosha viaja no corpo através destes Srotasa e estes são formados por diferentes Dhatu. Charaka diz que os factores que são responsáveis pela viciação de cada Dhatu, são também responsáveis pela viciação do Srotasa relacionado com o Dhatu (ou Mala) em particular. Sempre que há deformidade ou viciação de um Dhatu no corpo, há também deformidade e viciação do Srotasa relacionado. Os Dosha viciados encontram o seu lugar no Dhatu deformado. Assim, a doença manifesta-se no corpo. Portanto, o envolvimento do Srotasa é necessário para a origem de quaisquer distúrbios no corpo.

Sintomas de viciação de Srotasa

A Ayurveda descreveu quatro grandes grupos de sintomas relacionados com a viciação de todos os Srotasa, que são

1. **Atipravritti**: Atipravritti é a secreção excessiva ou o hiperfuncionamento de um determinado Srotasa. Por exemplo, a diarreia e os movimentos soltos são os Atipravritti do Malavaha Srotasa.

2. **Sanga**: Sanga é a obstrução funcional no Srotasa. Por exemplo, na asma, há uma obstrução no Pranavaha Srotasa.

3. **Siragranthi**: São nódulos físicos ou trombose nos canais do Srotasa. Esta é também a principal causa de obstrução física no Srotasa. Por exemplo, nas doenças cardiovasculares, a trombose que provoca um episódio de enfarte do miocárdio ou um episódio cerebro-vascular é o resultado de Siragranthi.

4. **Vimargagamana**: Vimargagamana é o

invasão ou desvio de determinado Dhatu ou Mala para a parte que não pertence ao seu caminho esperado. - Por exemplo, na ascite, a exsudação de fluidos ocorre na cavidade peritoneal.

1. Pranavaha Srotasa

Causas de viciação

- Este Srotasa é viciado pelas seguintes causas
- Kshaya (desperdício) de Dhatu
- Vegavarodha (supressão dos impulsos naturais)
- Gatra Shushkata (Aumento da secura no corpo)
- Ativyayama (exercício excessivo)
- Daruna karma (acções fatais).
- Ingestão excessiva de qualquer alergénio, como ar misturado com pó, fumo, gases nocivos e venenosos, pólenes e outros alergénios, fibras de algodão e outras substâncias como sílica, carvão, etc,
- Vários microorganismos

Sintomas de viciação

- Inspiração prolongada
- Inspiração profunda e superficial

- Inspiração laboriosa
- Inspiração obstruída
- Inspiração com sons sibilantes contínuos
- Dor durante a inspiração

Doenças relacionadas

- Kasa (tosse)
- Shwasa (asma)
- Pratishyaya (coriza)
- Svarabheda (rouquidão da voz)
- Parshva Shula (dor no peito sobre a região lateral)
- Hridroga (doença cardíaca)
- Urograha (pneumotórax)
- Rajayakshma (tuberculose)
- Outras doenças cardio-respiratórias s

2. Annavaha Srotasa

Causas de viciação

- Este Srotasa fica viciado pelas seguintes causas-
- Ingestão excessiva de grandes quantidades de alimentos não saudáveis
- Consumo intempestivo de alimentos
- Diminuição da capacidade do fogo digestivo, ou seja, Jatharagni Mandya
- Dieta com baixos valores nutricionais
- Dieta, que não é Satmya (tolerável)
- Viruddha Ahara (alimentos incompatíveis), etc.

Sintomas de viciação

- Aruchi (não gosta de comida / Anorexia)
- Ajirna (indigestão)
- Hrillasa (náuseas)
- Chhardi (vómitos

Doenças relacionadas com o Annavaha Srotasa

- Ajirna (Indigestão)
- Amashaya Shotha (gastrite)
- Mukhapaka (glossite, estomatite)
- Agnimandya (perda de apetite)
- Arochaka (anorexia)
- Anaha (tinismo)
- Adhmana (flatulência)
- Amlapitta (hiperacidez)
- Parinamashula (úlcera péptica)
- Grahani (intestino irritável)

3. Udakavaha Srotasa

Causas de viciação

- Este Srotasa fica viciado pelas seguintes causas-
- Exposição ao calor
- Formação de Ama Dosha (as substâncias tóxicas)
- Consumo excessivo de bebidas alcoólicas
- Ingestão de alimentos excessivamente secos
- Supressão da vontade natural de ter sede, etc.

Sintomas de viciação:

- Secura da língua
- Secura do palato
- Secura da garganta
- Secura dos lábios
- Secura da faringe
- Sensação de sede excessiva (polidipsia)

Doenças relacionadas com Udakavaha Srotasa

- Udara Roga (Vários tipos de inflamações na cavidade peritoneal)
- Atisthaulya (Obesidade devido à retenção de água)
- Yakrit Vriddhi (Hepatomegalia)
- Pliha Vriddhi (Esplenomegalia)

- Shotha (Edema)
- Jalodara (Ascite)
- Trishna (Polidipsia)
- Prameha (Diabetes), etc.

4. Rasavaha Srotasa

Causas de viciação

Este Srotasa fica viciado pelas seguintes causas-

- Consumo de alimentos pesados
- Consumo de alimentos frios e untuosos
- Consumo de grandes quantidades de alimentos
- Preocupação excessiva, etc.

Sintomas de viciação

- Ashraddha (Não gosta de comida)
- Aruchi (anorexia)
- Asyavairasya (disguesia)
- Arasagyata (aguesia)
- Hrillasa (náuseas)
- Gaurava (peso)
- Tandra (torpor)
- Febre associada a dores no corpo
- Tamah (desmaio)
- Pandutwam (anemia)
- Srotasa Rodha (obstrução dos canais)
- Klaibya (impotência)
- Shanda (astenia)
- K rishangata (magreza excessiva das partes do corpo)
- Agnimandya (digestão lenta)
- Akala Vali (enrugamento prematuro)
- Akala Palita (envelhecimento prematuro do cabelo)

Doenças relacionadas com Rasavaha Srotasa

- Hridaya Roga (Doenças do coração)

- Dhamani Pratichaya (doença aterosclerótica das artérias)
- Shotha (edema)
- Hridroga janya Shwasa (asma de origem cardíaca)
- Kamala (iterícia), etc

5. Raktavaha Srotasa

Causas de viciação

Este Srotasa fica viciado pelo consumo excessivo de alimentos e bebidas líquidos, que são irritantes, untuosos e de qualidades quentes.

Doenças causadas pela viciação de Raktavaha Srotasa

- Kushtha (Doenças da pele)
- Visarpa (erisipela)
- Pidika (furúnculos)
- Raktapitta (tendência para sangrar)
- Rakta Pradar (meno e metrorragia)
- Guda Medhra Paka (Inflamação anal e do pénis)
- Mukhapaka (úlceras na boca)
- Pliha Roga (afecções do baço)
- Gulma (tumores)
- Vidradhi (abcesso)
- Nilika e Tilakalaka (toupeiras pretas grandes e pequenas)
- Kamala (iterícia)
- Dadru (infecções fúngicas)
- Charmadala (verrugas)
- Shwitra (Leucodermia)
- Pama (sarna)
- Kotha (pápulas vermelhas)
- Rakta Mandala (púrpura)

6. Mamsavaha Srotasa

Causas de viciação

Este Srotasa é viciado pelas seguintes causas

- Consumo de alimentos deliquescentes

- Consumo de alimentos grosseiros e pesados
- Dormir imediatamente após o consumo de alimentos, etc.

Sintomas de viciação

- Adhimamsa (Hipertrofia muscular)
- Arbuda (tumores - miomas)
- Mamsa keel (miosarcoma)
- Putimamsa (gangrena)
- Alaji (carbúnculos)
- Galaganda (linfadenite ma)
- Gandamala (linfadenite cervical)
- Upajivhika (inflamação da tra e uvular ct)
- Galashaluka, Galashundi (tumores musculares e císticos na região da faringe e do pescoço)

Doenças relacionadas com Mamsavaha Srotasa

- **Phiranga (sy p hilis)**
- **Shlipada (elefantíase)**
- **Raktarbuda (leucemia)**
- Rakta Arbuda (Rabdomiossarcoma)
- **Mioblastoma**
- **Miosarcoma, etc.**

7. Medavaha Srotasa

Causas de viciação

Este Srotasa é viciado pelas seguintes causas

- Avyayama (Falta de exercício)
- Diwaswapna (Dormir durante o dia)
- Medura Mamsa Sevana (Consumo excessivo de doces e produtos de carne gordos)
- Atimadyapana (consumo excessivo de álcool), etc.

Sintomas de viciação

A. Sintomas prodrómicos de Prameha, tais como

- Atisthau lya (obesidade)

- Tr i shnadhikya (Polidipsia)
- Madhurasyata (sabor doce na boca)
- Hasta -Pada Daha (sensação de ardor nas palmas das mãos e plantas dos pés)
- Snigdha Twacha (pele excessivamente oleosa)
- Danta Maladhyata (deposição de tártaro no esmalte dos dentes)

B. Outros sintomas são -

1. Falta de agilidade

2. Dificuldade no ato sexual

3. Debilidade

4. Fetor

5. Suor angustiante

6. Fome excessiva e

7. Sede excessiva

Doenças relacionadas com Medavaha Srotasa

- Medasvita (Adiposidade)
- Medovriddhi (obesidade devida à deposição indesejada de gordura)
- Madhumeha (diabetes mellitus)
- Medoja Granthi (lipoma)
- Amavata (artrite reumatoide), etc.

8. Asthivaha Srotasa

Causas de viciação

Este Srotasa fica viciado pelas seguintes causas-

- Exercícios muito duros e irritantes
- Fricção dos ossos (quando há falta ou perda total de líquido sinovial)
- Exposição ao vento (especialmente ao ar que flui do lado oriental) durante um longo período de tempo

Sintomas de viciação

- Adhyasthi (ossos hipertrofiados)
- Adhidanta (dentes hipertrofiados)
- Vivarnata (descoloração)
- Dantasthi Bheda Shula (atrofia e dores nos ossos e dentes)

- Kesha, Loma, Nakha, Shmashru Dosha (estado patológico dos pêlos do couro cabeludo, dos pêlos faciais - barba, bigodes e pêlos do corpo).

Doenças relacionadas com a viciação de Asthivaha Srotasa

- Asthikala Shotha (osteomielite)
- Asthyarbuda (osteófitos, osteossarcoma)
- Sandhi Vata (osteoartrite)
- Asthi Saushirya (calcificação ou ossificação anormal nos músculos les ou tendões, costela cervical, os teoporose), etc.

9. Majjavaha Srotasa

Causas de viciação

Este Srotasa fica viciado pelas seguintes causas-

- Lesão por esmagamento
- Asthi Saushirya (descalcificação excessiva dos ossos)
- Abhighata (Traumatismo e compressão)
- Viruddhashana (Consumo de géneros alimentícios de natureza contraditória).

Sintomas de viciação

- Ruk Parvajam (dores nas articulações dos polegares, dedos das mãos, dedos dos pés e dedo grande do pé)
- Bhrama (tontura)
- Murchcha (desmaio)
- Tamahpravesha (ver e sentir a escuridão)
- Arunshi Parvajanam (furúnculos profundos nas articulações dos dedos)

Doenças relacionadas com Majjavaha Srotasa

- Mastishkaghata (Acidente vascular cerebral)
- Mastishkavran a Shotha (meningi tis)
- Mastishka Shotha (mielite)
- Tantrika Shotha (Neurite)
- Ma stishkarb uda (glioma)
- Raktarbuda (leucemia), etc.

10. Shukravaha Srotasa

Causas de viciação

Este Srot a sa fica viciado pelas seguintes causas-

- Relações sexuais com uma mulher em fase de menstruação (Artava Darshana)
- Sexo não natural, ou seja, poligamia, sodomia, coito bucal, etc.
- Shukra Vega Dharana (Supressão do desejo sexual)
- Ativyavaya (Excesso de indulgência em jogos sexuais)
- Algumas cirurgias ou traumatismos do trato genitourinário.
- Kshara Karma (Aplicação de álcalis, cauterização química na zona genital)
- Exposição à radiação
- Agnikarma (Cauterização na zona genital)

Sintomas de viciação

- Klaibya (Impotência)
- Dhwajabhanga (disfunção erétil, falha problemática ou absoluta da ereção do pénis)
- Shu kra Dourbalya (O sémen é morfologicamente fraco e não resulta em conceção, mesmo que a conceção ocorra, haverá aborto espontâneo e, se a descendência for p roduzida, será impotente).

Doenças relacionadas com este Srotasa

- Klaibya (impotência)
- Vandhyatva (infertilidade)
- Vrishana Shotha (Orquite)
- Phiranga (Sífilis)
- Upadamsha (gonorreia)
- Aghata (traumatismo dos testículos)
- Garbhasrava (aborto espontâneo)
- Garbhapata (aborto), etc.

11. Swedavaha Srotasa

Causas de viciação

Este Srotasa fica viciado pelas seguintes causas-

- Ativyayama (Exercícios pesados)

- Krodha (Raiva)
- Shoka (Luto)
- Bhaya (Medo)
- Exposição ao calor e ao frio que não seja seguida de acordo com uma ordem prescrita
- Consumo de alimentos quentes imediatamente após o consumo de alimentos frios e vice-versa

Sintomas de viciação

- Swedabhava (Ausência de transpiração)
- Swedadhikya (Transpiração excessiva)
- Gatra Rukshata (Secura excessiva do corpo)
- Daha (sensação de ardor excessivo)
- Lomaharsha

Doenças relacionadas com Swedavaha Srotasa

- Jwara (febre)
- Udara Roga (doenças abdominais)
- Sthaulya (obesidade)
- Prameha (diabetes)
- Kushtha (lepra), etc.

12. Purishavaha Srotasa

Causas de viciação

Este Srotasa fica viciado pelas seguintes causas-

- Purisha Vegadharana (Supressão da vontade de defecar)
- Atimatrashana (Consumo de alimentos em grande quantidade)
- Adhyashana (Alimentos ingeridos antes da digestão dos alimentos ingeridos anteriormente)
- Mandagni (pó digestivo enfraquecido), quando o corpo está muito fraco

Sintomas de viciação

- Defecação dolorosa
- A quantidade de rostos é reduzida
- Fezes acompanhadas de som e dor
- Fezes soltas e com mau cheiro

- Aumento da frequência de defecação
- Dificuldade em defecar

Doenças relacionadas com Purishavaha Srotasa

- Gudabhramsha (prolapso anal e rectal)
- Atisara (diar rhea)
- Pravahika (disenteria amebiana e bacilar)
- Brihat Antra Shotha (colite ulcerosa)
- Arbuda (tumores iniciais e malignos do reto) etc

13. Mutravaha Srotasa

Causas de viciação

Este Srotasa fica viciado pelas seguintes causas-

- Consumo de bebidas, alimentos e relações sexuais quando há vontade de micturar
- Mutra Vegadharana (supressão da vontade natural de micção)
- Kshaya (doenças debilitantes)
- Abhighata (Traumatismo do trato urinário, cirúrgico ou acidental)

Sintomas de viciação

Os sintomas de viciação deste Srotasa são

- Atipravritti (eliminação de urina em excesso)
- Mutraghata (supressão completa da urina)
- Avila Mutrata (alteração da composição da urina)
- Sashula Mutrata (micção ocasional ou frequente de urina espessa associada a dor)
- Mutrakrichchhra (disúria)

Doenças relacionadas com Mutravaha Srotasa

- Madhumeha (diabetes mellitus)
- Udakameha (diabetes insípida)
- Mutramarga Sankocha (estenoses da uretra ou do ureter)
- Vrikka Shotha (nefrite)
- Vrikkashmari (cálculos urinários)
- Abhighata (rutura do rim)
- Paurusha Granthi Vriddhi (aumento da próstata)

• Arbuda (tumores benignos e malignos do trato urinário como o hipernefroma, o nefroblastoma)

Resumo

Srotasa são os sistemas biológicos ou canais biológicos através dos quais se realizam as diferentes funções do corpo. Bahirmukha Srotasa são os canais com uma abertura para fora do corpo. Nove Bahirmukha Srotasa são: duas orelhas, duas narinas, dois olhos, boca, ânus e uretra, mas as mulheres têm mais três Bahirmukha Srotasa: dois seios e uma vagina. Os Antarmukha Srotasa são os canais fisiológicos ocultos que realizam várias funções fisiológicas. Pranavaha, Annavaha, Udakavaha, Purishavaha, Mutravaha, Swedavaha, Rasavaha, Raktavaha, Mamsavaha, Medavaha, Asthivaha, Majjavaha e Shukravaha são os treze Antarmukha Srotasa. Sushruta mencionou adicionalmente Stanyavaha e Artavavaha Srotasa, enquanto Charaka mencionou Manovaha Srotasa. Atipravritti, Sanga, Siragranthi e Vimargagamana são os quatro padrões de disfunção do Srotasa. O Srotasa viciado provoca diferentes disfunções e desempenha um papel importante na formação de doenças.

***

CAPÍTULO 7

AGNI E AMA

O FOGO BIOLÓGICO E ELEMENTOS NÃO DIGERIDOS

Agni significa o fogo. A Ayurveda explicou a complexa fisiologia humana através de uma metáfora muito relevante do fogo na fornalha. Agni combusta e transforma os alimentos complexos e os tecidos do corpo para o nível seguinte, onde a parte útil é transformada para a construção do corpo e a parte residual é eliminada sob várias formas. O fogo precisa de um bom combustível e de ar para a combustão e o seu fornecimento regular assegura a continuidade da chama. Da mesma forma, Agni precisa de uma boa dieta como combustível e de Vata equilibrado para uma combustão contínua. Agni mantém em funcionamento o motor da vida. O desempenho insuficiente de Agni resulta em debilidade e quando Agni se apodera é a morte.

Ama é o produto da combustão incompleta do combustível do Agni. Tal como o fumo e a fuligem obstruem a chaminé do forno, a Ama obstrui os canais fisiológicos do corpo, dando origem a várias doenças. Como devido à obstrução dos canais Agni não pode florescer bem, forma ainda mais Ama e o ciclo vicioso continua resultando numa variedade de doenças. Por isso, a Ama é conhecida como o inimigo da saúde.

Neste capítulo, veremos

- **Introdução ao Agni**
- **Tipos de Agni**
- **Ama**
- **Factores que provocam a Ama**
- **Sintomas de Ama**
- **Gestão da Ama**

Introdução ao Agni

Tal como o fogo físico, existe um fogo biológico chamado "Agni" em sânscrito, que desempenha várias funções digestivas e transformadoras no corpo. Para explicar o conceito de Agni, a Ayurveda explica o corpo humano com a metáfora de um fogo e de uma fornalha de barro.

Consideremos o corpo humano como um forno de barro. A faísca em forma de vida aparece no feto no momento da conceção. Quando a pessoa nasce e inspira a sua primeira respiração, a faísca recebe ar e o fogo acende-se. O fogo queima os alimentos, decompõe-nos em formas mais simples e utilizáveis e este processo alimenta o corpo e dá continuidade ao fogo.

À medida que a criança cresce, o Agni também cresce. O fogo seca a humidade e endurece o barro húmido da fornalha; tal fornalha sustenta mais calor e funciona na sua capacidade máxima. A meia-idade do homem é, portanto, o melhor período da sua vida, onde ele possui a maior potência e capacidade de desempenho. À medida que o homem envelhece, o desgaste, os factores externos e o calor contínuo do seu próprio fogo, a fornalha acaba por degenerar. Não consegue suportar o calor, o consumo de combustível e o consequente fogo e desempenho abrandam. De acordo com a constituição inata, a resistência do material e a manutenção da fornalha, depois de trabalhar durante anos, um dia ou outro a fornalha entra em colapso, o fogo apodera-se dela e é o fim da vida desse homem.

Agni é responsável pela continuidade da vida. Digere os alimentos ingeridos, converte os sucos nutritivos dos alimentos digeridos em Dhatu sucessivos como Rasa, Rakta, Mamsa, Meda, Asthi, Majja e Shukra. Agni separa os resíduos dos sucos nutritivos em cada fase da digestão dos alimentos e dos Dhatu e elimina os resíduos do metabolismo chamados Mala como Purisha, Mutra, Vayu, Nakha, Kesha, etc. Agni actua principalmente em três fases do metabolismo. Jatharagni digere o alimento ingerido para produzir sucos nutritivos, Dhatwagni digere os sucos nutritivos da dieta e a parte nutritiva do Dhatu anterior para formar o Dhatu seguinte, e Mahabhutagni digere as fracções dos cinco Mahabhuta no alimento e no Dhatu para formar a constituição Panchamahabhautika (composta de cinco Mahabhuta) do corpo. De todos estes Agni, Jatharagni é o Agni principal que acende todos os outros Agni.

O fogo físico numa fornalha perturba-se devido a combustível impróprio, excesso repentino de combustível, falta de combustível, ar insuficiente, exaustão obstruída, etc. Da mesma forma, o funcionamento normal do fogo biológico - Agni - diminui devido a alimentos não saudáveis, excessos alimentares, má nutrição, obstruções em Srotasa e enfraquecimento do local de Agni. A dieta em excesso ou de difícil digestão, sujeita a um Agni enfraquecido, resulta em Ama.

Não só o Agni diminuído cria problemas de saúde, mas também o Agni excessivamente inflamado danifica o corpo. Quando o Agni excede o combustível, começa a digerir e a degenerar os tecidos do corpo. Seca a humidade e a elasticidade dos tecidos e o corpo sofre o esgotamento funcional interno. Por isso, manter o equilíbrio da dieta e o funcionamento normal do Agni é muito essencial para viver uma vida saudável.

Tipos de Agni

Existem 13 tipos de Agni descritos na Ayurveda, que podem ser agrupados em três grandes grupos, como se segue

Jatharagni

Jathara significa o estômago e o Agni que reside no estômago é chamado de Jatharagni. Jatharagni está ativo no estômago e no duodeno. Efectua a digestão e a assimilação dos alimentos. Separa os nutrientes e os resíduos da comida. Governa os outros "Agni" do corpo. Jatharagni é o principal Agni do corpo e, na Ayurveda, o termo "Agni" refere-se a Jatharagni.

Dhatwagni

A palavra Dhatwagni é composta por duas palavras, ou seja, Dhatu e Agni. O metabolismo de cada Dhatu é governado por um Agni separado chamado Dhatwagni desse Dhatu em particular. Dhatwagni digere principalmente os nutrientes da dieta e do Dhatu anterior e converte-os no Dhatu alvo. Também regula o desenvolvimento adequado, a manutenção e a eliminação dos resíduos metabólicos desse Dhatu. Os sete Dhatwagni são os seguintes

N.º Sr.	**Dhatwagni**	**Função**
1	Rasa Dhatwagni	Digere Ahara Rasa (sucos nutritivos dos alimentos digeridos) para formar Rasa Dhatu, Upadhatu- Stanya e Artava, Mala-Kapha, e parte nutritiva para o próximo Dhatu -Rakta.
2	Rakta Dhatwagni	Digere Ahara Rasa e nutrientes do Rasa Dhatu para formar Rakta Dhatu, Upadhatu-Sira e Kandara, Mala-Pitta, e parte nutritiva para o próximo Dhatu -Mamsa.
3	Mamsa Dhatwagni	Digere Ahara Rasa e nutrientes do Rakta Dhatu para formar Mamsa Dhatu, Upadhatu- Vasa e Twacha, Mala- Kha Mala e, parte nutritiva para o próximo Dhatu - Meda.
4	Meda Dhatwagni	Digere Ahara Rasa e nutrientes de Mamsa Dhatu para formar Meda Dhatu, Upadhatu-Snayu e Sandhi, Mala- Sweda, e parte nutritiva para o próximo Dhatu -Asthi.
5	Asthi Dhatwagni	Digere Ahara Rasa e nutrientes do Meda

		Dhatu para formar Asthi Dhatu, Upadhatu-Danta e Kesha, Mala- Nakha, Loma, e parte nutritiva para o próximo Dhatu -Majja.
6	Majja Dhatwagni	Digere Ahara Rasa e nutrientes do Asthi Dhatu para formar Majja Dhatu, Mala-Akshisneha, e parte nutritiva para o próximo Dhatu -Shukra.
7	Shukra Dhatwagni	Digere o Ahara Rasa e os nutrientes do Majja Dhatu para formar o Shukra Dhatu, e nutre parte para o Oja.

3. Mahabhutagni

O corpo humano, todos os Dosha, Dhatu, Mala e tudo no universo são feitos de cinco elementos básicos chamados Pancha Mahabhuta. O corpo tem um Agni específico que regula o metabolismo de um determinado Mahabhuta no corpo, chamado Mahabhutagni desse Mahabhuta específico. Dhatwagni refere-se ao metabolismo a nível dos tecidos, enquanto Mahabhutagni se refere ao metabolismo molecular. Os cinco Mahabhutagni são os seguintes

N.º Sr.	**Mahabhutagni**	**Função**
1	Akasha Mahabhutagni	Digere os componentes do Akasha Mahabhuta do Ahara Rasa para formar os componentes do corpo dominantes no Akasha.
2	Vayu Mahabhutagni	Digere os componentes de Vayu Mahabhuta de Ahara Rasa para formar componentes do corpo ricos em Vayu Mahabhuta. Vayu.
3	Agni Mahabhutagni	Digere os componentes Agni Mahabhuta de Ahara Rasa para formar componentes corporais ricos em Agni Mahabhuta
4	Jala Mahabhutagni	Digere os componentes de Jala Mahabhuta de Ahara Rasa para formar componentes do corpo ricos em Jala Mahabhuta
5	Prithvi Mahabhutagni	Digere os componentes Prithvi Mahabhuta de Ahara Rasa para formar componentes corporais ricos em Prithvi Maha bhuta.

Repartição dos alimentos pelos vários Agni

Como já foi dito, Pancha Mahabhuta constitui essencialmente todos os seres humanos e várias coisas universais da existência física, quer sejam de origem animada ou inanimada. A comida que consumimos é feita de Pancha Mahabhuta - os cinco elementos fundamentais. Assim que o alimento é ingerido, o Jatharagni é estimulado pelo Samana Vayu (um subtipo de Vata) e então o processo de digestão começa. O Jatharagni decompõe as moléculas complexas dos alimentos numa forma mais simples e biodisponível que é depois absorvida e assimilada para a nutrição do corpo. A partir dos alimentos pré-digeridos, os cinco Mahabhutagni digerem os seus componentes correspondentes ou equivalentes, transformando-os na forma em que estão presentes no corpo. A parte nutritiva do alimento obtida após a ação dos Jatharagni chama-se Anna Rasa ou sumo alimentar. Este Anna Rasa é absorvido através da membrana do intestino.

Agora começa o trabalho dos sete Dhatwagni. O Dhatwagni digere componentes selectivos de Anna Rasa e do Dhatu anterior para formar o seu Dhatu e Upadhatu desejados para o corpo. A parte indigesta ou inútil é separada e eliminada do corpo tanto a nível intestinal como a nível de Dhatu e é chamada de Mala.

Ama: os elementos não digeridos

Na linguagem comum, Ama está ligado a alimentos não maduros ou não cozinhados. Como mencionado acima, vários componentes dos alimentos e tecidos do corpo são os combustíveis de vários tipos de Agni. Quando Agni não consegue digerir ou queimar o combustível, o resultado é uma substância incompletamente digerida, tóxica e obstrutiva chamada Ama. A Ama dos alimentos pode ser fisicamente evidente, mas a Ama do metabolismo do Dhatu e do Mahabhuta é de natureza fisiológica e manifesta-se através das suas funções no corpo.

Quando há Mandagni (por vezes chamado Agnimandya ou fogo digestivo desordenado), ocorre a formação de Ama, que é absorvido pelo corpo e vicia o Rasa Dhatu. Devido à omnipresença do Rasa Dhatu, este pode afetar qualquer órgão que banhe. O espetro das doenças que ocorrem devido ao Ama varia desde doenças agudas como diarreia, disenteria e febre até problemas crónicos como artrite reumatoide, colite ulcerosa, síndrome do intestino irritável, diabetes, anemia e cirrose hepática, etc. O tipo de doença que se contrai depende, naturalmente, de vários factores associados, como a predisposição genética, o encontro com outros factores etiológicos e a resistência básica dos tecidos.

O Ama é gerado por alimentos incorretamente digeridos. Esses alimentos não contribuem para a nutrição dos tecidos, mas exercem um efeito negativo sobre a imunidade. O Ama, sendo um elemento indesejável para o corpo, evoca uma forte resposta imunitária que resulta na destruição do próprio corpo pelo sistema de defesa do organismo. As condições de Ama prolongadas durante muito tempo, a interação da resposta imunitária com a Ama formam um complexo imunitário, que exerce um efeito destrutivo nos tecidos saudáveis. Muitas condições como a hipersensibilidade, as doenças auto-imunes e muitas doenças que se pensa serem de origem desconhecida têm a Ama na sua origem.

Factores responsáveis pela formação da Ama

A Ayurveda considera muitos factores responsáveis por esta situação. Alguns deles são

- Consumo excessivo de alimentos de digestão difícil
- Jejum excessivo, abstinência desnecessária de alimentos
- Comer em condições de indigestão.
- Hábitos alimentares irregulares
- Consumo de géneros alimentícios incompatíveis
- Consumo excessivo e frequente de substâncias frias, bebidas refrigeradas
- Enfraquecimento de Agni devido a alguma doença, medidas de desintoxicação como - Vamana (emese), Virechana (purgação), Snehana (oleação) etc.
- Desinteresse pelas refeições, excesso de trabalho ou de outras coisas durante as refeições.
- Supressão dos impulsos naturais

Efeitos da Ama no corpo

O "Ama" pode produzir dois tipos de efeitos nocivos - locais e sistémicos. Quando reside no estômago, produz um efeito local como diarreia, vómitos, anorexia, sensação de peso, etc. Nas fases iniciais da formação de Mandagni e Ama, o corpo tenta avisar a pessoa gerando sintomas de anorexia, náuseas e vómitos. É nesta altura que a pessoa deve corrigir a sua dieta ou retificar os hábitos errados que estão a perturbar o Agni. Se estes sintomas forem ignorados ou tratados incorretamente, a Ama será absorvida pelo corpo.

Depois de ser absorvido, quando viaja para diferentes sistemas do corpo, bloqueia os canais (S rotasa) do corpo. Isto perturba a comunicação e comporta-se como uma agitação Roadblock. Interfere com o fluxo de nutrientes para essa área ou parte específica e também bloqueia a eliminação de resíduos metabólicos e produz um efeito tóxico. O Dosha, particularmente o Vata Dosha, cuja função é ordenar e mandar, fica completamente viciado. Quando Ama está associado a um Dosha viciado, pode localizar-se num determinado tecido e produzir a doença correspondente.

Sintomas de Ama

Os sintomas de Ama incluem -

- Perda de paladar e perda de apetite
- Indigestão
- Língua revestida
- Mau hálito
- Debilidade
- Peso
- Letargia
- Obstruções de canais e vasos.

Outros sintomas comuns são o mau cheiro do suor, da urina ou das fezes, a falta de atenção, a perda de clareza, a depressão e um pulso pesado ou aborrecido. O Ama elevado no corpo é a causa principal de todas as constipações, febres, gripes, alergias, bem como das doenças crónicas de um sistema imunitário fraco. A maioria das doenças como diarreia, febre, anemia, artrite reumatoide, colite ulcerosa, síndrome do intestino irritável, diabetes, etc., manifestam-se principalmente devido à formação de Ama no corpo.

Gestão da Ama

A Ayurveda aborda o problema do Ama de três formas, como se descreve de seguida

1. Langhana (jejum controlado) - para permitir algum descanso ao Agni, para que este se corrija e digira o Ama.

2. Pachana - Medicamentos digestivos para digerir o Ama, especialmente de sabor amargo.

3. Rechana - Eliminação do Ama por qualquer via possível, como a emese terapêutica ou a purga, etc.

Como prevenir a Ama?

Temos de seguir as regras simples da natureza. Evitar comer em excesso ou comer antes de a primeira refeição ter sido digerida, isto é algo que a maioria das mães e algumas avós precisam de ter em mente quando alimentam as crianças. Não é aconselhável alimentar o seu filho à força só porque está na hora do pequeno-almoço, do almoço, do chá ou do jantar. Deixe a criança pedir comida; ela sabe melhor quanto quer e quando quer. Outra precaução a tomar é dar uma quantidade bastante previsível de combustível para o Agni queimar todos os dias. Não vale a pena irritar o Agni empanturrando-se de comida pesada num dia, arrependendo-se e compensando com um jejum completo no dia seguinte! Um indivíduo não deve ow o que o seu corpo não pode tolerar. Mesmo os produtos frios, como bebidas geladas e gelados, podem abrandar o Agni até à inatividade. A Ayurveda descreveu certos produtos alimentares que são incompatíveis entre si (Viruddha Ahara) e que, se consumidos em conjunto, podem levar à formação de Ama. Por exemplo, o leite, o leitelho ou a coalhada não devem ser misturados com frutos; o leite ou a coalhada não devem ser misturados com carne, em especial com frango; o peixe não deve ser consumido com açúcar, açúcar de cana ou melaço, bem como com leite; o leite condensado não deve ser consumido com álcool. O mel, embora seja uma substância promotora de saúde, não deve ser tomado com leite quente ou água quente. Os alimentos fermentados em si não são contra-indicados, mas se o Agni estiver fraco, como acontece durante a monção ou o verão, ou nos idosos, ou quando se está a convalescer após uma doença grave ou durante qualquer doença, esses alimentos sobrecarregam o Agni e levam a uma digestão incorrecta e à formação de Ama.

O jejum monitorizado ou Langhana é o método prescrito para o tratamento da Ama. O Langhana previne a formação de Ama e digere a Ama pré-formada. Durante este período de jejum, Agni não tem uma nova carga de alimentos para digerir e, por isso, pode tratar do atraso. O jejum não significa abstinência absoluta de alimentos, mas recomenda-se a ingestão de alguns alimentos ligeiros para manter Vata pacificado. Algumas ervas e especiarias, Haritaki, etc., são empregues para acender o Agni. Este jejum terapêutico não só ajudará a evitar a formação de novos Ama, como também permitirá que o Agni se encarregue dos que já se formaram.

Depois de um jejum terapêutico, quando o Agni volta a funcionar, a pessoa sente-o imediatamente. Sentir-se-á melhor, o revestimento da língua desaparecerá e as dores da fome reaparecerão. Mas, atenção! Este é o momento em que o controlo deve ser exercido. Lembre-se que Agni ainda está a convalescer da forte pancada que recebeu; uma refeição completa e picante não é o que ele pode suportar facilmente. Em vez disso, o jejum deve ser terminado com um copo de sumo de fruta. Uma vez que o Agni tenha sido aceso, pode-se passar para alimentos semi-sólidos e sólidos. É exatamente por esta razão que, depois de uma operação ou de um parto, quando o Agni está fraco, não se devora uma refeição sumptuosa. Em geral, deve evitar-se a água fria (que também afasta o Agni) e ficar-se pela água morna. Após um período de jejum, a dieta deve consistir em pão de trigo leve e fofo (como o Chapati indiano), arroz, Dal (lentilhas, de preferência Moong ou

Masoor) e legumes como o inhame, a fava, o feijão, a cabaça (em especial a variedade amarga) ou a coxa. A utilização de óleo de rícino na dieta é benéfica. As especiarias que são boas para o Agni incluem o gengibre seco, o alho, a pimenta preta, a canela, o cardamomo ou o cravinho. Frutas como maçã, figos, papaia, ananás ou ananás são bons complementos para a dieta. Diz-se que as coisas amargas são melhores para digerir Ama e retomar o sabor da boca.

O Agni precisa de ser estimulado para facilitar o processamento completo dos alimentos. Para isso, os vegetais como o inhame, as frutas e as especiarias ajudam a estimular o Agni e a digestão. O Ghee (óleo de manteiga) é um estimulante de Agni particularmente bom. O Ghee caseiro é o melhor; a manteiga clarificada não serve. É melhor se for consumido em pequenas quantidades com arroz ou pão de trigo integral. Pode ser prejudicial se for ingerido em grandes quantidades ou se os produtos fritos em Ghee forem ingeridos em abundância

Remoção de Ama

Se a Ama for recém-formada, pode ser removida pelo vómito como medida de defesa adoptada pelo corpo. Esta é a base da terapia Vamana, que remove a Ama recentemente formada, desobstruindo o sistema digestivo. A Ama de longa duração é mais difícil de tratar e requer uma terapia completa de Panchakarma e medicamentos terapêuticos Ayurveda.

Agora deve ser fácil compreender a ênfase que a Ayurveda dá à dieta na cura de qualquer doença. Se alguém quiser fazer um estudo sério da Ayurveda, é necessário lembrar que a principal ajuda para curar uma doença é melhorar a digestão (Agni) e digerir Ama. Os primeiros sintomas da formação de Ama são semelhantes aos da indigestão. Atualmente, estão disponíveis no mercado várias preparações de venda livre que contêm enzimas digestivas e que pretendem aliviar estes sintomas (que surgem devido a uma alimentação excessiva, conduzindo a Mandagni). A Ayurveda, por outro lado, prescreve ervas e procedimentos terapêuticos que não só inactivam o Ama, mas também atacam o problema básico do Mandagni. Isto previne a formação de mais Ama, fortalece o Agni e neutraliza as toxinas.

Uma nota sobre as medidas recentes em matéria de dietas e de perda de peso é necessária. A curto prazo, as dietas que não são equilibradas em termos de Kapha-Vata-Pitta não são aconselháveis, uma vez que podem perturbar a harmonia do Dosha-Dhatu-Mala e levar a doenças a longo prazo. Por exemplo, se alguém subsistir com uma dieta contendo apenas saladas durante um longo g por i período de tempo ou consumir laxantes (mesmo do tipo herbal), haverá um débito maciço no lubrificante e nas substâncias de Kapha, levando à redução da motilidade intestinal e consequente obstipação.

Ama é, portanto, o verdadeiro inimigo que deve ser evitado como a peste. Se a sua presença se fizer sentir (através dos suaves sinais de aviso de uma língua coberta, dores vagas, uma sensação de letargia e uma sensação de "não estar tão bem"), devemos tomar estes sinais como um alarme e tomar imediatamente medidas corretivas, tal como explicado anteriormente.

Sintomas de Nirama (estado sem Ama)

Com a eliminação do Ama, podem observar-se as seguintes alterações

- A pessoa sente-se melhor e o peso desaparece s.
- Co atingindo a língua desaparece r s.
- O apetite volta ao normal.
- Todas as funções fisiológicas voltam ao normal.

Resumo

Agni é o fogo biológico ou um poder digestivo que digere os alimentos e os elementos nutritivos do Dhatu para os converter em componentes fisiologicamente benéficos para o corpo. Agni é de três tipos e em número de treze. Jatharagni é o Agni principal que reside no estômago e digere os alimentos ingeridos para formar sucos nutritivos. Os Dhatwagni são sete em número, de acordo com os sete Dhatu, e convertem os materiais nutritivos dos alimentos e do Dhatu anterior para o Dhatu alvo. Os Dhatwagni são também responsáveis pela formação do Upadhatu e do Mala. Mahabhutagni digere o componente Mahabhuta do alimento para formar o componente Mahabhuta específico do corpo.

Ama é o resultado da combustão incompleta de alimentos ou combustível dos vários Agni do corpo. Ama é absorvido no Rasa Dhatu, espalha-se por todo o corpo, causa bstrução e resulta numa variedade de doenças e perturbações. Langhana, Pachana e Rechana são os princípios do tratamento da Ama.

***

CAPÍTULO 8

CONCEITO DE SAÚDE E DE DOENÇA

A perspetiva da saúde pode ser diferente consoante o indivíduo. Uma pessoa pode definir a saúde como a mera ausência de doenças ou o bem-estar físico e outra pode definir a saúde como um estado de espírito e o bem-estar social. A Ayurveda deu uma definição completa de saúde que compreende o estado de completo bem-estar físico, mental, espiritual e social. A definição de saúde estabelecida pela Organização Mundial de Saúde (OMS) também se inspira no conceito ayurvédico de saúde.

Neste capítulo, veremos

- **Conceito de saúde**
- **Três pilares de sustentação da vida**
- **Três causas de doença**
- **Seis etapas da manifestação da doença**

Conceito de saúde

A Ayurveda descreve a saúde como "um estado de bem-estar físico, mental, social e espiritual". A Ayurveda estabeleceu para si própria o ideal muito elevado de uma saúde positiva, perfeita até ao mais ínfimo pormenor. Se analisarmos a saúde de acordo com os fundamentos da Ayurveda, torna-se muito claro que o equilíbrio ou a normalidade de Dosha (humores biológicos), Agni (actividades metabólicas), Dhatu (tecidos) e Mala (excreção) é um pré-requisito para rotular uma pessoa de saudável. Em última análise, se uma pessoa tiver alcançado o estado de calma a nível mental, sensorial e espiritual, então está realmente saudável. A Ayurveda fornece-lhe o caminho para o conseguir.

Os conceitos e princípios da Ayurveda incluem um estudo combinado de Dosha, Dhatu, Mala, Agni, Sharira (Corpo) Indriya (Órgão dos sentidos), Mana (Mente) e Atma (Alma). O equilíbrio de todos estes factores está relacionado com a manutenção de uma saúde positiva. O desequilíbrio destes factores expõe a pessoa ao risco de perturbações e doenças.

De acordo com a Ayurveda, os quatro objectivos da vida para os quais necessitamos de saúde são Dharma (deveres do ser humano), Artha (riqueza e luxo), Kama (reprodução e prazer) e Moksha (salvação). Na ausência de boa saúde, uma pessoa não pode alcançar com êxito os quatro objectivos da sua vida.

Três pilares de sustentação da vida

A nossa esperança de vida e a nossa saúde dependem de três pilares. O

Charaka Samhita, o antigo texto autorizado da Ayurveda, afirma que o enfraquecimento de qualquer um destes três pilares resulta numa ameaça para a saúde e encurta a vida. Os três pilares, designados por "Trayopastambha", são os seguintes

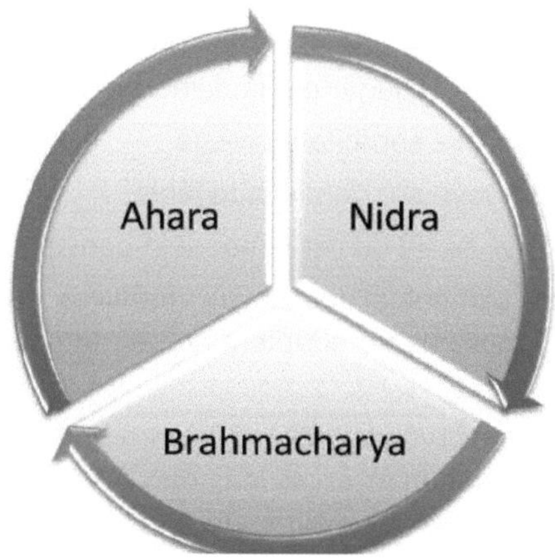

1. Ahara (dieta)

2. Nidra (sono)

3. Brahmacharya (sexo regulado)

Quando estes três factores são devidamente tratados, a pessoa fica bem dotada de força, compleição e desenvolvimento até ao fim da vida.

1. Ahara: A dieta

A alimentação é designada como a fonte da vida e diz-se que o corpo e a mente se desenvolvem de acordo com a natureza da alimentação do indivíduo. Sabemos que o mundo inteiro, incluindo o nosso corpo, é constituído por Pancha Mahabhuta (cinco elementos básicos). Cada elemento ou componente somático conhecido ou desconhecido para nós é o resultado da associação Panchabhautika. Para seguir a lei de equilíbrio da natureza, o consumo de substâncias Panchabhautika é essencial para o crescimento e a manutenção do estado dos componentes Panchabhautika do corpo. Estes componentes Mahabhuta da dieta são digeridos por Mahabhutagni para formar substâncias biológicas, Dhatu, Mala, etc. do corpo.

O Charaka Samhita, no seu capítulo Vimanasthana, descreve as diretrizes de dez pontos sobre a dieta da seguinte forma

1) Os alimentos devem ser frescos e quentes (normalmente cozinhados).

2) Os alimentos devem ser saborosos e fáceis de digerir.

3) Os alimentos devem ser ingeridos nas quantidades adequadas, nem demasiado nem demasiado pouco.

4) Os alimentos devem ser ingeridos com o estômago vazio, após a digestão da última refeição, e não antes.

5) Os produtos alimentares não devem contradizer-se mutuamente nas suas acções ou na sua compatibilidade.

6) Os alimentos devem ser consumidos em ambientes agradáveis e tranquilos, sentados num só lugar e com talheres adequados.

7) A alimentação não deve ser feita à pressa.

8) A alimentação não deve ser demasiado lenta.

9) É melhor concentrar-se na comida enquanto come.

10) Comer apenas alimentos que sejam nutritivos para a constituição particular de cada um e que se adaptem ao seu temperamento mental e emocional.

A comida ou cozinha ayurvédica não se limita à cozinha indiana, nem as ervas ayurvédicas se limitam às ervas indianas. Os princípios da Ayurveda são universais e podem ser aplicados em todo o lado. De acordo com a Ayurveda, os alimentos têm certas propriedades terapêuticas que são definidas em grande parte pela energia do sabor ou Rasa. As formas de preparação dos alimentos têm como objetivo alterar certas propriedades ou anular possíveis efeitos secundários e não apenas torná-los saborosos.

Condimentos como o alho, o gengibre, a pimenta preta, etc., têm efeitos mais pronunciados sobre o Dosha, pelo que devem ser utilizados judiciosamente. O consumo ocasional de alimentos não saudáveis, de alimentos incompatíveis ou de alimentos não recomendados para a sua constituição não produz efeitos nocivos visíveis; pelo contrário, deposita-os a um nível micro. Muitas vezes, o consumo de tais alimentos acaba por agravar o Dosha, causando vários distúrbios. Isto não significa que devemos evitar sempre os alimentos que podem agravar o Dosha dominante na nossa constituição, mas temos de ter cuidado para não os consumir regularmente em grandes quantidades. Nada é perfeitamente prejudicial ou perfeitamente inofensivo. Comer todo o tipo de alimentos é bom para a nossa imunidade, mas o excesso de qualquer coisa deve ser evitado. Seguem-se as diretrizes gerais sobre os alimentos recomendados de acordo com a predominância do Dosha na constituição.

Alimentos recomendados de acordo com o Dosha

Hábitos alimentares benéficos para equilibrar Vata

- Escolha alimentos e especiarias quentes
- Evitar o frio extremo, bem como alimentos e bebidas frios ou congelados.
- Minimizar a ingestão de alimentos crus e não cozinhados,

especialmente maçãs cruas e membros da família das couves.

- Certifique-se de que os alimentos são quentes, húmidos e untuosos. Sopa, bebidas quentes e arroz com um pouco de óleo ou manteiga são alguns exemplos,

- Os sabores doce, azedo e salgado nas escolhas alimentares devem ser inicialmente tomados em consideração.

- Manter uma rotina regular de alimentação.

Hábitos alimentares benéficos para equilibrar Pitta

- Evitar o excesso de calor, vapor e humidade.

- Evite óleos em excesso, alimentos fritos, cafeína, sal, álcool, carne vermelha e especiarias quentes.

- Dê ênfase aos frutos e legumes frescos.

- Desfrute de grandes quantidades de leite, queijo cottage e cereais integrais.

- Dar ênfase aos sabores doce, amargo e adstringente nas escolhas alimentares.

- Beber muita água.

Hábitos alimentares benéficos para equilibrar Kapha

- Reduzir ao mínimo o consumo de gorduras, incluindo os alimentos fritos.

- Evite alimentos e bebidas gelados, doces e quantidades excessivas de pão.

- Escolha alimentos quentes, leves e secos.

- Dar ênfase aos sabores picante, amargo e adstringente nas escolhas de alimentos e ervas.

- Coma muitos legumes frescos, ervas aromáticas e especiarias.

- Obter hidratos de carbono suficientes para sustentar e manter uma ingestão energética adequada.

2. Nidra: Sono

O sono é uma necessidade essencial do corpo. O corpo recarrega as suas reservas de energia através do sono. A Ayurveda afirma que um sono confortável proporciona um corpo saudável, força, virilidade, sentidos aguçados e uma vida longa. Um sono inoportuno e inadequado causa vários problemas, como fadiga, fraqueza, sensação de entorpecimento e até impotência e muitos outros distúrbios.

Normalmente, há um padrão definido para o dia e para a noite. O dia é destinado a várias actividades, enquanto a noite é para dormir e descansar. O sol é responsável pela determinação do dia e da noite. O dia e a noite afectam o nosso corpo de diferentes formas - há uma variação no Dosha, na eficiência das funções corporais e um efeito na mente. Quando não seguimos o padrão habitual de sono, o Dosha é afetado. O sono diurno aumenta Kapha e torna o corpo excessivamente untuoso com uma sensação de peso. Ficar acordado durante a noite aumenta Vata e torna o corpo seco. Estes Dosha, quando viciados, são a causa de problemas de saúde relacionados.

Um exemplo pode ser suficiente para compreender a relação e o efeito do Dosha no nosso padrão de sono. Tomemos o exemplo de uma pessoa que tem de trabalhar num turno noturno. O facto de não dormir à noite provocará Vata no seu corpo e, num futuro próximo, sofrerá de perturbações de Vata, tais como obstipação, secura da pele, perturbações do apetite, falta de concentração, etc. Para minimizar os perigos desta condição, é aconselhável que essa pessoa consuma as substâncias que pacificam Vata na sua dieta, especialmente ao pequeno-almoço. Uma massagem com óleo e medicamentos pacificadores de Vata seria um benefício adicional. A vida atual é tão rápida e competitiva que a maioria das pessoas está sempre num estado de ansiedade. A ansiedade vicia Vata e Pitta. Quando Pitta cresce, o calor aumenta, o que reduz o sono. Ficar acordado aumenta ainda mais a viciação de Vata, que desenvolve efeitos cumulativos no corpo. Isto leva a perturbações relacionadas. Para ultrapassar esta situação, deve fazer-se uma dieta com algumas modificações para pacificar Pitta e Vata.

Padrões normais de sono de acordo com Prakriti

- Vata predominante Prakriti-

As pessoas Vata têm dificuldade em adormecer. Normalmente, o sono é perturbado sem qualquer causa aparente. O padrão de sono não é regular. Quando estão exaustas, estas pessoas têm um sono profundo; caso contrário, o seu sono é facilmente perturbado, mesmo com um pequeno ruído. Quando estas pessoas têm um sono inadequado, o risco de vitimação de Vata é maior.

- **Prakriti predominante de Pitta**

Estas pessoas têm, na sua maioria, um sono repousante mas de curta duração. Mas mesmo com um sono de curta duração, são capazes de enfrentar a rotina sem grande desconforto. O excesso de atenção ao trabalho pode perturbar o sono.

- **Prakriti predominante de Kapha**

Estas pessoas são abençoadas por terem um sono profundo. Na maioria das vezes, não têm problemas de sono e dormem durante mais horas. As pessoas com este Prakriti devem evitar dormir durante o dia; caso contrário, vão ter perturbações de Kapha.

3. Brahmacharya: (sexo regulado)

O sexo desempenha um papel muito importante nas nossas vidas. É tão importante como a alimentação. Todos nós somos o resultado final deste ato. Preenche a nossa vida com um sentido de plenitude, ao conseguir descendência e ao acrescentar momentos cheios de excitação e prazer. O sexo pode ser comparado à comida. A ingestão de menos comida produz o estado de subnutrição, enquanto a ingestão excessiva leva à obesidade. Da mesma forma, o sexo insuficiente e insatisfatório pode ser a causa de uma maior perturbação psicológica, conduzindo a vários problemas físicos. Os excessos de prazer também provocam problemas físicos e psicológicos. Tal como a ingestão adequada de alimentos, de acordo com as nossas necessidades, é benéfica para a nossa saúde; do mesmo modo, uma vida sexual equilibrada é a chave para uma vida feliz e saudável.

Nos países ocidentais, a maioria das pessoas compreende uma regra - mais sexo para obter mais prazer. Mas será que isso é seguro para a sua saúde? A Ayurveda pode ajudá-lo a encontrar uma resposta adequada. Pode não haver uma quantidade universal de sexo aplicável a todos. A quantidade adequada de sexo varia de pessoa para pessoa, consoante a sua Prakriti (constituição), idade, estação do ano, força, etc. Na Ayurveda e na mitologia indiana, o sexo foi simbolizado como uma força vital necessária para a criação e é considerado sagrado, pelo que o sexo tem lugar até nos templos sob a forma de esculturas. O Templo do Sol de Orissa e os Templos de Khajuraho são os melhores exemplos deste facto. Um antigo texto indiano sobre sexologia - Kama sutra - definiu o sexo como: aquilo que está fundido com a alma e é influenciado pela mente, ouvido, pele, olho, língua e nariz, quando as funções relacionadas com estes órgãos são agradáveis e deliciosas. Para aplicar as orientações ayurvédicas sobre o sexo, a pessoa deve conhecer as suas caraterísticas corporais e as suas capacidades de exercício antes de se entregar ao ato. O controlo do desejo sexual é um sinal de sabedoria. Ao controlar a mente, um indivíduo pode desfrutar de sexo regulado. Isto garante uma vida saudável e feliz.

Relação do sexo com Dosha e **diferentes Prakriti**

Os Dosha (Vata, Pitta e Kapha) são responsáveis por governar todas as funções físicas e mentais. Todas estas funções estão envolvidas no ato sexual. Por conseguinte, uma vida sexual equilibrada é muito essencial para equilibrar o Dosha. E sabe que, para uma vida saudável, o equilíbrio do Dosha é obrigatório.

Em relação à sexualidade, Vata é responsável pela ação física. O desejo sexual é regido por Pitta. O desequilíbrio de Pitta é a causa dos problemas relacionados com o desejo sexual. Kapha é responsável pela potência sexual. O estilo de vida atual, rápido e competitivo, é provocador de Vata. É responsável por diminuir a atividade de Kapha, produzindo assim problemas relacionados com a potência. Durante o ato sexual, os três Dosha agravam-se temporariamente. Na fase inicial, Vata está em alta, seguido de Pitta e Kapha, que domina a última fase.

O estatuto pessoal de qualquer pessoa relativamente ao sexo depende da sua Prakriti. Os parceiros envolvidos no ato sexual devem estar cientes disto e conhecer a Prakriti do seu parceiro em conformidade, a fim de evitar vários problemas físicos e psicológicos. Conhecer a Prakriti em relação ao estado sexual de cada um e em geral é também muito útil para compreender o parceiro - isto para evitar interpretações erróneas

- **Pessoas de constituição dominante Vata**

Não necessitam de muito sexo como ato físico, mas o seu envolvimento mental é maior. Com sexo demasiado frequente, as pessoas Vata ficam exaustas muito facilmente.

- **Pessoas de constituição dominante Pitta**

O desejo sexual é elevado nas pessoas Pitta. São mais românticas. São capazes de criar um equilíbrio muito facilmente.

- Pessoas de constituição dominante Kapha

A excitação das pessoas Kapha é lenta mas, uma vez excitadas, são extremamente potentes. Conseguem manter-se muito bem durante o ato.

Três causas de doenças

A apresentação que a Ayurveda faz do processo de doença difere fundamentalmente do conceito defendido pela medicina moderna. Embora a ciência ayurvédica reconheça o papel desempenhado pelos vírus e bactérias nas doenças, explica que estes agentes patogénicos não são a causa básica das doenças. Tanto o nosso corpo como o nosso ambiente albergam um grande número de microrganismos que a medicina moderna acredita serem a fonte da doença, mas são muito poucos os que contraem a infeção.

O próprio fundador da teoria dos germes, Louis Pasteur, afirmou que o solo é mais importante do que a semente. Isto significa que o grau de fertilidade do nosso corpo para o crescimento de agentes patogénicos ou a suscetibilidade do nosso corpo a doenças desempenha um papel importante na formação de doenças. A Ayurveda utiliza a metáfora do fogo e do terreno florestal com ervas daninhas para explicar o mesmo. Quando uma tocha ou fogo cai no solo da floresta com ervas daninhas secas, incentiva e propaga o fogo que pode transformar-se num incêndio destrutivo da floresta. Mas se o solo não tiver qualquer erva seca ou coisas inflamáveis, a tocha apagar-se-á por si própria sem quaisquer consequências. Aqui, a tocha são os agentes patogénicos ou a etiologia da doença, o solo da floresta é o nosso corpo e a erva seca é o desequilíbrio do Dosha que facilita o desenvolvimento da doença. Os agentes patogénicos não podem fazer nada se o corpo não lhes der permissão para tal. A base da patologia ayurvédica são os factores que tornam o corpo suscetível às doenças, ou seja, as perturbações do Dosha.

Tal como somos muito mais do que o nosso corpo, a morbilidade é muito mais do que um fenómeno físico. O conceito ayurvédico de vida humana compreende quatro aspectos básicos - alma, mente, sentidos e corpo. Todos estes quatro componentes participam na criação da saúde e da felicidade e todos eles desempenham também um papel na geração de doenças. No entanto, a Ayurveda vê a mente como um fator-chave para apoiar a vitalidade de cada parte da vida e manter a sua ligação à totalidade subjacente da vida. As três principais causas de doença, segundo a Ayurveda, são

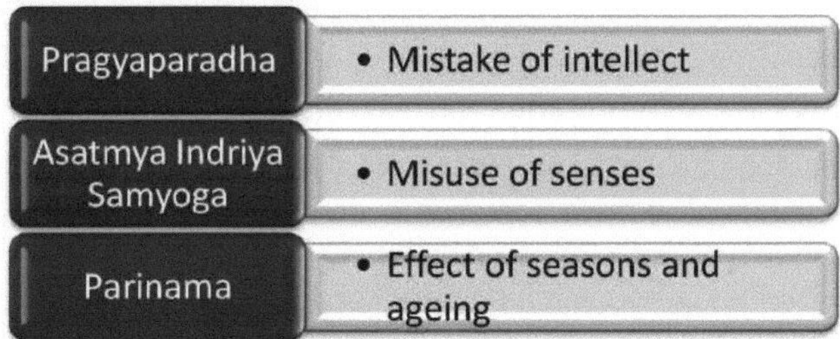

Pragyaparadha: O erro do intelecto

Embora a Ayurveda reconheça três causas para a ocorrência de doenças, enumera a mais importante como Pragyaparadha, "o erro do intelecto". Pragyaparadha são os passos errados relativamente à dieta e ao estilo de vida que, em última análise, nos conduzem às doenças. O intelecto comete o seu erro mais grave quando se identifica com objectos individuais, ou partes do conhecimento, em vez de se identificar com a totalidade sem limites, que é a sua verdadeira natureza. A maioria das pessoas não faz esta escolha conscientemente. Os padrões de comportamento e os sistemas de crenças inerentes à nossa educação e cultura precipitam e reforçam a perda de intimidade do intelecto com a sua fonte de consciência pura, ou conhecimento.

Pragyaparadha, que começa numa idade precoce, corresponde à perda gradual da propriedade Satva (consciência pura) da mente, do seu brilho, inocência e alegria. À medida que a influência de Satva diminui, essa clara inteligência discriminativa dentro de nós também começa a desvanecer-se, e cometemos outros erros do intelecto. Estes erros envolvem escolhas de comportamento e alimentação que não apoiam os equilíbrios naturais entre o Dosha nos nossos corpos e os princípios elementares que governam os nossos ambientes. Tais decisões criam inevitavelmente desarmonia com as leis que regem o funcionamento da natureza e são, em essência, um lapso contra o nosso próprio bem-estar. Quando criamos desarmonia ou desequilíbrio na nossa relação com a natureza, criamos simultaneamente desarmonia interna l, sendo a doença a consequência natural.

Asatmya Indriyartha Samyoga: O mau uso dos sentidos

Quando a mente perde o seu Satva, perde a sua capacidade de tomar espontaneamente decisões que sustentam a vida, e começamos a usar os sentidos de forma incorrecta. A Ayurveda chama a esta utilização incorrecta dos sentidos, Asatmya -Indriyartha- Samyoga, e considera-a a segunda causa de doença. O abuso dos sentidos desactiva a sua capacidade funcional e protetora e, consequentemente, permite que influências nocivas afectem a mente e o corpo. A influência de Satva na mente diminui ainda mais, resultando no desequilíbrio de Dosha e na produção de Ama (toxinas biológicas).

Parinama: O impacto negativo das estações e do envelhecimento

O ciclo dos anos traz consigo efeitos positivos e negativos para a saúde. O efeito cumulativo das estações do ano sobre o corpo é o envelhecimento. Estes efeitos positivos ou negativos, durante um longo período de tempo, provocam a transformação dos componentes do corpo, o que constitui Parinama. No caso dos factores causadores de doenças, observa-se o lado negativo de Parinama. Os componentes do corpo, como o fogo biológico , os canais microbiológicos, os nervos, etc., devido ao efeito do tempo, perdem a durabilidade e o bom funcionamento. Assim, muitos p a rametros como hábitos, capacidades, força normal do corpo, apetite, etc., mudam com o tempo e de acordo com as estações. O efeito das estações e do envelhecimento é inevitável. Aumentam a suscetibilidade do corpo à doença.

Embora Pragyaparadha seja a causa final da doença, todos os três factores acima mencionados geram discórdia entre o Dhatu que governa a fisiologia da natureza e o Dosha que governa a nossa fisiologia individual. Quando os ritmos da vida individual não se alinham com os ciclos da natureza, o stress, a má digestão e os desequilíbrios do Dosha resultam inevitavelmente.

Quando ocorre um desequilíbrio no funcionamento do Dosha, é exercida pressão sobre o Agni primário (fogo digestivo) no trato digestivo, bem como sobre o Ag ni em cada um dos Dhatu. A debilitação do fogo digestivo prejudica a capacidade do sistema de converter eficazmente os alimentos em nutrientes. Isto resulta na formação de Ama e numa nutrição inadequada ou defeituosa que chega aos Dhatu. Quando o Dhatu se torna tóxico e mal nutrido, a imunidade quebra e os agentes patogénicos, como os vírus e as bactérias, aumentam no corpo, preparando o terreno para uma série de doenças infecciosas e degenerativas. Na perspetiva ayurvédica, os agentes patogénicos são, no máximo, uma causa secundária de doença. Em quase todos os casos, a doença a nível físico resulta, em primeiro lugar, de uma falha na função, seguida pelo desenvolvimento de anomalias na substância e na estrutura.

Shat Kriya Kala

(Seis fases de manifestação da doença)

A Ayurveda elabora um processo de manifestação da doença em seis fases, chamado Shat Kriyakala, em que a deteção e as complicações compreendem as duas últimas fases. O conhecimento das quatro primeiras fases é exclusivo da Ayurveda e permite o reconhecimento e a eliminação da doença muito antes de esta progredir para sintomas clínicos claramente diferenciados. A vulnerabilidade do Dhatu e a mobilidade do Dosha (Dosha Gati) constituem os componentes-chave do processo da doença. Ama, uma entidade separada, é secundária a Dhatu e Dosha vulneráveis. O Dosha em excesso, por si só, também pode gerar as seis fases da doença. Vamos agora analisar o desenvolvimento das seis fases da doença do ponto de vista destes dois factores.

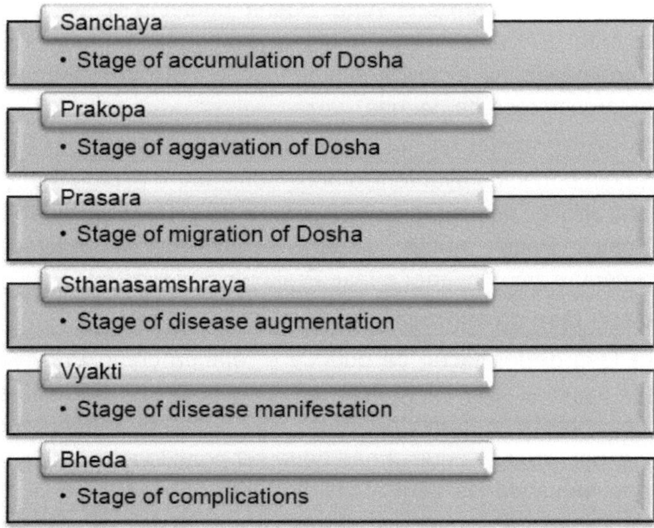

1. Sanchaya: A fase de acumulação

A primeira fase da formação da doença chama-se Sanchaya, que significa "acumulação". Pode ser entendida como o período de acumulação. Tomemos como exemplo uma indigestão: nesta altura, a Ama, produzida durante uma digestão incorrecta, acumula-se no trato gastrointestinal. Esta condição está principalmente associada a um Agni digestivo fraco e ao excesso de um dos Dosha. A Ama associada a um desequilíbrio de Kapha acumula-se no estômago. Quando a Ama está associada a um desequilíbrio de Pitta, acumula-se no intestino delgado; e quando ligada a uma disfunção de Vata, acumula-se no cólon. A presença de Ama perturba as funções do Dosha e cria sintomas ligeiros, que o indivíduo pode normalmente sentir. Raramente agimos em relação a estes sintomas porque geralmente desaparecem por si próprios em poucas horas. Estes sintomas indicam um desequilíbrio fisiológico e, quando os ignoramos ou suprimimos em vez de reconhecermos e eliminarmos as suas causas, convidamos o processo da doença a instalar-se no nosso corpo. Nesta fase, o diagnóstico correto a tempo e os cuidados medicinais ideais garantem a cura completa da doença.

2. Prakopa: A fase de agravamento

Prakopa, a segunda fase do processo da doença, traduz-se por "agravamento" ou "provocação". Quando nos sentimos melhor, não estamos inclinados a mudar os aspectos da dieta ou do estilo de vida que provocaram o desconforto inicial. Como resultado de não darmos atenção aos avisos que surgem do nosso desconforto digestivo, continuamos a cometer os mesmos erros e Ama Dosha continua a ser produzido. Eventualmente, o Ama-Dosha acumula-se a tal ponto que começa a ficar ativo ou provocado no local da sua produção no trato gastrointestinal, levando à terceira fase da doença.

Embora a fase Prakopa não manifeste os sintomas clínicos claramente diferenciados, o médico ayurvédico pode confirmar o estado agravado de Ama-Dosha através do diagnóstico do pulso e de outros parâmetros, sinais e sintomas. Pode então fazer recomendações dietéticas e comportamentais para inverter a fase Prakopa.

3. Prasara: A fase da migração

A terceira fase da formação da doença é referida como Prasara, que l iteralmente significa "sair e espalhar-se". O Ama-Dosha acumula-se a tal ponto que começa a transbordar do seu local de origem no trato gastrointestinal. Uma vez que já não pode ser contido aqui, o Ama-Dosha é dissipado seguindo os seus caminhos naturais, juntamente com os nutrientes essenciais, para o Dhatu em virtude do Dosha Gati (movimento).

Surge então a questão: se o Ama-Dosha é transportado para o Dhatu, porque é que não é transportado de volta? A resposta tem a ver com a qualidade pegajosa do Ama. Uma vez alojado no Dhatu, a sua pegajosidade impede-o de ser transportado de volta para o trato gastrointestinal. A migração de Ama-Dosha do seu local de origem ocorre na mesma sequência do desenvolvimento do Dhatu: Primeiro é transportado para o Rasa Dhatu, depois para o Rakta, Mamsa, Meda e depois para o Dhatu mais profundo.

4. Sthana Samshraya: A fase de aumento da doença

Sthana Samshraya, ou "abrigar-se num lugar", compreende a quarta fase. O Ama-Dosha, que migrou, entra e aloja-se num Dhatu ou órgão fraco ou defeituoso. Uma vez acumulado numa zona de baixa imunidade, as suas qualidades sobrecarregam o Dhatu e provocam disfunções e danos estruturais. Esta é a fase em que se inicia uma doença degenerativa específica e a suscetibilidade a infecções graves. Vários factores determinam quais os Dhatu que estão predispostos a aceitar e a ser danificados pelo Ama-Dosha. Estes possíveis factores são influências congénitas, efeitos de dietas e escolhas comportamentais passadas, efeitos de doenças anteriores, stress, alterações sazonais, poluentes químicos e radiação, etc. Muitas vezes, a combinação destes factores produz a fraqueza que expõe certos tecidos à doença. Os sinais e sintomas premonitórios, conhecidos como Purvarupa, de muitas doenças podem ser reconhecidos nesta fase.

5. Vyakti: Fase de manifestação dos sintomas

Vyakti, ou "aquilo que pode ser visto", é a quinta fase e aquela em que aparecem pela primeira vez sintomas claramente diferenciados. O processo de doença ultrapassa a capacidade do corpo de manter a homeostase e o funcionamento saudável. Os danos estruturais e a disfunção progrediram até ao ponto em que a doença se ativa. Aqui o processo de doença manifesta os sintomas utilizados pelo sistema moderno de classificação e diagnóstico. Se apenas for administrado um tratamento sintomático para suprimir ou eliminar os sintomas sem remover as suas causas subjacentes, mais cedo ou mais tarde o processo específico da doença pode reaparecer ou encontrar outra via para se manifestar no corpo sob a forma de outra doença.

6. Bheda: Fase de complicações

A sexta e última fase do processo da doença chama-se Bheda, que significa "diferenciação". Enquanto a fase cinco confirma o diagnóstico geral, a fase seis confirma o diagnóstico diferencial. Oferece uma compreensão tão detalhada do grupo de sintomas que surgiram, que todas as dúvidas sobre a natureza da doença são eliminadas. Esta fase é caracterizada por um grave comprometimento da função do Dhatu, sérios danos ao Srotasa (canais fisiológicos) e, muitas vezes, complicações envolvendo o Dhatu relacionado. Nesta fase, muitas doenças tornam-se difíceis de curar completamente.

Resumo

A Ayurveda define a saúde como um estado de completo bem-estar físico, mental, social e espiritual. Existem quatro objectivos na vida de uma pessoa: Dharma, Artha, Kama e Moksha, para os quais é necessária uma boa saúde. Os três pilares da vida são Ahara (dieta), Nidra (sono) e Brahmacharya (sexo regulado) e são designados por Trayopastambha. A Ayurveda estabeleceu diretrizes sobre estes três pilares para a longevidade saudável da vida. A negligência observada relativamente a estes três Trayopastambha resulta no aumento do risco de doenças e no encurtamento do tempo de vida.

O conceito de doença na Ayurveda é centrado na pessoa e não no agente patogénico. De um modo geral, a viciação do Dosha e o seu contacto com o Dhatu, o Mala, etc. do corpo provocam doenças. As três principais razões por detrás da origem da patologia são Pragyaparadha (Erros do intelecto), Asatmya Indriya Samyoga (Má utilização dos sentidos) e Parinama (Impacto da estação e do envelhecimento). A patologia da doença ocorre em seis fases sucessivas designadas por Shat Kriya Kala. Sanchaya (acumulação), Prakopa (agravamento), Prasara (migração), Sthanasamshraya (aumento da doença), Vyakti (manifestação) e Bheda (complicação) são as seis fases da doença em que se pode fazer o diagnóstico nosis. Acharya Sushruta diz que a doença deve ser vencida apenas na fase de Sanchaya. Isto significa que o atraso no diagnóstico e a gestão incorrecta das fases iniciais pioram o prognóstico.

CAPÍTULO 9

MANA E BUDDHI

CONCEITO DE MENTE E INTELECTO

A saúde completa é o estado de completo bem-estar físico, mental, social e espiritual. Pragyaparadha ou os erros do intelecto que são a causa principal da maioria das doenças. Esses erros são cometidos devido a um conhecimento incompleto das coisas saudáveis e não saudáveis, ou devido a um excesso de indulgência nos prazeres sensoriais, etc. Por isso, a mente (Mana) e o intelecto (Buddhi) são factores muito importantes a ter em conta na compreensão do processo de formação das doenças e dos tratamentos. Ao contrário da Prakriti, Mana e Buddhi podem ser modificados, educados e melhorados. Tudo o que comemos, pensamos e nos comportamos exerce um impacto positivo ou negativo sobre a mente e o intelecto, e a mente e o intelecto exercem igualmente um impacto positivo ou negativo sobre a saúde. O estado equilibrado destes factores é a chave para uma vida longa e saudável e a Ayurveda conduz-nos a esta chave.

Neste capítulo, veremos

- **Introdução à Mana**
- **Funções de Mana**
- **Tri-Guna de Mana**
- **Conceito de Buddhi**
- **Tipos de Buddhi**
- **Funções de Buddhi**
- **Ayurveda e saúde mental**

Introdução à Mana

A Ayurveda inclui um estudo combinado de Dosha, Dhatu, Mala, Agni, Sharira (corpo), Indriya (órgão dos sentidos) juntamente com Mana (mente) e Atma (alma). O equilíbrio de todos estes factores está relacionado com a manutenção de uma saúde positiva, enquanto o desequilíbrio destes factores resulta em várias perturbações físicas e psicológicas.

De acordo com a Ayurveda, a Mana, ou seja, a mente, é trans-sensual, ou seja, Atindriya. Foi considerada como o controlador das faculdades dos sentidos. Na Ayurveda, os termos Satva, Chetas e Mana são utilizados como sinónimos. A Ayurveda considera que a mente é uma super faculdade que é o fator causal do conhecimento da felicidade, da infelicidade, etc. A mente ou Mana é a parte da pessoa que consiste nos pensamentos, nos sentimentos e na função da vontade.

Charaka descreve o processo de aquisição de conhecimentos e a consequente mudança de comportamento, de uma forma concisa, que, quando elaborada, abre todas as possibilidades do intelecto. Indriya (órgãos cognitivos e motores), juntamente com Mana (mente ou psique), percepcionam os Indriyartha (objectos dos sentidos). Buddhi é um dos três factores internos causadores do conhecimento. Em Manasika Roga (perturbações psiquiátricas), a conjunção de Raja e Tama viciados com Mana e Buddhi produz Vishama Buddhi, que leva à manifestação de vários sintomas da doença. Por isso, o papel de Mana e Buddhi é muito importante na produção da doença, e alguns pontos relativos a Mana e Buddhi estão a ser tratados.

Para compreender Mana (psique), é importante analisar os seus diferentes elementos, como

- Natureza de Mana (psique).
- Relação entre Panchamahabhuta (cinco elementos básicos) e Mana
- Guna (Atributos) de Mana

Natureza de Mana (psique)

Todas as filosofias indianas defenderam a coexistência de três factores - Atma (fator consciente), Mana (psique) e Sharira (corpo físico). Mana desempenha um papel importante como princípio de ligação entre Atma e Sharira. O Sharira foi considerado como o local da consciência e a soma da transformação de Panchamahabhuta (cinco elementos básicos). É suscetível de ser destruído. Considerou-se que a mente tem uma relação com Panchamahabhuta a um nível muito micro.

Localização de Mana

A Ayurveda considera o cérebro e o coração como a sede ou o local de Mana. Acharya Charaka considera Hridaya (coração) como a sede principal de Mana, enquanto Acharya Bhela considera Mastishka (cérebro) como o local de Mana. Na filosofia do Yoga, o cérebro parece ser a sede de Mana.

A literatura ayurvédica considera Hridaya como a sede principal de Mana; no entanto, a interpretação de Hridaya como coração é controversa. Os termos Hridaya e Mana têm sido frequentemente confundidos; embora os autores dos antigos clássicos da medicina tenham localizado o Hridaya no Uras, ou seja, no tórax, e descrito a sua forma e as suas relações anatómicas, a maior parte das suas referências dizem respeito ao

Mastishka, ou seja, ao cérebro, especialmente ao cérebro. Este facto torna-se evidente a partir das referências do Sushruta Samhita no capítulo sobre a causa do sono. O termo Hridaya, neste contexto, talvez se refira aproximadamente a outro cérebro, que é o centro de toda a atividade de uma pessoa viva.

Muito mais importante é a observação de Bhela (Bhela Samhita: Unmada Chikitsa) de que o Mana está localizado entre a cabeça e o palato duro, ou seja, o céu da boca, e também que controla as actividades dos órgãos dos sentidos, recebe todos os dados sensoriais e, assim, assegura o conhecimento do seu ambiente. Isto mostra que o Mana, neste contexto, não é o coração (no tórax). Esta referência também aponta para o cérebro. Por último, a referência do Charaka Samhita à cabeça como sede de todos os sentidos e centros vitais elimina a possibilidade de confundir o coração torácico com o Hridaya, que é frequentemente utilizado como sinónimo de cérebro.

Mana como um objeto

Embora o Mana não seja um órgão visível, acredita-se que é composto por cinco elementos básicos - o Pancha Mahabhuta. O Mana necessita de nutrição e são evidentes várias funções fisiológicas e patológicas do Mana. Por isso, o Mana é considerado um órgão com microestrutura.

Mana actua como um jóquei entre os órgãos sensoriais, o intelecto e os órgãos motores. Mana combina-se com os sentidos para percecionar o estímulo sensorial. Buddhi, o intelecto, interpreta os dados e decide a ação a tomar em resposta aos mesmos. Os órgãos motores recebem um comando e, à medida que Mana se envolve com os órgãos motores, estes executam a sua função motora. Como o Mana desempenha a função de Gyanendriya (órgão sensorial) e de Karmendriya (órgãos motores), é designado por órgão duplo.

Há apenas uma mente no corpo (Ekatwa), que é muito micro ou flexível por natureza (Anutwa). Também é muito rápido a mover-se. Parece que todos os cinco órgãos sensoriais e cinco órgãos motores executam múltiplas funções ao mesmo tempo, então como pode um único Mana ser capaz de se envolver com todos eles ao mesmo tempo? Na verdade, Mana não se envolve com todos os órgãos ao mesmo tempo, ela se combina com eles um por um. Mas o Mana é tão rápido na sua ação que não percebemos a descontinuidade no seu envolvimento com os vários órgãos sensoriais e motores. Isto dá-nos a sensação de integridade, de plena consciência do que nos rodeia e de pleno funcionamento das funções motoras do corpo.

Estes atributos de Mana são muitas vezes responsáveis pelo desvio da concentração da pessoa dos seus objectivos. Mana desvia-se de coisas saudáveis devido à sua fraqueza de ganância e a indulgência com os prazeres sensoriais resulta em Pragyaparadha a e Asatmya Indriya Samyoga. Assim, a fraqueza da mente resulta, em última análise, numa variedade de perturbações, doenças e numa vida mais curta.

Mana e a sua relação com Panchamahabhuta (cinco elementos)

A Ayurveda considera Mana como uma entidade orgânica constituída por uma micro quantidade de cinco elementos básicos. Esta abordagem proporcionou uma solução sob a forma de protocolos de tratamento físico como Panchakarma, ervas, etc., para as doenças da mente ou psiquiátricas. É importante mencionar aqui que até há 500 anos atrás, em quase todas as outras partes do mundo, as doenças da mente eram consideradas como coisas fantasmagóricas e a única solução disponível era o exorcismo.

Os Panchamahabhuta (cinco elementos básicos) são mais subtis na mente do que no corpo. Ao nível mental, a inter-relação destes elementos é responsável pela forma como a mente observa, imagina e percepciona. Cada elemento tem um papel diferente no funcionamento do Mana. A compreensão deste conceito facilita o entendimento do funcionamento da mente.

1. Elemento Vayu (Ar):

- Torna a mente mais sensível.
- A capacidade de identificação e correlação é desenvolvida.
- Constitui o núcleo da consciência.
- Preocupação com o processo de pensamento e sentimento.
- Constitui hábitos espontâneos.

2. Elemento Akasha (Éter):

- É o elemento mais importante e torna a mente funcional.
- É o Eu interior.
- A identidade superior da alma só podia ser identificada por este elemento.
- As actividades deste elemento podem ser identificadas quando as actividades da mente são separadas das faixas físicas.

3. Elemento Agni (Fogo):

- A faculdade de discriminação está mais ligada a este elemento.

• Ajuda a mente a discriminar entre o verdadeiro e o falso, o bom e o mau, o real e o irreal, etc.

• Dotar de capacidade de raciocínio.

• Ajuda a alcançar o conhecimento, tornando a mente mais recetiva.

• A capacidade de decisão está mais relacionada com este elemento.

4. Jala (Água) elemento:

• Torna a mente emocionalmente suave por natureza.

• Torna a nossa mente capaz de se ligar ao mundo exterior.

• Ajuda a mente a imaginar, planear e construir as nossas realidades.

• A ação, a força de vontade e os factores motivacionais estão mais relacionados com o elemento água.

5. Elemento Prithvi (Terra):

• Este elemento permite a existência do ego na mente.

• Proporciona um sentido de identidade.

• Sentido de realização, é a sua preocupação.

Sistemas de camadas e níveis da mente e do eu

Existem três camadas de Mana: a camada interior, a intermédia e a exterior. Também existem dois níveis do eu - o eu exterior e o eu interior. Um determinado Mahabhuta domina as várias camadas da mente e as funções de uma determinada camada também são influenciadas pela predominância do Mahabhuta.

A. Três camadas de Mana (Mente)-		
Camada	**Domínio do Mahabhuta**	**Função**
Interior	**Vayu Mahabhuta**	• **Mente interior ou consciência profunda** • Campo vibratório de fundo de energias, hábitos e tendências. • Capacidade de mudar, de dar resposta e de transformar.
Intermediário	**Agni Mahabhuta**	• Inteligência • Faculdades racionais (de perceção) e de discriminação (de julgamento).

		• Determinação de verdadeiro/falso, real/não real, bom/mau, útil/inútil.
Exterior	**Jala Mahabhuta**	• Sensação-Emoção • Ajuda a estabelecer uma ligação com o mundo exterior. - Contém os nossos pensamentos, emoções e sensações normais.
B. Dois níveis do eu		
Eu exterior	**Prithvi Mahabhuta**	• Ego - o sentido do eu separado. • Liga-se ao corpo físico.
Eu interior	**Akasha Mahabhuta**	• Alma • Visão de unidade

Dosha e Mana (mente)

Panchamahabhuta forma os constituintes físicos do corpo; da mesma forma, os três Dosha constituem a constituição fisiológica do corpo. Vata, Pitta e Kapha - os três Dosha mostram o seguinte efeito na mente.

Dosha	**Funciona ao nível de Mana (mente)**
Vata	• Entusiasmo • Geração e transporte de vários estímulos.
Pitta	• Inteligência • Satisfação de vários desejos - utilização judiciosa, razoável e, por vezes, até astuta dos recursos. • Conversão de todos os estímulos que entram em contacto com o corpo numa forma reconhecível por este.
Kapha	• Inteligência e força de vontade • Ajuda a conservar as funções.

Os subtipos destes Dosha também desempenham um papel importante em várias funções específicas da mente, como se descreve a seguir:

- Prana Vayu (subtipo de Vata) gera um impulso que desencadeia o processo de perceção.
- Udana Vayu (subtipo de Vata) gera a memória.
- Sadhaka Pitta (subtipo de Pitta) é responsável por várias funções da

mente, como o raciocínio, etc.

• Avalambaka Kapha (subtipo de Kapha) ajuda a manter a nutrição da mente.

Funções de Mana

As funções de Mana são o controlo dos sentidos, o controlo de si próprio, o raciocínio e as deliberações. No entanto, de acordo com o Charaka Samhita, as funções fundamentais do Mana são o pensamento sob várias formas, nomeadamente

❖ Chintana	:Pensamento
❖ Vichara	Considerações
❖ Uha	:Especulações
❖ Dhyana	Concentração
❖ Indriya Graha	Controlo dos sentidos
❖ Sankalpa	Determinação
❖ Swa-Nigraha	Auto-controlo

Patanjali classificou as funções mentais em cinco categorias

1. Meios de conhecimento válido

O conhecimento válido pode ser obtido por três meios: perceção, inferência e testemunho autêntico. A perceção significa a aquisição de conhecimentos através dos sentidos. O conhecimento percepcionado pode não ser sempre válido, pelo que deve ser verificado por inferência e testemunho autêntico. Muitas vezes é difícil perceber as coisas diretamente e, por isso, recorremos à inferência. Quando a perceção e a inferência não funcionam para adquirir o conhecimento, temos de depender do testemunho autêntico.

2. Ilusão

A perceção incorrecta é conhecida como ilusão, tal como, no escuro, perceber uma corda como uma cobra é ilusão. Para uma perceção correta, o raciocínio é um fator essencial de consideração.

3. Imaginação

A imaginação é a atividade da mente que forma a perceção virtual sem a atividade real dos sentidos. Esta não é uma fonte de conhecimento verdadeiro, a não ser que se baseie num raciocínio lógico e em experiências anteriores.

4. Dormir.

Visualizamos vários sonhos que envolvem uma variedade de incidências. Mas os sonhos em geral não são considerados como a fonte do verdadeiro conhecimento. Isto mostra que, durante o sono, a nossa mente continua a trabalhar. Estes sonhos representam a atividade profunda da mente. Durante o sono, a mente visualiza as coisas que presenciou, pensou, desejou e temeu.

5. Memória.

Desde o nascimento, o nosso cérebro regista todos os momentos e toda a variedade de conhecimentos envolvidos. A função mental de recordar a informação armazenada na nossa mente chama-se memória. Por vezes, o envolvimento da mente noutras questões resulta na incapacidade de recordar a informação desejada no momento desejado. Uma vez que a mente continua a procurar a memória a níveis flexíveis, normalmente recordamos o que desejamos passado algum tempo, assim que a mente se retira da atividade em curso.

Triguna (três propriedades) de Mana

Na Ayurveda, a mente é descrita como apresentando três propriedades, nomeadamente -Satva, Raja e Tama.

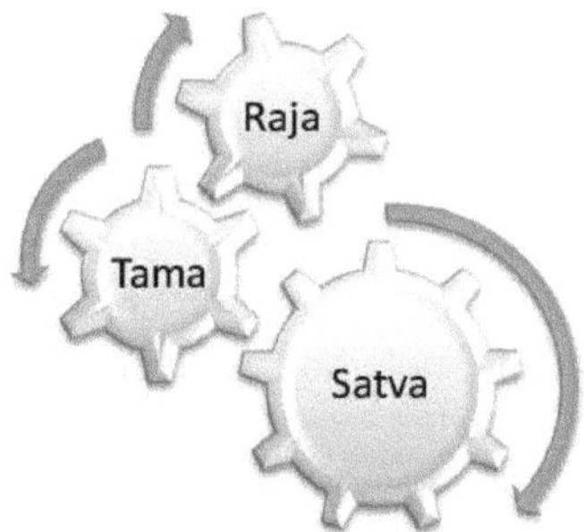

Caraterísticas da Tri-Guna

Satva Guna:

- Satva é o estado de equilíbrio, harmonia e estabilidade.
- Dá origem à saúde e à felicidade.
- Responsável pela apreciação dos conhecimentos adequados.
- A mentalidade dominante Satva torna a pessoa não egoísta e sem egoísmo.
- O sucesso ou os fracassos não têm qualquer efeito nas pessoas com Satva dominante.

- Torna a pessoa cheia de entusiasmo.
- A paz e o amor estão ligados a ela.
- Satva Guna está cheio de clareza.

Raja Guna:

- Os sentimentos de desejo e apego são as caraterísticas da Rajas Guna.
- Raja é o responsável pela atividade.
- Dá início a decisões precipitadas e a um estado de inquietação.
- A mentalidade dominante de Rajas faz com que a pessoa tenha mais paixão por ver os resultados da sua ação.
- Causas da doença ilibrium.
- Torna a pessoa mais apaixonada pelo poder.

Tamas Guna:

- Tamas Guna conduz à inércia.
- Torna a mente aborrecida.
- As acções causadas por Tamas Guna não têm sinceridade de propósito ou devoção.
- Torna a pessoa mais maliciosa.
- As acções Tamasika são mais instáveis.
- Traz a ilusão e a ignorância na mente.

Charaka Samhita considera Raja e Tama como o Manasika Dosha; o mesmo é o ponto de vista de Vagbhata em Ashtanga Hridaya. No plano físico, diz-se que Raja representa as emoções e a energia, enquanto Tama representa a inércia e a massa. Nestes conceitos, afirma-se que Raja supera a oposição de Tama e que este último se opõe ao primeiro. O papel de Satva a este nível é o de provocar o equilíbrio.

Por outras palavras, consciência e Satva são duas coisas inter-relacionadas. Satva Guna torna a mente mais consciente. O nosso Eu eterno pode ser descoberto através de Satva puro. Satva preocupa-se com a verdade, enquanto Raja e Tama causam desarmonia, agitação e ilusão na mente. Raja faz a diferença na perceção da mente, uma vez que esta percepciona ideias falsas do mundo exterior e dá-lhes a impressão de serem reais. Isto pode causar felicidade temporária durante algum tempo, mas perde a paz interior a longo prazo. Os desejos e as perturbações emocionais são causados por Raja. A ignorância vem de Tama. O equilíbrio adequado destes três Guna é essencial, uma vez que Satva equilibra a energia de Raja e a estabilidade de Tama.

Mana na filosofia do Yoga

No Yoga Sutra de Patanjali (texto antigo original da filosofia do Yoga phy), "Mana" e "Chitta" são dois termos utilizados para designar a mente. A análise destes termos fornece um significado muito interessante. Mana foi considerado instável. A concentração em objectos sensoriais como o cheiro, o sabor, o tato, a cor ou o som ajuda a estabilizar a mente flutuante. O significado de Chitta é mais ou menos semelhante ao de Mana. De acordo com o Yoga Sutra, Chitta tem diferentes estados de existência, que vão desde o estado altamente agitado até à calma suprema. Portanto, todos esses estados mentais são expressos pelo termo Chitta.

Patanjali explicou em pormenor a natureza, as fases, as funções, as perturbações e as técnicas de controlo da mente. Segue-se uma breve introdução:

Estados de espírito (Chitta)

Existem cinco estados de espírito (Chitta), que são

1. Ejeção

Este estado também é conhecido como Kshipta. No estado de vigília, a mente costuma envolver-se com os objectos sensoriais. Costuma mudar sempre de um objeto para outro. Ato ualmente, a mente não tem qualquer controlo sobre si própria e o simples fascínio pelo objeto é o seu fator orientador.

2. Atenção

Sempre que a mente se associa a um objeto interessante, costuma agir com toda a atenção, pois o ato da mente é considerado como um só. Podemos observar este facto quando lemos um livro interessante ou vemos um filme interessante, a nossa mente presta toda a atenção ao mesmo. Este estado de espírito é chamado Vikshipta.

3. Inércia

A inatividade da mente é designada por inércia. Em termos de yoga, é o estado de Moodha. Neste estado, a mente não é capaz de adquirir novos conhecimentos. Normalmente, durante o sono, podemos observar este estado de espírito. O estado de depressão inibe as suas actividades e coloca-a na escuridão.

4. Conteúdo

A maioria de nós tem muitos desejos e também pensa na sua realização. Quando realizamos alguns, desejamos mais. Isto torna-nos insatisfeitos, o que, por sua vez, nos leva à frustração e a frustração é a causa da infelicidade. Por isso, para nos mantermos felizes, temos de reduzir os nossos desejos tanto quanto possível. Isto torna a nossa mente calma. A filosofia do Yoga considera esta fase como Niruddha.

5. Foco

É o estado mais fino da mente. Nesta fase, a mente fixa-se num determinado ponto ou ideia. Este estado mental fixo ou focado torna a mente estável, pelo que a mente costuma permanecer num único objeto com um único pensamento sem qualquer desvio. Este estado da mente é chamado de Ekagrata.

Conceitos de Buddhi (intelecto)

A palavra Buddhi deriva de "Buddhyate Anaya Iti Buddhihi", ou seja, a ferramenta através da qual podemos percecionar o conhecimento chama-se Buddhi. Dhee, Medha, Pragya, etc. são os sinónimos de Buddhi. É também considerado como o instrumento ou protocolo através do qual a nossa mente comunica com Atma (alma) e, subsequentemente, actua de acordo com o seu desejo.

Definição de Buddhi

Diferentes académicos ayurvédicos deram diferentes definições e descrições de Buddhi, que h são as seguintes

(1) A Buddhi faz um apuramento ou um juízo conclusivo do conhecimento. É um dos instrumentos do conhecimento, para a alma ou o eu. (Ch. Sh. 1:23) e (Ch.Sh. 1:56)

(2) Quando o conhecimento é obtido, todas as dúvidas são esclarecidas e a pessoa é inspirada a fazer o seu trabalho; esta inspiração acontece devido a Buddhi (Gita 2:46).

(3) Buddhi é essa propriedade, através da qual ocorre a conjetura de ideias e, em última análise, este raciocínio produz o conhecimento (Dalhana no seu comentário ao Sushruta Samhita em Su. Sh.1: 18).

(4) Chakrapani, o grande comentador do Charaka Samhita, mencionou Buddhi como uma espécie de conhecimento (Chakrapani em Ch. Su. 1:49). Noutro lugar, ele narra que Buddhi é o conhecimento adquirido através do raciocínio (Chakrapani on Ch.Chi. 9:3). Além disso, ele citou Buddhi como Pragya, que significa compreender ou conhecer a forma exacta ou o modo de ação (Chakrapan i em Ch.Su. 1:54).

(5) Um Fator que erradica todas as dúvidas e determina o assunto, é chamado Buddhi (Arunadatta em A. Su. 12:13).

Segundo a Ayurveda, Buddhi é uma das propriedades do Atma (Ch.Sh.1:72). A direção dos sentidos, o controlo de si próprio, o raciocínio e as deliberações são as funções de Mana e, para além disso, é o campo de Buddhi (Ch. Sh. 1:21).

No processo de evolução, Buddhi é o primeiro Tatva na sequência e é produzido a partir de Avyakta i.e. Mula Prakriti. E este Buddhi Tatva ou Mahat Tatva é responsável pelo desenvolvimento posterior do Mundo (Su.Sha. 1:3). É um dos Prakriti Vikara, e dominado por Satva Guna (Dalhana em Su.Sha. 1:4).

Preceito de Buddhi

A filosofia Sankhya defendeu as oito formas de perceção de Buddhi em quatro pares (Sankhya Karika: 23):

1. Dharma e Adharma Buddhi
2. Gyana e Agyana Buddhi.
3. Vairagya e Avairagya Buddhi.
4. Aishvarya e Anaishvarya Buddhi.

Com base nos pares acima referidos, o Buddhi pode ser classificado em duas categorias abrangentes, a saber

(A) Daivi (divino): como Dharma (religioso), Gyana (conhecimento), Vairagya (desapego) e Aishvarya (riqueza de pensamentos) Buddhi e

(B) Asuri (Demoníaco): como Adharma (contra a religião ou a natureza), Agyana (ignorância), Avairagya (apego) e Anaishvarya (pobreza de pensamentos) Buddhi.

Tipos de Buddhi

Buddhi é constituído por Triguna, ou seja, Satva, Rajas e Tamas. O Shrimad Bhagvat Gita descreveu três tipos de Buddhi com base na sua constituição Triguna (Gita 18:31-33)

(1) Satva Buddhi

(2) Rajas Buddhi

(3) Tamas Buddhi

Na Ayurveda, Charaka descreveu três tipos de Buddhi sob o título de Pragya, ou seja, Dhee, Dhriti e Smriti. Dhee, Dhriti e Smriti são três unidades funcionais de Buddhi. Dhee é a faculdade de cognição de ordem superior, que é responsável pelo processamento da informação percepcionada. Dhriti pode ser interpretado como o poder de retenção. Smriti é a capacidade do sujeito para recordar as coisas que são percepcionadas.

A Ayurveda apresenta as caraterísticas de todas estas variedades de Buddhi. Podem ser exemplificadas do seguinte modo

A. Dhee

Na literatura lexicográfica, o termo "Dhee" é utilizado tanto para Gyana (conhecimento) como para a variedade de Gyana. No entanto, isso não esclarece qual tipo específico de Gyana o termo Dhee se refere. Charaka afirmou que "Samam Buddhirhipashyat" (Ch. Sha. 1:99) e, desta forma, tentou identificar o "Dhee" através das suas funções específicas. Chakrapani, ao comentar esta parte de Charaka, afirmou que o conhecimento de um objeto é o sentido parcial de, como é conhecido como Dhee e isto é especificado como 'Uchita Buddhi' ou o conhecimento verdadeiro e apropriado de um objeto (Chakrapani em Ch. Sh. 1:99).

B. Dhriti

O Dhriti foi aceite como fator de controlo, que impede o homem de se entregar a objectos nocivos e não benéficos (Ch. Sha.1:100). É por isso que, nas funções de Mana no contexto de "Swanigraha", foi sublinhada a importância da associação de Dhriti com Mana. Em condições anormais, ocorre 'Dhriti Bhramsha' (discrição de Dhriti) e a mente consciente ou Mana entrega-se a actividades prejudiciais (Ch. Sha. 1:100).

O controlo sobre a mente só é possível com base na experiência passada retida, quer esse objeto seja útil ou não. Assim, Dhriti tem sido considerado o regulador de Mana (Dalhana em Su. Sha. 1:18).

C. Smriti

Charaka afirmou que a recordação do "Tatva Gyana" (conhecimento verdadeiro) é conhecida como Smriti e quando uma pessoa obtém o "Smriti Bhramsha" (destruição do Smriti), esquecerá a realidade e, como tal, perderá a ética, bem como as experiências passadas (Ch.Sha.1:101). Charaka afirmou que uma pessoa que mantenha o Tatva Smriti não só ficará livre das doenças, como também alcançará o 'Moksha' (libertação da reencarnação) (Ch.Sha. 1:42, 152,153)

Funções de Buddhi

A filosofia Sankhya descreveu as funções de Buddhi de quatro formas, a saber

A.	Alochana	-	Perceção
B.	Manana	-	Contemplar
C.	Abhimana	-	Orgulho
D.	Avadharana	-	Determinação

O exemplo seguinte, tal como explicado por Vachaspati Mishra em Sankhya Tatva Kaumudi, explica as tarefas de Buddhi de uma forma requintada.

Assunto em causa	**Comparação do tema com**
O conhecimento	O imposto
Os órgãos dos sentidos	O chefe de família
A mente	O chefe da aldeia
O Ahamkara (o ego)	O chefe da divisão financeira
O Buddhi	O primeiro-ministro ou a autoridade executiva
O Atma	A autoridade suprema (o rei ou o presidente)

Com base na ordem acima referida, afirmou que os passos da cobrança de impostos são estruturados a partir do chefe de família, do chefe de aldeia, do chefe da divisão de finanças, da autoridade executiva e, por fim, chegam às mãos do rei ou do presidente. O mesmo método de caraterísticas ocorre durante a formação do conhecimento. O conhecimento liga-se primeiro aos órgãos dos sentidos, depois passa para a mente, daí para o ego do eu e, por fim, chega a Buddhi. O Buddhi interpreta-o e transmite-o ao Atma. Esta é a sequência do conhecimento. Buddhi desempenha um papel fundamental neste processo. Vachaspati disse, com razão, que "Buddhi" é um fator de iluminação do conhecimento neste processo.

Ayurveda e saúde mental

A Ayurveda não é apenas uma ciência médica, é uma filosofia de vida. Os valores normais dos parâmetros fisiológicos não são suficientes para o declarar saudável. A paz de espírito, o sentimento de satisfação e a mentalidade socialmente apreciável são os aspectos inseparáveis de uma saúde perfeita. Os prazeres egocêntricos, os vícios e os abusos dos sentidos podem dar-nos uma sensação de felicidade e satisfação a curto prazo, mas não contribuem para a saúde. A Ayurveda defende o controlo dos sentidos e a limitação dos desejos. Os desejos são ilimitados e nunca podem ser satisfeitos. Esses desejos não satisfeitos resultam em vários estados de espírito como a luxúria, a ganância, a inveja, etc. O conhecimento inadequado sobre o que é bom e o que é mau para a nossa saúde e o fraco controlo sobre a mente e os sentidos leva-nos a consumir uma grande quantidade de alimentos, comportamentos, emoções e estilos de vida pouco saudáveis. Todos estes comportamentos conduzem-nos a diferentes tipos de doenças mentais e físicas. A mente e os sentidos de uma pessoa não devem ultrapassar o controlo do seu intelecto e a pessoa deve tentar manter as suas emoções sob controlo.

Assim, a psiquiatria não pode ser separada da medicina geral e preventiva na Ayurveda e o conceito de mente desempenha um papel em todos os aspectos. A etiologia e os princípios das perturbações físicas e psicológicas também se baseiam nos mesmos princípios básicos de Pancha Mahabhuta, Tridosha e teoria da nutrição. Devido à mesma razão, ambos os tipos de perturbações, físicas e psicológicas, podem provocar-se mutuamente, pelo que a saúde mental e de mana deve ser sempre cuidada.

Resumo

Mana (mente) é o jóquei entre os sentidos, os órgãos motores e Buddhi (Intelecto). Mana tem uma constituição Pancha Mahabhuta e alimenta-se através da dieta. Satva, Raja e Tama são os Triguna de Mana. A perturbação do equilíbrio de Pancha Mahabhuta, Triguna e Tridosh a causa várias perturbações no funcionamento da mente, provocando várias perturbações psicológicas e físicas.

Buddhi é o elo entre Mana e a alma. Recebe informação, interpreta-a, gera memória e toma decisões. A disfunção de Buddhi dificulta o processo de obtenção do verdadeiro conhecimento. Desta forma, Mana e Buddhi desempenham um papel importante na tomada de decisões sobre todas as coisas, incluindo o consumo de uma dieta saudável e não saudável, comportamento, emoções e estilo de vida. Mana e Buddhi saudáveis conduzem-nos a uma vida física e fisiológica saudável, pelo que Mana e Buddhi devem ser sempre considerados no que respeita aos aspectos preventivos e curativos das perturbações físicas e psicológicas. Compreendendo Mana e Buddhi, aprendemos as várias fases de perceção e interpretação do conhecimento; ao mesmo tempo, compreendemos os diferentes níveis em que podem ocorrer erros do intelecto. Isto permite-nos modificar os factores que causam efeitos negativos na saúde, desempenhando assim um papel importante nos aspectos preventivos e curativos.

***

CAPÍTULO 10

DINCHARYA E RITUCHARYA

REGIME DIÁRIO E SAZONAL

Na Ayurveda, falamos sempre das coisas saudáveis e não saudáveis, da dieta e do estilo de vida. Como é que classificamos uma coisa como sendo boa para a saúde ou saudável e outra como não saudável é uma questão que se coloca na mente de um recém-chegado. Antes de mais, é preciso ter bem claro na nossa mente que todos estes termos - bom e mau - são termos relativos e não absolutos. Não podemos estabelecer uma linha de demarcação entre o que é saudável e o que não é, porque, de acordo com a condição de uma pessoa, como a idade, a constituição, a força, o poder digestivo, a imunidade, o estado de Dosha, a doença, a localização geográfica, a variação sazonal, etc., uma determinada dieta ou estilo de vida pode ser menos ou mais saudável ou não saudável. Algo recomendado na época de verão pode não ser adequado se a pessoa sofrer de febre mesmo na época de verão. Um medicamento fortemente contraindicado para as crianças pode ser benéfico para o grupo etário mais velho. Um medicamento geralmente considerado veneno pode ser o medicamento de eleição numa doença específica.

No entanto, existem alguns hábitos, dietas e estilos de vida que a Ayurveda distingue como saudáveis em estações específicas e em períodos específicos do dia, designados por Dinacharya (regime diário) e Ritucharya (regime sazonal). A Ayurveda aborda tanto os aspectos preventivos como os curativos da medicina e defende o aspeto preventivo em detrimento do curativo. Dinacharya e Ritucharya são os principais instrumentos da medicina preventiva. Tal como referido nos capítulos anteriores, as diferentes horas do dia e as diferentes estações do ano influenciam a predominância do Dosha no corpo. O Dinacharya e o Ritucharya baseiam-se cientificamente no conceito de equilíbrio do Dosha e de conservação da saúde. O não cumprimento do referido regime pode não ter efeitos nocivos imediatos, mas estes acumulam-se. A longo prazo ou num ponto fraco da força do corpo, pode surgir sob a forma de perturbações que nunca esperámos ao negligenciar o estilo de vida recomendado. Por outro lado, seguir regularmente estes regimes como parte da vida melhora a qualidade de vida, aumenta a imunidade, protege contra doenças e aumenta a esperança de vida.

A Ayurveda é uma ciência muito antiga. Várias experiências e experiências clínicas ao longo de milhares de anos verificaram a

racionalidade de várias teorias, pelo que os princípios básicos de Dinacharya e Ritucharya continuam a ser relevantes na era moderna. Pode ser aplicado em qualquer país - frio ou quente, ou em qualquer lugar do globo, os instrumentos podem ser diferentes, a apresentação pode ser diferente; mas se seguirmos os princípios básicos, podemos compreender que estes conceitos são universalmente relevantes e benéficos.

Neste capítulo, veremos

- **Ritucharya**
- **Dinacharya**

Ritucharya: regime sazonal

Doutrina do "gostar-desgostar

O conceito de semelhança-dissimilaridade (Samanya- Vishesha Siddhanta) na Ayurveda é considerado como a base fundamental de todas as acções. De acordo com esta doutrina clássica, "um material semelhante ou homólogo recebido do exterior enriquece o semelhante no corpo e um material dissemelhante ou heterólogo esgota o seu homólogo no corpo". Um exemplo simples para clarificar o conceito é: no inverno, o frio extremo no ambiente aumenta o atributo frio de Vata Dosha no corpo e agrava-o. Pelo contrário, o frio extremo no ambiente diminui o atributo quente de Pitta Dosha no corpo e pacifica-o. Enquanto que o atributo seco impede o agravamento de Kapha e Kapha acumula-se. O mesmo princípio é aplicado para equilibrar o ambiente interno do corpo e a dieta e o estilo de vida são planeados de forma a minimizar os efeitos adversos do ambiente externo no corpo. De acordo com os atributos gerais das diferentes estações do ano, são identificados regimes gerais de acordo com as estações, designados por Ritucharya. A observância do Ritucharya permite-nos resistir às mudanças das condições sazonais, prevenir doenças sazonais, aumentar a imunidade e aumentar a longevidade e a qualidade de vida.

As variações sazonais têm um impacto direto sobre o Dosha. As reacções do Tridosha às variações sazonais foram descritas em termos de Sanchaya, Prakopa e Prashama. "Sanchaya" significa a acumulação de Dosha , "Prakopa" significa o agravamento de Dosha e "Prashama" denota a pacificação de Dosha. O regime sazonal tem por objetivo manter o equilíbrio de Dosha, ou seja, "Dosha-Samya". Foi dada especial atenção ao "Ritusandhi", ou seja, aos períodos de transição entre as duas estações, em que as doenças surgem maioritariamente.

Ritusandhi

A Ayurveda presta especial atenção ao "Ritusandhi", ou seja, um período de transição entre duas estações. A mudança de estação nunca é abrupta, mas sim gradual. Nunca acontece que ontem foi o último dia de inverno e hoje é verão. O período de Ritusandhi é considerado de duas semanas, sendo que a primeira semana corresponde aos últimos sete dias da estação anterior e a segunda semana compreende os primeiros sete dias da estação seguinte. Este é o período delicado, em que se deve ter muito cuidado com a dieta e a rotina. As mudanças na dieta e na rotina durante este período devem ser graduais. É preciso evitar todos os riscos que perturbam o equilíbrio do Dosha. Este é um período em que os hospitais estão cheios de novas admissões e a constipação, a gripe e a febre são comuns em todas as casas. Assim, para evitar um revés para a saúde, é preciso ter muito cuidado com a dieta e o estilo de vida em Ritusandhi.

Classificação das estações do ano

O conhecimento da alimentação e das actividades adequadas baseia-se no conhecimento dos atributos das estações. Um ano é chamado de Samwatsara e compreende dois semestres (Uttarayana e Dakshinayana), seis estações (Ritu) e doze meses. A sequência de todas as estações é fixa e repete-se todos os anos.

Ayana

Um ano divide-se em dois Ayana (semestres do solstício /): Uttarayana e Dakshinayana

A) Uttarayana

É o solstício do Norte, quando o sol se move em direção ao norte. Também é conhecido como Adanakala, que significa o momento em que o sol retira a humidade da terra. É composto por três Ritu (estações), nomeadamente Shishira (fim do inverno), Vasanta (primavera) e Grishma (verão).

B) Dakshinayana

É o solstício do Sul, quando o sol se desloca para sul, e é também conhecido como Visargakala, ou seja, o momento em que o sol dá humidade à terra. É composto por três Ritu (estações), nomeadamente Varsha (estação das chuvas), Sharada (outono) e Hemanta (início do inverno).

Classificação das estações do ano

Ayana (Solstice)	**Ritu (Estações)**	**Masa (Meses)**	**Meses do calendário inglês**
A. Uttarayana	1. Shishira	1. Magha	De meados de

(Solstício do Norte) Ou Adanakala	(inverno)	2. Phalguna	janeiro a meados de março
	2. Vasanta (primavera)	3. Chaitra 4. Vaishakha	Meados de - março a meados de - de maio
	3. Grishma (verão)	5. Jyeshtha 6. Ashadha	Meados - maio a meados de julho
B. Daksinayana (Solstício do Sul) Ou Visargakala	4. Varsha (Época das chuvas)	7. Shravana 8. Bhadrapada	Meados de julho a Meados de setembro
	5. Sharada (outono)	9. Ashina 10. Kartika	Meados - setembro a meados de novembro
	6. Hemanta (início do inverno)	11. Margashirsha 12. Pausha	De meados de novembro a meados de janeiro

Adana Kala (solstício do norte)

Durante este período, o sol retira a essência (humidade) da terra com os seus raios fortes, o vento, sendo forte e muito seco, cria mais secura durante Shishira (inverno), Vasanta (primavera) e Grishma (verão) sucessivamente, aumenta os sabores secos como Tikta (amargo), Kashaya (adstringente) e Katu (pungente), tornando assim as pessoas debilitadas. O Adana Kala (Uttarayana) é Agneya (de qualidade semelhante ao fogo).

Visarga Kala (solstício do sul)

Durante Visargakala (Dakshinayana) os ventos não são tão secos como em Adana Kala / Uttarayana. Em Visarga Kala a Lua, sendo poderosa, enche o céu com mais nuvens, fornece constantemente frio e mais humidade à terra, daí Visarga Kala ser Saumya (fresco, suave). A alteração do Ayana, das qualidades do Sol, da Lua e do vento provoca um efeito homólogo nas plantas, nos medicamentos, no Dosha e em todos os ecossistemas.

Durante as estações de Varsha (chuvosa) , Sharada (outono) e Hemanta (orvalhada), o sol move-se para sul, o seu poder é dificultado pelo tempo (estações), o seu caminho é diminuído pelas nuvens, vento e chuva; o poder da lua é desimpedido, o calor da terra é diminuído pela chuva, os sabores não secos (untuosos) como Amla (azedo), Lavana (sal) e Madhura (doce) tornam-se poderosos por esta ordem, pelo que durante este período a força das pessoas aumenta gradualmente.

No início e no fim dos períodos de Visarga e Adana, respetivamente, a força das pessoas fica fraca. A meio destes períodos, a força das pessoas é moderada ou média e no final do Visargakala e início do Adanakala, a força das pessoas torna-se a melhor. Além disso, considera-se que as pessoas que têm uma boa força durante o Visarga Kala, embora percam ligeiramente a força durante o Shishira Ritu, que é o início do Adana Kala, continuam a ser fortes. Por esta analogia, a debilidade é maior durante o Varsha Ritu; a força moderada durante o Vasanta e o Sharada Ritu deve ser entendida.

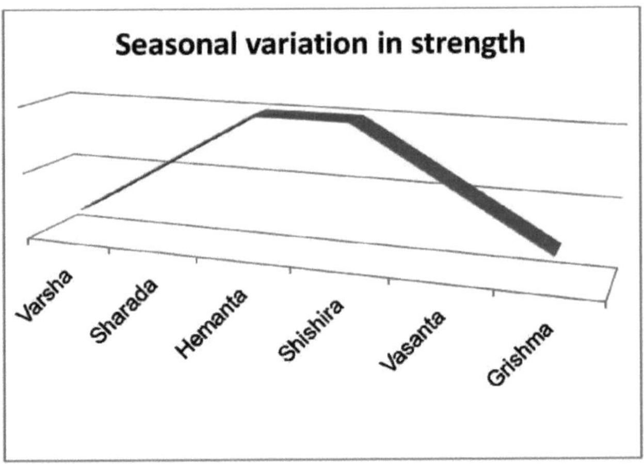

Hemanta Ritucharya - Regime da estação do orvalho / início ou pré-inverno

Depois da estação das chuvas de Varsha e Sharada, o inverno começa com Hemanta. Esta é a parte de Visarga Kala, em que a força do corpo está no seu auge, nesta estação, as noites são longas; por isso, as pessoas sentem fome assim que se levantam de manhã. O ambiente está cheio de Snigdha (untuoso), Shita (frio) e Mridu (suave) (atributos). O Pitta agravado em Sharada Ritu é pacificado e os desequilíbrios devidos ao Pitta são pacificados naturalmente.

Embora Varsha, Sharada e Hemanta sejam as estações de Visargakala e aumentem a força do corpo, o agravamento de Vata e Pitta durante Varsha e Sharada Ritu causa vários distúrbios. Pelo contrário, em Hemanta, os

Dosha estão pacificados, o Agni digestivo é elevado e, por conseguinte, em geral, esta é a estação mais saudável do ano. Este é o período de excelente saúde com alta energia, imunidade máxima e Agni fortalecido.

O aumento da capacidade de Agni e o tempo frio requerem uma dieta pesada (guru), altamente calórica e em grande quantidade. Os alimentos doces, ácidos e salgados, juntamente com ghee e óleos, devem ser incorporados na dieta. O trigo, as lentilhas brancas, o açúcar, o leite, os produtos lácteos, a carne e os frutos secos são incentivados. O festival Diwali é celebrado durante esta estação, em que se apreciam os alimentos doces. Recomenda-se uma boa quantidade de exercício, roupas quentes, massagem de corpo inteiro com óleos e banho de água quente.

Shishira Ritucharya - Regime da estação do inverno

O frio continua a ser mais se vere em Shishira do que em Hemanta e a acumulação de Kapha começa durante este período. Embora seja a estação de início do Adana Kala, a força do corpo é boa e os outros Dosha estão em condições equilibradas (conhecidas como Samyavastha). O Agni continua ótimo, mas é preciso ter em conta o frio intenso que se faz sentir na atmosfera e cuidar da saúde. É preferível tomar um banho de água quente e a água para beber também deve ser morna ou quente. Deve-se proteger o corpo do frio com roupas quentes, aquecedores de ambiente e fazer exercícios pesados.

A maior parte dos conselhos dietéticos continua a ser a mesma que para Hemanta; a única mudança na seleção deve ser a potência (Virya) dos alimentos. Em vez da potência fria, devem ser selecionados produtos alimentares de potência quente (geradores de calor) para contrariar o frio excessivo. Estes incluem o brinjal recheado (planta do ovo), o arroz com Moong Dal e o Chapati (um pão indiano) recheado com açúcar de cana e sementes de sésamo. O Chapati feito de Bajra (um tipo de painço) com grandes quantidades de manteiga ou ghee é ideal nesta altura. O açúcar de jaguar e o sésamo (Tila) são untuosos (Snigdha) e quentes (Ushna) em atributos. Os não vegetarianos devem apreciar e saborear carne de carneiro, ovos e diferentes tipos de carne. Em geral, a dieta deve ser pesada (guru), untuosa e quente.

Vasanta Ritucharya - Regime da estação da primavera

Uttarayana já se instalou com Shishira, e em Vasanta, o dia torna-se mais longo do que a noite. Obviamente, pouco a pouco, o sol forte começa a liquefazer a Kapha acumulada, que começa então o seu trabalho de viciar o poder digestivo do seu hospedeiro. A atmosfera fica cheia de fragrâncias, devido à floração de diferentes árvores e plantas e a Kapha viciada torna a pessoa vulnerável a uma variedade de alergias, asma e doenças do trato respiratório superior.

Alimentos pesados como ovos, frango, carnes doces e leite, bananas e frutos secos devem ser evitados. Para evitar a vitimação de Kapha, o trigo deve ser preferido ao arroz na dieta diária. Os cereais frescos agravam Kapha e provocam bloqueios nos canais (Srotas), pelo que se deve preferir os cereais velhos. Os alimentos devem ser dominados por sabores amargos, pungentes e adstringentes, para refrear Kapha. A incorporação de gengibre, pimenta preta, canela, alho, asafetida, malagueta e mostarda na dieta diária será benéfica para estimular Agni e aliviar Kapha. Os óleos são preferíveis ao ghee. O leitelho e o leite são melhores do que a coalhada. A utilização de mel é aconselhável. De um modo geral, deve ser consumida uma quantidade moderada de dieta. Nesta estação, recomenda-se o jejum terapêutico. Deve-se beber água previamente fervida. Uma certa quantidade de vinhos suaves (Drakshasava) é benéfica. Deve-se evitar dormir durante o dia. O exercício moderado é bom nesta estação.

As perturbações de Kapha, como a asma, a gripe, a sinusite, a tosse e as constipações, são predominantes durante esta estação. No início do Vasanta Ritu, é recomendada a emese profiláctica (Vamana) para eliminar o Kapha agravado. Nasya ou administração nasal de óleo de Vacha ou ghee é recomendada para manter os seios nasais limpos.

Grishma Ritucharya - Regime da época de verão

O dia torna-se mais longo e a noite mais curta. O calor do Sol torna-se extremamente abrasador. A atmosfera torna-se muito seca e quente. Isto provoca Sanchaya (acumulação) de Vata. A transpiração excessiva e a sede, juntamente com Agnimandya (baixo poder digestivo), são a tríade caraterística desta estação.

A dieta deve ser leve para digerir (Laghu) e em pequenas quantidades. Deve dar-se preferência a alimentos com sabor doce, ácido e salgado. Deve-se restringir os alimentos amargos, pungentes e adstringentes. A dieta diária deve conter alimentos doces e untuosos (Snigdha). A quantidade de Ghee, óleo e leite deve ser suficiente para fornecer untuosidade. O leite de manteiga deve ser consumido em abundância. Os produtos lácteos como a coalhada, Shrikhanda, Basaundi e o próprio leite, são benéficos em quantidades moderadas. Os frutos ácidos como a manga, o kokam e o amalaki são úteis. Os pickles, as compotas e as abóboras destes frutos são geralmente mais consumidos durante esta estação. Os não-vegetarianos devem evitar carnes pesadas e ovos e devem comer peixe ou caranguejo, como produtos ligeiros. Podem ser tomadas muitas bebidas frias ao longo do dia. Os frutos como a romã, a melancia e as uvas reabastecem os fluidos irement, que são benéficos para o Rasa Dhatu. Evitar rigorosamente o alho e as especiarias quentes, mas preferir a cebola.

Os banhos de água fria com perfumes aromáticos são adequados nesta estação. O exercício de natação feito moderadamente é agradável. Evitar bebidas alcoólicas fortes como o whisky e o rum. As bebidas suaves, como a cerveja, podem ser tomadas em forma diluída. O vestuário deve ser solto e de cor branca ou clara. Para se proteger do calor do sol, cobrir a cabeça com um boné ou um guarda-chuva e usar óculos de proteção. Só é aconselhável dormir durante o dia nesta estação. O Agni muito baixo, o Vata acumulado, a baixa energia e a atmosfera extremamente quente criam letargia. Também se deve ter cuidado preventivo com as doenças que surgem devido à viciação de Pitta. Deve-se tomar leite de búfala arrefecido misturado com açúcar antes de ir para a cama.

Varsha Ritucharya - Regime da estação das chuvas

Varsha Ritu segue-se a Grishma Ritu onde a atmosfera era seca (Ruksha) e áspera (Khara). Estes atributos foram a razão da acumulação (Sanchaya) de Vata. Em Varsha, devido à chuva constante, a humidade e o tempo frio agravam (Prakopa) Vata. O apetite (Agni) torna-se baixo, o que provoca indigestão. Em suma, nesta estação, há perda de força corporal, Agni baixo, Vata agravado e Pitta começa a acumular-se (Sanchaya).

A dieta não deve ser pesada para digerir (Guru) e deve ser em pequena quantidade. Arroz tufado, Chapati, arroz com leite e uma sopa de farinha de grama são ideais. As tostas são preferíveis ao pão. O ghee, que controla Vata, tem um efeito refrescante sobre Pitta e aumenta ainda mais Agni, deve ser consumido em quantidades óptimas. Evitar a coalhada em geral e preferir o leitelho misturado com asafetida e gengibre. Incorporar sabores doces, azedos e salgados na dieta para aliviar Vata. A água potável deve ser filtrada e fervida. Evitar o trabalho noturno e o sono diurno. O vestuário deve ser quente e seco. É obrigatório proteger-se da chuva com um guarda-chuva ou um fato de chuva e sapatos. Como a força geral do corpo é baixa, deve evitar-se o exercício excessivo.

A utilização de vinho de uva medicinal (Drakshasava) é benéfica para reduzir Vata. A terapia Panchakarma sazonal - Basti (enema medicamentoso) é recomendada para controlar Vata e as doenças devidas à sua viciação. Para melhorar Agni, são recomendadas preparações ayurvédicas como Panchakolasava, Jirakadyarishta e Hingvashtaka Churna. Para Vata, Dashamularishta ou Maharasnadi Kwatha (decocção) são benéficos.

Sharada Ritucharya - Regime da estação do outono

Embora Sharada Ritu siga Varsha Ritu, a mudança de atmosfera que ocorre é gradual. A chuva diminui gradualmente e o Sol brilha de forma intermitente. A agradável vegetação, muitas vezes acompanhada pelo arco-íris, é uma visão gloriosa. A intensidade do Sol aumenta durante a manhã, seguida de alguns chuviscos ao fim da tarde e, à noite, o céu enche-se de estrelas.

A luz brilhante do sol provoca o agravamento (Prakopa) de Pitta, que se acumulou (Sanchaya) durante Varsha Ritu. Vata é pacificado e Agni melhora lentamente. Durante esta estação, é frequente encontrar doenças de Pitta como a pilosidade, a hepatite e Rakta Pitta.

Os alimentos adstringentes, amargos e doces devem ser consumidos prioritariamente para pacificar Pitta. O arroz e o trigo são bons, acompanhados de Moong são úteis. Os frutos doces e o fruto Amalaki pacificam Pitta. O gengibre e o ghee estimulam Agni e pacificam Pitta. Evitar demasiado trabalho, exposição solar e dormir de dia durante esta estação. A água fria para tomar banho, bem como para beber, é adequada nesta estação. Evitar completamente o consumo de álcool, uma vez que vicia Pitta. O ar condicionado ou as ventoinhas ajudam a reduzir o calor em casa. Untar o corpo com pastas de sândalo ou vetiver para aliviar a sensação de ardor. A natação é o melhor exercício durante estes dias. Laxantes suaves como Triphala, Aragvadha (Cassia fistula) ou leite, ghee na dieta são úteis para pacificar Pitta através de Virechana. Evitar alho, especiarias e objectos quentes e picantes. Virechana ou terapia de purga de Panchakarma é recomendada para se livrar do excesso de Pitta nesta estação.

As mudanças sazonais têm impacto no Dosha. As alterações do ambiente externo nas diferentes estações do ano reflectem-se no ambiente interno (Dosha) de um indivíduo. A Ayurveda descreve pormenorizadamente estas alterações e recomenda o regime necessário para alcançar o equilíbrio do corpo. Não incluímos aqui todos os pormenores para evitar a expansão excessiva do livro, mas é possível obter pormenores de todos os componentes de Dinacharya e Ritucharya em tratados clássicos da Ayurveda como Charaka Samhita, Sushruta Samhita e Ashtanga Sangraha, etc. A antiga tradição indiana entrelaçou maravilhosamente as estações do ano com festivais, rituais correspondentes e alimentos especiais, para nos ajudar a manter a sincronia com as estações e a manter-nos saudáveis. Cada ritual tem uma importância científica e benefícios para a saúde, sendo apenas necessário compreender o motivo dos antepassados por detrás das tradições e dos rituais.

Dinacharya: o regime diário

Um dia (incluindo a noite) é uma pequena unidade de tempo na nossa vida . Um dia representa atributos de todas as seis estações, dois semestres e um ano inteiro. Assim, o regime saudável observado diariamente conduz, em última análise, a um estilo de vida saudável que se prolonga por toda a vida como uma rotina. O Dinacharya é o regime diário aconselhado pela Ayurveda para um corpo e uma mente saudáveis. Inclui todos os aspectos, desde a hora de acordar, a eliminação, a escovagem dos dentes, a limpeza da língua, a massagem, o exercício físico, o banho, o culto, o vestuário, a dieta, a água potável, os meios de subsistência, as etiquetas sociais, as fragrâncias, os desodorizantes, os desodorizantes bucais, a makeu p, as etiquetas do almoço e do jantar, a ida para a cama e as relações sexuais. Todos os pormenores sobre o regime, materiais e instrumentos utilizados, métodos e procedimentos dos vários componentes dos regimes são elaborados na Ayurveda. Nos parágrafos seguintes, é feita uma breve descrição dos componentes selectivos do regime.

Acordar

A forma mais saudável de começar cada dia é acordar antes do nascer do sol, em "Brahma-Muhurta" - a hora de Brahma ou da consciência pura. É a hora 2 a 3 horas antes do nascer do sol. Esta hora é ideal para fazer meditações e praticar todas as artes marciais e espirituais e todas as outras coisas que nos levam à elevação espiritual. Se não for possível, tente acordar pelo menos antes do nascer do sol. Deitar cedo e levantar cedo é a rotina mais saudável. Se estiver fresco e cheio de energia à hora de levantar, é sinal de que está de perfeita saúde. De manhã cedo é a melhor altura para manter e ampliar a sua própria harmonia com o ambiente. Depois de um descanso completo, é a altura de trânsito para Vata e Kapha.

Eliminação de resíduos

De manhã, o Vata Dosha é dominante e promove a evacuação dos resíduos da digestão, ou seja, da urina e das fezes. A evacuação correta da bexiga e dos intestinos desobstrui os canais fisiológicos do corpo, evacua o Dosha agravado e mantém o equilíbrio do Dosha no corpo. Deve-se consumir a dieta a horas certas e incluir um teor adequado de fibras grosseiras na dieta, o que facilita a eliminação regular de manhã. O corpo deve ser habituado a uma eliminação regular e os impulsos naturais de defecação e micção nunca devem ser suprimidos ou ignorados. O atraso na ida para a cama perturba a digestão e o despertar tardio de manhã faz perder os alarmes naturais de eliminação de resíduos. Isto vicia o Vata

Dosha e, se não for corrigido a tempo, todos os três Dosha são perturbados, resultando em vários distúrbios. Se necessário, pode ir-se à casa de banho mais do que uma vez por dia, mas os intestinos devem ser completamente evacuados antes de se comer. Os hábitos intestinais irregulares, a obstipação ou a eliminação incompleta acumulam toxinas metabólicas no corpo, o que, a longo prazo, pode causar várias perturbações graves.

Lavagem facial

A cara, os olhos, o nariz, as mãos e os pés devem ser lavados com bastante água fresca. Lava o Kleda e o Mala (resíduos) das aberturas naturais, refresca os sentidos e torna a manhã cheia de energia. Remove o Kapha acumulado dos Srotas e facilita o funcionamento correto do Dosha e dos Srotas. Lavar os olhos com uma decocção de Amalaki (baga de ganso da Índia) melhora a visão e revitaliza os olhos.

Escovar os dentes

A escovagem dos dentes remove a placa bacteriana, as partículas de alimentos, Kleda e Kapha dos dentes. Deve evitar-se uma abrasão excessiva para não danificar o esmalte dos dentes e as gengivas. Os dentífricos feitos de drogas amargas, adstringentes ou pungentes são recomendados para a limpeza dos dentes. Mesmo na atual era das pastas de dentes sintéticas, no Sul da Índia ainda se utilizam escovas de galhos de ervas macias de Nimba, Khadira, Arka, Nyagrodha ou Madhuka, como auxiliares naturais. A seleção do sabor do dentífrico, para além da remoção da placa bacteriana, actua sobre o Kapha Dosha e remove o Kapha da boca, refresca as papilas gustativas e desperta o apetite.

Limpeza da língua

Raspe diariamente a sua língua, da raiz até à ponta, com a ajuda de um raspador de língua. Refresca a boca, remove o revestimento e o mau cheiro e dá-lhe uma sensação de leveza e alegria. Antigamente, os raspadores de língua eram feitos de prata ou ouro. Atualmente, o plástico e o aço são suficientes para ed. Também se pode limpar a língua com uma escova de ramos de plantas ou com uma escova de dentes, se for adequada.

Gandusha

"Gandusha" significa literalmente "uma boca cheia de líquido". A Ayurveda recomenda uma prática chamada "Gandusha" para manter a saúde dos dentes, das gengivas, de toda a boca e do maxilar. O Gandusha com óleo de sésamo (Tila Taila) é recomendado para o Gandusha diário. O processo de Gandusha consiste em manter a boca cheia de óleo de sésamo ou de qualquer outro óleo comestível durante dez minutos ou até ficar branco leitoso e depois cuspir. Este processo fortalece os dentes, o maxilar, os músculos faciais, melhora a qualidade da voz, reduz a sensibilidade dentária e previne as cáries. Gandusha é útil para manter afastadas as doenças da cavidade oral.

Nasya

Nasya é a instilação de óleo medicinal nas narinas. Primeiro assoa-se o nariz e limpam-se as secreções. Na posição deitada, instilam-se duas gotas de Anu Taila (óleo medicinal) em cada narina. A cabeça é repousada ligeiramente inclinada para trás, virada para o teto, durante cerca de 5-10 minutos. Cuspir o óleo que se encontra na garganta e na boca. Após este procedimento, recomenda-se um gargarejo com água quente. Esta administração nasal é designada por "Nasya". Deve ser efectuada diariamente. Uma pessoa saudável deve efetuar este procedimento

- De manhã, nas estações Sharada e Vasanta
- Ao meio-dia na estação fria
- À noite, na estação quente
- Apenas em dias de sol brilhante na estação das chuvas

Nasya fortalece os órgãos na região supra clavicular, acredita-se que corrige os distúrbios relacionados com a cabeça e o cérebro, fortalece os cabelos do rosto e do couro cabeludo, previne o envelhecimento prematuro e também melhora a

qualidade dos cabelos. Nasya melhora a imunidade, previne doenças do nariz, das vias respiratórias superiores, do pescoço e da cabeça. Nasya é útil na rigidez do pescoço, sinusite, paralisia facial, dores de cabeça, enxaquecas e tremores.

Abhyanga

A massagem de corpo inteiro com óleo é designada por "Abhyanga". A massagem é um dos rituais matinais mais agradáveis. A massagem do corpo com óleo melhora a circulação sanguínea, fortalece os músculos, confere suavidade à pele, permite que a pele resista ao stress, purifica a pele e previne as infecções cutâneas. Abhyanga previne as doenças devidas à viciação de Kap ha e Vata, promove um sono profundo, previne o envelhecimento, aumenta a força do corpo e a imunidade.

Recomenda-se a massagem diária com óleo simples (geralmente óleo de sésamo) ou óleo de massagem medicinal em todo o corpo, incluindo a cabeça e os pés. A massagem dos pés previne as fissuras, alivia o stress e melhora o fogo digestivo e a visão. Enquanto a massagem da cabeça e do couro cabeludo promove o crescimento do cabelo, fortalece as raízes do cabelo e confere ao cabelo uma cor preta e uma textura. Também promove um sono profundo e melhora a tez do rosto.

Para o Abhyanga, as pessoas Vata Prakriti devem utilizar óleo de sésamo (Tila), as pessoas Pitta Prakriti devem utilizar óleo de coco (Narikela) e as pessoas Kapha Prakriti devem utilizar óleo de mostarda (Sarshapa). O Abhyanga como parte do Dinacharya não precisa de ser feito como o procedimento Abhyanga do Panchakarma. Para obter todos os benefícios sugeridos, basta dedicar apenas 5 a 15 minutos diários à Abhyanga (massagem). A auto-massagem é benéfica para as pessoas obesas e para as pessoas com predominância de Kapha Dosha.

Vyayama (Exercício)

Vyayama significa o exercício. Charaka define Vyayama ou exercício como "as actividades físicas que fortalecem o corpo e o tornam também robusto e resistente". Depois do Abhyanga de manhã, deve fazer-se exercício regularmente. As vantagens do exercício são as seguintes

- Benéfico para o crescimento e o desenvolvimento corretos do organismo.
- Confere luminosidade à pele.
- O desenvolvimento muscular é favorecido.
- O poder digestivo aumenta.
- A letargia e a ociosidade desaparecem.
- Aumenta a resistência.
- O corpo ganha leveza e facilidade de atividade.
- Aumenta a flexibilidade do corpo.
- Aumenta a imunidade geral e a resistência ao frio, ao calor, ao cansaço, etc.
- Alivia o stress e promove a saúde mental.
- Reduz a obesidade e mantém o peso corporal normal.
- Aumenta a longevidade.

Embora o exercício seja muito útil, deve ser feito com limites. A Ayurveda recomenda "Ardha-Shakti Vyayama", ou seja, exercitar-se até metade da sua resistência. Quando o suor se acumula na testa e e a respiração começa pela boca, deve interromper-se o exercício. Exceto no inverno, recomenda-se o exercício ligeiro a moderado nas outras estações. A Ayurveda proíbe o exercício a quem está doente, é demasiado jovem ou demasiado velho, está exausto por indulgência sexual ou viagens, etc., está excitado pela raiva ou pelo medo, tem fome e sede e acabou de comer.

Existem vários tipos de exercícios que se podem efetuar. A seleção de um determinado tipo depende da sua capacidade, gosto, conveniência, tempo necessário e local. A incorporação de um exercício na rotina diária é obrigatória. As pessoas Vata Prakriti devem optar por exercícios ligeiros, como posturas de ioga suaves, caminhar, nadar, andar de bicicleta, etc. Enquanto que as pessoas Pitta Prakriti podem adotar protocolos de exercício moderado, mais intensos do que os acima mencionados para as pessoas Vata. As pessoas de Kapha Prakriti devem normalmente fazer exercícios extenuantes, como corrida, levantamento de pesos, treino muscular, flexões, etc.

Udvartana

O Udvartana consiste em esfregar ou friccionar a pele com pós ou pastas secas medicinais. Normalmente, utiliza-se pó de Triphala, pó de Vacha ou pó de cevada. O Udvartana é efectuado depois do Abhyanga e do exercício físico, mas antes do banho. O Udvartana remove os óleos do Abhyanga do corpo. Também alivia o viciado Kapha e Pitta Dosha; esfrega as células mortas, as secreções sebáceas, o suor e a sujidade da pele. Melhora a circulação sanguínea no corpo e ajuda a reduzir o excesso de gordura sob a pele. Udvartana com pós secos de Vacha (bandeira doce) ou Musta (erva de noz) é recomendado para aliviar o excesso de gorduras subcutâneas.

Snana (Banho)

Um banho matinal é uma parte essencial de uma rotina diária de saúde. A Ayurveda recomenda água morna ou quente para o banho durante o inverno e menciona que o calor não é bom para a cabeça, o cabelo e os olhos, pelo que se deve evitar o excesso de água quente sobre a cabeça. No verão, um banho de água fria é refrescante e revigorante. O banho aumenta o poder digestivo, os poderes afrodisíacos, a força física, o entusiasmo e a circulação sanguínea. Elimina o suor, o sebo, a sujidade, a comichão, a exaustão, a sede e a sensação de ardor no corpo. Elimina o peso do corpo e melhora o sono profundo. Eleva o humor e cria uma sensação agradável na mente. Alivia o stress, lava as células mortas, as secreções corporais e a sujidade, previne as infecções, reduz os radicais livres e aumenta a imunidade.

Entoar mantras ou canções devocionais durante o banho limpa os corpos mais subtis e purifica a mente. É praticado diariamente em muitas partes da Índia.

Adoração

Depois do banho e de se vestir, é altura de contemplação tranquila. A forma dessa contemplação pode ser a meditação, ou a oração, ou a adoração a Deus, ou o canto, ou simplesmente pensar em algo positivo - é uma escolha pessoal. O processo aumenta a nossa concentração, fortalece a psique, reduz a hipersensibilidade e estimula a determinação de assumir o controlo da nossa vida.

Vestuário e calçado

Isto tende a refletir, até certo ponto, a Prakriti de uma pessoa. As roupas devem ser sempre leves e arejadas, e feitas de fibras naturais como algodão, lã, linho ou seda. Deve estar sempre limpa e nunca usar roupas de outros. Uma vez que a energia entra no corpo através do topo da cabeça e sai pelas solas dos pés - extraindo o calor anormal do sistema - a energia poluída costuma acumular-se no calçado. Por isso, evite usar o calçado dos outros, tente não levar sapatos para casa e ande descalço sempre que possível.

Emprego

Uma vez que o trabalho consome pelo menos um terço da nossa vida e que o sucesso ou o fracasso na nossa profissão afecta a autoconfiança e a autoestima, devemos sempre pensar no nosso trabalho enquanto pensamos na nossa saúde. É importante que a natureza do trabalho corresponda bem à nossa Prakriti, porque uma natureza de trabalho incompatível pode aumentar o desequilíbrio de Dosha e afetar a saúde. Muitas vezes, podemos não ter a possibilidade de selecionar o trabalho adequado de acordo com a nossa constituição; no entanto, podemos modificar o nosso comportamento e o ambiente de trabalho para nos adaptarmos à nossa constituição.

As pessoas Vata adoram trabalhos que exijam explosões súbitas de energia intensa. Mas isso também tende a esgotá-las. Por isso, para equilibrar a situação, devem optar por um trabalho criativo se houver algum mecanismo de conforto no trabalho para acomodar o seu comportamento variável. Ou então devem ter um trabalho de rotina, independentemente da sua aversão, que pode ser ligeiramente recorrente por natureza. Também precisam de um ambiente familiar relaxante. Devem também evitar locais onde o ar seja excecionalmente frio e seco, por exemplo, o frio glacial dos escritórios. Os empregos ideais devem ter emoção suficiente para manter o seu interesse e rotina suficiente para evitar desequilíbrios.

Os Pitta são muito práticos, bons administradores, mas não são pensadores originais. Por natureza agressivos e auto-promotores, vêem tudo como uma competição que tem de ser ganha. Insistindo em estar na vanguarda de todas as actividades, dedicam-se ao máximo de trabalho que podem, exigindo do seu corpo um funcionamento perfeito a todo o momento. Não aceitam atrasos e obstáculos aos seus planos. As pessoas de constituição Pitta devem tentar ser seriamente ser justas e manter separadas as suas vidas profissionais e privadas. Devem evitar trabalhos fisicamente irritantes ou que envolvam calor e ouvir mais os outros. Idealmente, devem ter desafios suficientes para se manterem ocupadas sem o stress de uma competição severa.

A estabilidade e o equilíbrio inatos de Kapha fazem das pessoas com constituição Kapha grandes administradores. Devem fazer um esforço consciente para introduzir mudanças ou variedade nas suas vidas pouco aventureiras e rotineiras. Devem assegurar-se de que, mesmo que o seu trabalho não seja fisicamente ativo, devem manter-se fisicamente activos em desportos, exercícios ou actividades de lazer. Podem ser lentos a começar a trabalhar de manhã; precisam de trabalhar conscientemente neste aspeto. A competição é boa para eles, embora possam considerá-la stressante.

Sono e sexo

Ahara (dieta), Nidra (sono) e Brahmacharya (sexo regulado) são os três pilares que sustentam a vida. Deve-se dormir e ter relações sexuais de acordo com a capacidade e a constituição, de modo a não causar efeitos nocivos no corpo. O sono adequado e o sexo regulado reforçam a saúde física e mental. Os detalhes sobre o sono são mencionados na secção seguinte do Ritucharya.

Deve-se ter relações sexuais de acordo com a força, o estado de Dosha e a constituição. A relação entre a constituição e o sexo é mencionada anteriormente no capítulo 4. Uma pessoa saudável em Hemanta Ritu pode desfrutar de sexo todos os dias. Em Shishira Ritu também se pode ter relações sexuais quase todos os dias. Em Sharada e Vasanta Ritu, a pessoa pode ter relações sexuais num intervalo de três dias. Em Grishma e Varsha Ritu deve-se evitar o excesso de sexo. Recomenda-se um intervalo de quinze dias entre duas relações sexuais para evitar os efeitos nocivos da estação no corpo.

Resumo

Dinacharya é o regime diário e Ritucharya é o regime sazonal recomendado pela Ayurveda para manter o equilíbrio de Dosha, prevenir doenças e melhorar a qualidade e a longevidade da vida. Há dois Ayana num ano chamados Uttarayana (Adanakala) e Dakshinayana (Visargakala). O Adanakala retira gradualmente a

humidade e a força do corpo, enquanto o Visargakala repõe gradualmente a força do corpo. Varsha, Sharada e Hemanta são as três estações de Visargakala; e Shishira, Vasanta e Grishma são as três estações de Adana Kala. O ambiente e as mudanças sazonais exercem um efeito homólogo sobre o Dosha do nosso corpo. O regime sazonal ajuda a manter o Dosha num estado equilibrado e protege-nos de doenças.

O regime diário inclui todos os hábitos saudáveis que melhoram a nossa saúde física, mental e espiritual. Tal como as variações sazonais, os vários iod do dia exercem efeito no equilíbrio do Dosha. Seguir Dinacharya ajuda a manter o equilíbrio do Dosha. Também melhora a imunidade e reduz os riscos para a saúde. Dinacharya aconselha sobre cada uma das tarefas do nosso dia, desde o levantar até ao deitar. Textos clássicos como Ashtanga Sangraha, Charaka Samhita e Sushruta Samhita elaboraram estes regimes em pormenor.

***

CAPÍTULO 11

PRINCÍPIOS DE DIAGNÓSTICO EM AYURVEDA

Os diferentes sistemas do corpo, as complexas actividades fisiológicas e as operações da mente e do intelecto fazem do ser humano a máquina mais complexa do universo. Algo que pode ser mais inteligente e mais rápido do que um supercomputador. O mecanismo do corpo humano é tão complicado porque vários sistemas de órgãos, vários tipos de tecidos e sistemas bioquímicos de comunicação, resposta e controlo de alta tecnologia estão envolvidos em simultâneo em qualquer atividade. Uma vez que o funcionamento do corpo humano é tão complicado, as disfunções e as doenças são também complicadas e mesmo um pequeno erro em qualquer sistema afecta múltiplos órgãos, sistemas e actividades do corpo. Os sintomas de qualquer disfunção num sistema também se manifestam através de outros vários meios e sistemas do corpo.

Nos tempos antigos, antes do desenvolvimento da agricultura e de várias civilizações, o homem tribal tinha de vaguear para se alimentar e se proteger. O desenvolvimento de uma tecnologia que dependesse da eletricidade, de equipamentos fixos e de laboratórios com ar condicionado era obviamente irrelevante. Os sábios que procuravam o conhecimento supremo aperceberam-se de que o próprio corpo humano é um laboratório altamente sofisticado, capaz de analisar e interpretar muito rapidamente vários estímulos de entrada, como o olfato, o paladar, a visão, o som e a sensação tátil, e de os diferenciar com um nível de precisão bastante elevado. Os estudiosos da Ayurveda concentraram-se nestes pontos e desenvolveram um sistema de diagnóstico de doenças que utiliza os sentidos humanos e os recursos naturalmente disponíveis para diagnosticar a doença. O conhecimento profundo do funcionamento de todos os sistemas do corpo humano, os princípios da Ayurveda baseados na harmonia do ecossistema com a natureza e a experiência integrada da idade s deram-nos um sistema de diagnóstico que é relevante em qualquer altura e em qualquer tipo de patologia.

O sistema ayurvédico de diagnóstico de doenças identifica o desequilíbrio na fisiologia física e psicológica normal em termos dos parâmetros ayurvédicos de Dosha, Dhatu, Mala, Mahabhuta, Ama, Srotasa, etc. Pode não fornecer um relatório numérico como o faz o patologista moderno, mas fornece ao médico um relatório de patologia calibrado e sensato, que lhe dá o estado exato da saúde do paciente. Atualmente, estão a surgir muitas técnicas de investigação

que utilizam a tecnologia mais recente. Não há mal nenhum em recorrer à tecnologia para o bem-estar do ser humano; os princípios da Ayurveda também podem ser utilizados com estas técnicas modernas. Mas a dependência da tecnologia não é boa. Lembrem-se de que o corpo humano é o laboratório mais avançado, fiável e preciso alguma vez inventado, e cegar os nossos sentidos e intelecto atrás de meros dados numéricos paralisa a nossa capacidade natural inata de nos sintonizarmos com a natureza e adquirirmos conhecimento. Devido à disponibilidade de aparelhos fáceis para saber várias coisas, atualmente não nos esforçamos por desenvolver as nossas capacidades sensoriais para sentir e examinar o doente. É claro que a tecnologia tem sido uma grande ajuda para o sector médico, mas isso não significa que não se deva utilizar a inteligência natural. Para o diagnóstico de doenças, devemos aplicar os princípios ayurvédicos aos dados disponíveis, o que facilitará a sua aplicação, tornando-a extremamente lógica e simples de compreender.

Neste capítulo, aprenderemos

- **Rogi Pariksha - exame do paciente**
- **Trividha e Dashavidha Pariksha**
- **Roga Pariksha exame da doença**
- **Chaturvidha, Panchavidha e Ashtavidha Pariksha**

Pariksha

O exame é designado por "Pariksha" na Ayurveda. O processo de diagnóstico envolve principalmente dois tipos de exame, sendo o primeiro o exame do doente - "Rogi Pariksha" - e o segundo o exame da doença - "Roga Pariksha". O processo de diagnóstico na Ayurveda não tem por objetivo identificar o nome da doença de que o doente padece, mas sim explorar o estado dos parâmetros fisiológicos e psicológicos, a etiologia e a patogénese da doença. A etiologia que causou a doença em causa é designada por "Nidana".

O grande tratado da Ayurveda, o "Charaka Samhita", aconselha os médicos a não se preocuparem com o nome da doença. Não é necessário que cada doença tenha o seu nome, descrição ou registo. O diagnóstico é efectuado com base no estado dos componentes fisiológicos fundamentais como Dosha, Dhatu, Mala, Mahabhuta, Srotasa, etc. Atualmente, ouvimos falar do aparecimento de muitas doenças novas e vemos as pessoas a entrar em pânico por causa disso. Um médico não deve confundir com as novas doenças, pois são apenas nomes e nada é novo se as estudarmos de acordo com os princípios da Ayurveda.

Tipos de Pariksha

Seguem-se os diferentes conjuntos de exames utilizados separadamente e combinados para o Roga Pariksha e o Rogi Pariksha.

Exame	Modelo de exame/ Pontos considerados
Trividha Pariksha (Exame triplo)	Darshana (Inspeção), Sparshana (Palpação) e Prashna (Interrogatório).
Chaturvidha Pariksha (Exame quádruplo)	Exame por Pratyaksha (observação direta), Anumana (inferência), Aptopadesha (declaração autorizada) e Yukti (a inteligência do médico).
Panchavidha Pariksha ou Nidana Panchaka (Cinco pontos de diagnóstico)	Nidana (etiologia da doença), Purvarupa (sintomas premonitórios), Rupa (sinais e sintomas), Upashaya (teste de diagnóstico por medicamento, dieta e hábitos) e Samprapti (patogénese).
Shadavidha Pariksha (Exame em seis etapas)	Exame por Pancha Indriya (cinco órgãos dos sentidos) e Prashna (interrogatório).
Ashtavidha Pariksha (Exame em oito partes)	Nadi (pulso), Mutra (urina), Mala (fezes), Jivha (língua), Shabda (voz), Sparsha (tato), Drik (visão) e Akriti (forma e tamanho).
Dashavidha Pariksha (Exame décuplo)	Prakriti (constituição), Vikriti (suscetibilidade a doenças), Sara (qualidade do Dhatu), Samhanana (constituição corporal - compacidade do corpo), Pramana (medidas antropométricas), Satmya (adaptabilidade), Satva (resistência mental), Ahara Shakti (poder digestivo - apetite, digestão), Vyayama Shakti (resistência ao exercício) e Vaya (idade e ritmo de envelhecimento).

ROGI PARIKSHA

(Exame do doente)

O exame do doente (Rogi Pariksha) deve ser efectuado em primeiro lugar, antes de se considerar o exame das doenças (Roga Pariksha). Trividha Pariksha e Dashavidha Pariksha (exame de dez pontos), descritos por Charaka, são os métodos mais utilizados e o programa prático de exame do doente.

Trividha Pariksha

Trividha Pariksha é um conceito amplo e todos os outros exames são abrangidos por estes três tipos de exames. O Trividha Pariksha inclui os três tipos de exames seguintes.

1. Darshana

Darshana significa inspeção ou visualização. Darshana é o primeiro exame que o médico efectua. Logo à primeira vista sobre o doente, o médico observa vários sintomas visíveis, caracteres e indícios que fornecem informações valiosas para a confirmação do diagnóstico. Com o Darshana Pariksha, o médico examina a cor da pele, a sua textura, brilho e qualquer descoloração e pigmentação anormais. O exame da cor da esclerótica, da língua, das unhas, da mucosa, etc., do crescimento anormal, do inchaço e da ferida, etc., é o Darshana Pariksha.

Para além da visão direta, várias técnicas de imagiologia, como a ultrassonografia, a ressonância magnética, a imagem Doppler, a radiografia, etc., são abrangidas pelo Darshana Pariksha.

2. Sparshana

Sparshana significa toque ou palpação. Após a inspeção, o médico procede à palpação da zona afetada do doente para confirmar o diagnóstico estabelecido através da inspeção. A palpação da pele para diagnosticar febre, inflamação, edemas com e sem picadas; a palpação do abdómen para diagnosticar aumento do fígado, dos rins, ascite, hérnia, hidrocele, quistos e tumores, etc., são exemplos de Sparshana Pariksha.

3. Prashna

Prashna significa a pergunta. Interrogar o doente e os seus familiares próximos para obter informações essenciais sobre o início, a evolução, os sinais e outros pormenores sobre a doença chama-se Prashna Pariksha. Depois de Darshana e Sparshana, Prashna é o último passo da investigação para efetuar o diagnóstico.

Dashavidha Pariksha (exame de dez pontos)

É o exame mais importante para saber tudo sobre o doente, como a força, a constituição corporal, a adaptação, etc. Os dez pontos incluídos neste exame são

1. Prakriti (constituição)

2. Vikriti (suscetibilidade a doenças)

3. Sara (qualidade do Dhatu)

4. Samhanana ((corpo construído - compacidade do corpo)
5. Pramana (medidas antropométricas).
6. Satmya (adaptabilidade)
7. Satva (resistência mental).
8. Ahara Shakti (poder digestivo - apetite, digestão)
9. Vyayama Shakti (resistência ao exercício), e
10. Vaya (idade e ritmo de envelhecimento).

1. Prakriti (constituição)

Prakriti representa o apoio de três Dosha - Vata, Pitta e Kapha - e também de três Guna da mente - Satva, Raja e Tama, numa gama normal. Estes Dosha determinam o Sharira Prakriti (físico e fisiologia), enquanto os três Guna determinam o Manas Prakriti (psique, temperamentos e emoções). É principalmente determinado geneticamente, mas também é influenciado por alguns outros factores mais tarde na vida.

É um aspeto muito importante do diagnóstico ayurvédico e também é utilizado para planear o tratamento. O tratamento da mesma doença numa pessoa de Prakriti diferente difere um do outro. A seleção do medicamento, a seleção do veículo, o tempo e a dose de consumo do medicamento diferem de Prakriti para Prakriti. Também a suscetibilidade às doenças difere consoante a Prakriti. Certos sintomas apontam para doenças diferentes em doentes de Prakriti diferentes, assim como alguns sintomas são fisiológicos em alguns Prakriti e patológicos noutros doentes de Prakriti. Por conseguinte, a análise da Prakriti é o passo importante no exame de diagnóstico.

A descrição pormenorizada de Prakriti foi mencionada no capítulo quatro "Prakriti - O traço corporal básico" deste livro e deve ser consultada a partir daí.

2. Vikriti (suscetibilidade a doenças)

É importante conhecer o estado de morbilidade do doente. Para o efeito, são exploradas as informações relativas à suscetibilidade do doente à doença, recolhendo uma boa história relacionada com a sua doença atual e passada. Por vezes, o Vikriti pode ser relativo, o que significa que o desvio negativo do estado de saúde normal de uma determinada pessoa é o Vikriti para ela. O exame de Prakriti e a história pormenorizada das adaptações e do estado de saúde antes da doença desempenham um papel importante na determinação de Vikriti.

3. Sara (qualidade do Dhatu)

O nosso corpo é composto por sete Dhatu - Rasa, Rakta, Mamsa, Meda, Asthi, Majja e Shukra. Estes estão presentes no corpo humano em diferentes proporções. Os Dhatu são descritos em pormenor no capítulo cinco deste livro. A excelência qualitativa e quantitativa de um Dhatu específico é denominada "Sarata" e a pessoa é chamada de "Sara" desse Dhatu específico, por exemplo, Rasa Sara, Rakta Sara, etc. O Sarata é de oito tipos, um para cada Dhatu e o oitavo para o atributo Satva da mente. O exame do Sara dá-nos uma ideia dos Dhatu fortes e fracos do corpo. Isto dá-nos uma ideia sobre a suscetibilidade do corpo a doenças, o reforço nutricional necessário e os Dhatu fortes disponíveis em que se pode confiar. Os atributos de diferentes pessoas Sara são os seguintes.

i. **Rasa Sara** (Twak Sara) - A pele destas pessoas é macia, lisa, brilhante, de boa aparência e de tez clara. Os pêlos do corpo são tenros, macios, finos e menos. Normalmente, estas pessoas não sofrem de problemas de pele.

ii. **Rakta Sara -** As pessoas, cujo Rakta (sangue) é de qualidade boa e pura, são ditas Rakta Sara. Os seus olhos, orelhas, boca, língua, nariz, lábios, palmas das mãos, sola, unhas e testa são de cor rosada.

As perturbações do sangue não são frequentes nestas pessoas.

iii. **Mamsa Sara -** As pessoas Mamsa Sara não costumam sofrer de perturbações do Mamsa Dhatu (músculos). Caracterizam-se por músculos bem desenvolvidos do temporal, testa, olhos, maxilar inferior, bochechas, pescoço, ombros, abdómen, axila, peito e articulações.

iv. **Meda Sara -** A pele, os cabelos, os olhos, as unhas, os dentes, os lábios, o rosto e a urina são untuosos ou gordurosos. A voz é normalmente rouca e lenta. As doenças de Meda não são comuns nestas pessoas.

v. **Asthi Sara-** As pessoas Asthi Sara têm articulações fortes e proeminentes, juntamente com ossos fortes e mais robustos das extremidades. As unhas e os dentes são grossos e largos. Estas pessoas não sofrem de perturbações dos ossos, das articulações e dos dentes com muita frequência.

vi. **Majja Sara -** As pessoas que têm uma excelente Majja normalmente não sofrem da doença de Majja ou da medula óssea. Ao exame, têm articulações robustas, fortes e arredondadas. As partes do corpo são fortes e a voz é boa, larga, alargada, belos olhos cor-de-rosa.

vii. **Shukra Sara - O** corpo da pessoa Shukra Sara é bem formado. A cabeça é arredondada. Os dentes são bem formados, brancos e fortes. Têm um aspeto calmo e digno. Normalmente não sofrem de perturbações do sistema reprodutor.

viii. **Satva Sara** - As pessoas Satva Sara têm um bom poder e atividade mental. Possuem boa memória e são entusiastas, eficientes, verdadeiras, ousadas e aventureiras. A sua força de vontade é muito forte. Muito raramente sofrem de problemas psicológicos.

Estes oito componentes acima referidos são examinados e rotulados em termos de qualidade relativa - Pravara (Superior), Madhyama (Médio) e Avara (Inferior). Estas qualidades são sugestivas e do estado psicobiológico da pessoa, tal como descrito abaixo

a) **Pravara Sara-** Indica boa saúde e imunidade. Os problemas de saúde, se existirem, são facilmente curáveis nas pessoas que pertencem a esta categoria.

b) **Madhyama Sara-** As pessoas desta categoria têm um estado de saúde e imunidade moderados. As doenças são controláveis com mais alguns esforços.

c) **Avara Sara - Este** estado é indicativo de má saúde, imunidade e mau prognóstico.

5. Pramana (antropometria)

Pramana significa medida. Em relação ao nosso corpo, está relacionado com a medida do corpo e de cada uma das suas partes. Os textos ayurvédicos descrevem em pormenor a medição do corpo humano. Para a medição, são utilizados os dedos da própria pessoa. Quando a largura dos dedos está de acordo com a descrição textual, a pessoa é considerada normal.

A tabela seguinte apresenta as medidas de vários órgãos indicadas no Charaka Samhita Sharira Sthana e no Sushruta Samhita Sutra Sthana. A unidade de medida é a largura média dos próprios dedos - designada por Anguli Pramana - que é geralmente de 1,3 cm e depende do físico do indivíduo.

Parte do corpo	**Comprimento**	**Diâmetro**	**Altura**	**Largura**
Pé	14		4	6
Do tornozelo ao joelho (perna dianteira)	18	16		
Joelho	4	16		
Coxa	18	30		

Escroto	6	8		
Testes				2
Pénis	6	5		
Pubis		12		
Pélvis				16 (Homem) 18 (Feminino)
Da raiz do pénis ao umbigo	10			
Abdómen (do umbigo ao coração)	12			
Caixa torácica lateralmente	12			10
Distância entre dois mamilos				12
Aréola do peito		2		
Peito			12	
Entalhe do coração à jugular				24
Coração				3
Região da clavícula				8
Ombro				6
Braço	16			
Antebraço até ao pulso	15			
Mão (palma)	12			
Região sacral			12	
Voltar				18
Pescoço		22	4	
Rosto		24	4	
Queixo				4

Lábios	4			
Orelhas	4			
Distância entre a orelha e o olho (canto externo)	5			
Distância entre duas orelhas	14			
Íris	1/3 da largura do olho			
Aluno	1/8 th da largura da íris			
Boca				5
Nariz	4			
Distância entre dois olhos	4			
Cabeça dianteira			4	
Cabeça	16	32		

6. Satmya (Adaptabilidade)

Satmya é a capacidade do corpo de adotar vários alimentos e hábitos, utilizados durante um período prolongado e que não causam qualquer dano à pessoa. A Prakriti de uma pessoa também desempenha um papel importante nesta capacidade. Satmya é considerada a alimentação, os medicamentos, os vícios e os venenos. O vício do álcool, do tabaco, das drogas, etc., é abrangido por esta categoria. O seu conhecimento é importante para avaliar a sua relação com a doença e planear o tratamento.

As pessoas de diferentes culturas, de diferentes regiões geográficas estão habituadas a diferentes dietas e climas. O objetivo do exame Satmya é conhecer o Guna Satmya (conhecimento das propriedades das substâncias quentes, frias, secas, húmidas, lisas, ásperas, etc.) e o Rasa Satmya (conhecimento das substâncias de diferentes sabores - doce, azedo, salgado, picante, amargo e adstringente), etc. Depois de recolher as informações relativas a estas substâncias, classifique-as de acordo com o facto de gostar ou não gostar delas. Ao consumi-las, verifica se produzem boas sensações ou não.

Os alimentos e sabores que não são Satmya podem causar problemas de incompatibilidade, resultando em problemas de saúde. A dieta Satmya é empregue como uma dieta saudável para essa pessoa em particular. Por outro lado, os medicamentos que são Satmya tendem a ser menos eficazes no tratamento de doenças. Por exemplo, os laxantes, os sedativos, os medicamentos que contêm venenos, se se tornarem habituados ou Satmya, não actuam de acordo com as expectativas dessa pessoa em particular.

7. Satva (estabilidade mental)

Satva é um dos três atributos da mente e representa a força, a paciência e a capacidade de julgamento da mente. O exame das actividades mentais e da resistência do doente é importante tanto na doença como na saúde.

Certamente já observou pessoas à sua volta que, por um pequeno desconforto, ficam perturbadas e entram em pânico. Mas, pelo contrário, algumas são bastante relaxadas, estáveis e pacientes mesmo em condições insuportáveis. Esta diferença de comportamento deve-se a um Satva fraco e a um Satva forte, respetivamente.

Satva é considerado com base em três atributos da mente - Satva, Raja e Tama. Todos nós temos estes três traços, mas entre eles, um tem predominância sobre os outros. De acordo com o traço dominante, a pessoa representa as qualidades mentais. As qualidades das pessoas que possuem estes atributos mentais são as seguintes

- **Satva Guna** denota o estado puro da mente. As pessoas que dominam esta caraterística são dotadas de qualidades como o perdão, a veracidade, a caridade, o bom conhecimento, a excelente memória, a coragem, a resistência e o trabalho árduo.

- As pessoas que dominam **a Raja Guna** têm qualidades como a paixão, a raiva, a luxúria, o orgulho, as emoções, a cobardia, a instabilidade em todas as actividades, etc.

- O traço **de Tama Guna** é indicado pela natureza inativa da pessoa. Conduz à tristeza, à preocupação, à ignorância, à má conduta, à falta de memória e de inteligência.

O exame de Satva é importante para o diagnóstico porque a expressão do mesmo sintoma de doença varia consoante o Satva do doente. Para efeitos do exame de Satva, a pessoa é avaliada quanto à sua resistência mental / caraterística nas três categorias seguintes

i. **Pravara Satva (superior):** As pessoas Pravara Satva em qualquer condição dolorosa normalmente não se preocupam muito com ain e continuam com o seu trabalho, mesmo sem tomar qualquer medicamento. A gravidade da doença pode ser subestimada no caso dos doentes Pravara Satva. Além disso, suportam as terapias e os medicamentos stressantes.

ii. **Satva Madhyama (médio):** As pessoas de Satva Madhyama podem tolerar a condição com algum desconforto. É o estado moderado entre Pravara e Avara Satva.

iii. **Hina (inferior) Satva:** A pessoa Avara Satva queixa-se do problema com a mesma intensidade e com demasiada severidade. Não tolera nem mesmo um pequeno incómodo.

Isto significa que os doentes com Avara Satva necessitam de uma medicação mais forte do que os outros. Além disso, o tratamento sintomático de ação rápida é muito importante no tratamento dos doentes com Hina Satva.

8. Ahara Shakti (poder digestivo)

O exame de Ahara Shakti permite-nos conhecer o estado de Agni (apetite e digestão) da pessoa. Cada pessoa tem um tipo diferente de apetite e de digestão. O exame de Ahara Shakti permite-nos excluir a possibilidade de Ama e Agnimandya. Também é importante quando se prescreve a dieta e o medicamento, uma vez que um mínimo de Ahara Shakti é pré-requisito para diferentes dietas e medicamentos. A pessoa que tem uma boa (Pravara) Ahara Shakti recupera mais cedo do que outra pessoa cuja Ahara Shakti é inferior.

9. Vyayama Shakti (resistência física)

Vyayama Shakti é a capacidade do corpo para exercer ou efetuar trabalho. É o exame da força física do corpo. A sua avaliação é importante porque informa o médico assistente sobre a capacidade do corpo para reagir a doenças e tratamentos. O doente pode ser autorizado a realizar actividades físicas até ao limite que o seu corpo pode tolerar.

Um método simples para avaliar a tolerância ao exercício é observar a frequência do pulso e a frequência respiratória após um determinado período de exercício. O regresso destas taxas ao normal após alguns minutos de repouso é indicativo de Pravara (bom). Se demorar muito tempo, então é médio (Madhyama), enquanto que demasiado tempo ou sensação de fraqueza ou aparecimento de qualquer outro problema indica uma resistência ao exercício inferior (Avara). Este teste é relativo e deve ser examinado comparando as capacidades da pessoa com a sua própria população.

10. Exame de Vaya (faixa etária e ritmo de envelhecimento)

É muito simples registar a idade da pessoa. O seu conhecimento é importante para o diagnóstico, pois poucas doenças afectam a pessoa numa idade definida. Algumas doenças são mais comuns nas crianças e normalmente não se encontram nos adultos, como a desnutrição, os problemas dentários, etc. Pelo contrário, doenças como o Parkinsonismo e a doença de Alzheimer são mais comuns em idades avançadas.

É possível que tenha observado vários rostos à sua volta que parecem mais velhos do que a sua idade real. Sim, essa é a razão para avaliar o ritmo de envelhecimento. Se vir uma pessoa com este tipo de caraterísticas, isso significa que ela precisa de algumas ervas Rasayana para evitar o seu rápido processo de envelhecimento e alterações degenerativas. Estas pessoas e também requerem um tratamento especial c durante a gestão de doenças.

ROGA PARIKSHA

(Exame da doença)

Os textos ayurvédicos mencionam vários pontos que, quando examinados, fornecem melhores informações sobre o diagnóstico das doenças. Os procedimentos mais populares são descritos sob os títulos gerais de Ashtavidha Pariksha (exame da doença em oito etapas) e Nidana Panchaka (cinco pontos de diagnóstico para examinar a doença). Chaturvidha Pariksha é o exame em quatro vertentes para obter conhecimentos sobre a doença e o doente.

Chaturvidha Pariksha

Chaturvidha Pariksha é o conjunto de quatro meios para obter conhecimentos. Estes quatro meios são utilizados para obter qualquer tipo de conhecimento, incluindo o conhecimento do estado de saúde e de doença do doente e as informações essenciais para efetuar o diagnóstico. O Chaturvidha Pariksha é o seguinte

1. Pratyaksha

Pratyaksha é o conhecimento obtido pelo contacto direto dos sentidos com o objeto dos sentidos. Por exemplo, observar a iterícia com os próprios olhos, sentir a temperatura elevada do corpo do doente com o próprio tato, ouvir os sons do coração do doente com os próprios ouvidos, etc., são fontes de conhecimento "Pratyaksha".

2. Anumana

Anumana significa a inferência. O Anumana baseia-se em relações e regras pré-estabelecidas. Esta é a fonte indireta de conhecimento. Por exemplo, na indisponibilidade de um termómetro, o aumento da pulsação do doente em dez indi ca que a temperatura corporal do doente pode ter aumentado um grau. Além disso, a descoloração amarela da esclerótica dos olhos indica que o doente está a ter níveis elevados de bilirrubina sérica, o que sugere iterícia, etc.

3. Aptopadesha

Aptopadesha é a frase autorizada. Para efeitos de diagnóstico, a referência textual de um livro autêntico de Ayurveda ou de Medicina é o Aptopadesha para o médico. Por exemplo, "existem muitos alergénios a flutuar no ar que respiramos" é o Aptopadesha, uma vez que não os vimos com os nossos olhos nem existe uma resposta alergénica evidente em cada indivíduo; mas alguém o provou e, por isso, está escrito num livro de texto autêntico. Além disso, 'deve-se seguir Dinacharya e Ritucharya para viver uma vida livre de doenças' é o Aptopadesha.

4. Yukti

Yukti é o modo especial de aquisição de conhecimentos utilizado pela Ayurveda. Uma vez que o corpo humano não é uma máquina e não actua de acordo com uma regra fixa, é necessário considerar muitos factores diferentes para chegar a uma decisão de diagnóstico ou tratamento. Muitas vezes não há provas diretas disponíveis, não se conhece nenhuma relação pré-estabelecida e mesmo os textos autorizados não têm nada escrito sobre o problema de saúde do doente. Nesses casos, o médico soma muitas observações diferentes sobre o doente, Pratyaksha, Anumana, Aptopadesha, todas as experiências passadas, o seu conhecimento da Ayurveda e a sua intuição para tomar uma decisão. E, surpreendentemente, a decisão acaba por ser correta. Chama-se a isto Yukti. Yukti é muito popular entre os médicos ayurvédicos. Na maior parte das vezes, Yukti dá resultados precisos, mas é muito difícil provar a autenticidade de Yukti antes de produzir os resultados efectivos.

Ashtavidha Pariksha (exame da doença em oito etapas)

O Yoga Ratnakara defende um exame físico geral do paciente que inclui oito pontos e, por isso, o exame de oito dobras é conhecido como Ashtavidha Pariksha. Este Ashtavidha Pariksha inclui os seguintes exames.

1. Nadi Pariksha (Exame do pulso)
2. Mutra Pariksha (Exame da urina)
3. Mala Pariksha (Exame das fezes)
4. Jivha Pariksha (Exame da língua)

5. Shabda Pariksha (Exame da fala e da voz)

6. Sparsha Pariksha (Exame da pele)

7. Drik Pariksha (Exame dos olhos)

8. Akriti Pariksha (Exame das caraterísticas externas)

Os oito exames acima mencionados, numa pessoa saudável, representam a sua Prakriti (constituição), mas no estado de doença fornecem informações sobre a doença. Isto dá uma ideia geral sobre a natureza da doença e o estado geral do doente.

1. Nadi Pariksha (exame do pulso)

A Ayurveda descreveu um método único para diagnosticar perfeitamente as doenças, que é conhecido como "Nadi Pariksha". Desde tempos imemoriais, o exame do pulso tem sido um dos instrumentos de diagnóstico mais importantes, utilizado pelos médicos. A arte e a ciência do exame do pulso estavam bem desenvolvidas na Índia antiga. Todos nós já ouvimos histórias de diagnósticos exactos feitos por eminentes médicos ayurvédicos apenas através do exame do pulso. Apareceu pela primeira vez no texto Sharangdhara Samhita (século 13 d.C.). Inicialmente, o exame de Nadi era apenas um exame de pulso de rotina, como todos os outros exames. No entanto, durante os séculos XII-XIII, os Moghuls exerceram uma grande influência política. Devido ao costume da burkha dos mogóis, tornou-se muito difícil para os médicos examinarem as pacientes do sexo feminino. Os médicos não estavam autorizados a ver o rosto, a língua, os olhos e outros sinais e sintomas físicos. O interrogatório profundo também era proibido. Numa época como esta, o exame do pulso era a única opção de diagnóstico disponível para o médico. Todos os estudiosos da Ayurveda se concentraram no diagnóstico através do pulso, ou seja, Nadi Pariksha. Devido à intensa investigação, a técnica do exame do pulso floresceu de tal forma que os médicos eram capazes de diagnosticar todos os pormenores da doença apenas através do Nadi Pariksha.

O termo "Nadi" significa literalmente um tubo ou canal. No nosso corpo existem inúmeros Nadi, mas apenas 24 são palpáveis. Para o exame de rotina, especialmente para a avaliação do estado de Dosha, o Nadi do pulso (pulso radial) é considerado o mais adequado. Nadi, Snayu, Hansi, Hinsra, Dhamani Dharani, Dhara, Tantuki, Jivitagya, Jivanagyana, Vasa e Sira são os sinónimos de Nadi.

Posição para Nadi Pariksha

Durante o Nadi Pariksha, o médico e o doente devem estar relaxados, calmos e confortáveis. A hora da manhã é considerada a melhor para este efeito. Ambos não devem estar com pressa. O cotovelo e o pulso do doente devem ser mantidos numa posição ligeiramente fletida. O examinador deve colocar os seus três dedos - indicador, médio e anelar - no Nadi (pulso radial), um dedo abaixo da raiz do polegar. Estes devem ser colocados de forma a que o dedo indicador fique mais próximo do polegar do doente.

Método de exame do pulso

• Colocar os três dedos - indicador, médio e anelar - no Nadi (pulso radial) um dedo abaixo da raiz do polegar.

• Palpar o Nadi com todos os três dedos - indicador, médio e anelar, separadamente e combinados.

• Para a palpação, exercer pressão com cada um dos dedos sobre o Nadi, em simultâneo.

• Concentre-se nos três dedos. O dedo indicador percepciona Vata, o dedo médio percepciona Pitta e o dedo anelar percepciona Kapha. Cada dedo percepciona um Dosha específico e o seu carácter, como se segue

o **Dedo indicador - Vata Dosha, (indica a frequência e o ritmo)**

o **Dedo médio - Pitta Dosha, (indica a amplitude)**

o **Dedo anelar -Kapha Dosha, (indica o volume)**

Pulso normal

O pulso normal é descrito como regular; estável, nem rápido nem lento, bem sentido no local normal esperado e o seu movimento assemelha-se ao de uma minhoca, serpente ou cisne. De manhã, o pulso é untuoso e, à tarde, é quente. É rápido ao fim da tarde e lento à noite.

Estado do Nadi em pessoas saudáveis (com variação diurna)

• De manhã (Kapha Nadi) - é lento, suave e estável.

• À tarde (Pitta Nadi) - instável.

• À noite (Vata Nadi) - é rápido e fraco.

• À noite (pulso Sama Nadi-balance) - lento, constante e fraco.

Critérios de diagnóstico

A pulsação varia com a idade, o sexo, a constituição, a hora do dia, a estação do ano, a atividade, as refeições, o estado de espírito do indivíduo, etc. As crianças de constituição Kapha, por exemplo, terão o pulso típico da caraterística Kapha apenas quando examinadas de manhã, na primavera, depois de comerem, depois de descansarem e quando estiverem num estado de espírito feliz. Quando qualquer um destes factores varia, o carácter do pulso mudará de acordo com o Dosha dominante desse fator em particular.

Os estados anormais do corpo, que predispõem à doença, perturbam o equilíbrio de Vata, Pitta e Kapha e reflectem-se no pulso.

Pulso e dominância do Dosha

Um Nadi (pulso) predominante de Vata é caracterizado por uma frequência elevada (> 72/minuto) com ou sem ritmo acentuado, com amplitude comparativamente baixa e baixo volume. O pulso é tortuoso, rápido e volumoso. Vata Nadi assemelha-se ao movimento da lixivia ou Sarpa (serpente). É irregular e instável.

Esfigmogramas de pulso

O pulso assume caraterísticas de diferentes Dosha em momentos diferentes. O pulso rese mbleia os movimentos da ave lava, do cisne, do pavão, da serpente e do pombo. Em geral, o pulso é muito rápido quando os três Dosha são afectados. É interessante notar que os médicos ayurvédicos, estando próximos da natureza, utilizavam os movimentos ou a marcha de vários animais e aves para descrever a pulsação. Isto deu aos alunos os esfigmogramas vivos para representar a onda de pulso.

O quadro apresenta as caraterísticas da pulsação em relação a várias constituições

Descrição	**Pulso de Vataja**	**Pulso de Pittaja**	**Pulso de Kaphaja**
Cor dos vasos sanguíneos	Acastanhado - Azulado	Amarelado-avermelhado	Esbranquiçado
Sensação da artéria	Nem quente, nem frio, Leve, vazio, tortuoso, fino	Quente, Liso, Médio	Audição a frio, cheia de clareza
Melhor sentido sob	Dedo indicador	Dedo médio	Dedo anelar
Tempo em pessoa normal	2-6 a.m.	Das 10h às .	6-10 a.m.
Taxa	Impulso flutuante	Rápido	Lento
O movimento assemelha-se ao de	Veado, peixe sanguessuga, serpente, cavalo.	Tartaruga, Corvo, Pardal, Rã.	Elefante, cisne, búfalo, galo, pombo, pavão

Contra-indicações do exame do pulso

Deve-se evitar o exame do Nadi em algumas condições, pois pode dar informações incorrectas ou enganosas, como por exemplo: logo após a ingestão de alimentos, álcool ou quaisquer outros intoxicantes; imediatamente após o exercício, banho, sexo e sono. O estado de fome, sede, raiva, mágoa, preocupações, etc. também não é adequado para este exame.

Qualidades do médico

O médico deve ser saudável, calmo, composto e perito no exame e interpretação do pulso. Deve estar sentado confortavelmente e deve concentrar-se no exame do pulso. Não deve estar emocionalmente perturbado e não deve estar zangado nem ganancioso. Deve estar livre de todos os impulsos naturais como a micção, a defecação, etc. O médico não deve oferecer-se para examinar o pulso. Só deve examinar o pulso a pedido. O médico não deve estar sob o efeito de álcool. O médico deve examinar o pulso enrolando a artéria nos dedos. Deve contar 30 impulsos, tranquilizar o doente e também deve examinar o pulso três vezes antes de diagnosticar a doença.

Qualidades do doente

O doente deve estar limpo, calmo e deve ter plena confiança no seu médico. Não deve estar com fome, sede, zangado, ciumento ou tenso durante o exame. Idealmente, não se deve examinar o pulso imediatamente após o banho, exercício, massagem com óleo ou relações sexuais e enquanto o paciente estiver a dormir. O pulso deve ser examinado com o doente sentado na vertical. Deve ser examinado de manhã, após as abluções. No entanto, pode ser examinado em qualquer altura, se necessário. Durante estados de intoxicação alcoólica, exaustão, choro, jejum e convulsões, o pulso pode dar uma interpretação incorrecta.

Importância do exame do pulso

O pulso parece ser leve em relação ao estado dos vários Dosha, ou seja, Vata, Pitta e Kapha no corpo. O estado de Vata, Pitta e Kapha é determinado através da palpação com os dedos indicador, médio e anelar, respetivamente. Esta técnica oferece uma das pistas importantes para o diagnóstico de várias doenças e também do Dosha predominante responsável por elas. Mesmo que o paciente esteja inconsciente, mentalmente retardado, surdo, mudo, insano, um bebé, quando a história não está disponível, o exame do pulso é uma ferramenta muito útil para o diagnóstico. Através do exame do pulso, um médico experiente pode dar um prognóstico bastante exato. A palpação do pulso pode permitir antecipar uma doença durante o seu período de incubação.

A literatura ayurvédica descreve em pormenor as variações do pulso devido a factores sazonais, dietéticos e constitucionais. Também descreve em pormenor o carácter do pulso em várias doenças e perturbações. O prognóstico em relação ao exame do pulso é também muito singular. Não existe qualquer mistério ou mito no diagnóstico surpreendentemente exato do Nadi Vaidya. Um médico inteligente pode adquirir o domínio do exame do pulso através da palpação diligente de milhares de pulsos normais e anormais sob a orientação de um professor experiente. Outros exames, como o interrogatório, a inspeção, a palpação e a investigação patológica, podem ser utilizados pelo recém-chegado para confirmar o diagnóstico Nadi.

2. Mutra Pariksha (Exame da urina)

O exame do Mutra (urina) fornece informações valiosas para a avaliação do estado de saúde e de doença de uma pessoa. O estado de Dosha também pode ser determinado por este exame. A vitimação do Dosha e os sintomas de uma doença específica são identificados a partir da cor, consistência, frequência, volume, turvação e odor da urina. O sabor da urina é identificado por meio de formigas e moscas. Se as formigas forem atraídas pela amostra de urina, isso denota um teste doce da urina e aponta para glicosúria - um sintoma de diabetes.

A urina viciada em Vata é expelida com dificuldade, em menor quantidade e com uma coloração preta, azulada e lamacenta. A urina viciada em Pitta é expelida com sensação de ardor, com descoloração vermelha, amarela, esverdeada e pode estar tingida de sangue. A urina viciada em Kapha é esbranquiçada, turva, espessa e em grandes quantidades. No estado Ama, a frequência da micção aumenta e a urina é aquosa e em grande quantidade. Além disso, de acordo com o tipo de cálculo urinário, observam-se diferentes caraterísticas na urina. A Ayurveda descreveu dez tipos de Prameha (doença com poliureia) que, se não for tratada, se transforma em diabetes. O carácter da urina é diferente em cada tipo de Prameha.

Tail Bindu Pariksha

O Taila Bindu Pariksha (exame de gotas de óleo) da urina descrito no "Yoga Ratnakara" é um conceito único de investigação laboratorial, sem qualquer despesa. O Taila Bindu Pariksha é efectuado da seguinte forma.

1. Recolher uma amostra de urina fresca da manhã do doente.

2. Encher o recipiente com urina.

3. Deitar uma gota de óleo de sésamo na superfície da urina, com a ajuda de um conta-gotas.

4. Observar atentamente o estado da gota de óleo e o seu movimento.

5. A interpretação das observações é efectuada de acordo com o seguinte quadro

Padrão/forma da gota	M ode de espalhar	Interpretação
Alonga-se como uma cobra	A gota flutua como um barco	Vitiação de Vata.
Assume um padrão semelhante a um anel ou a um guarda-chuva	Divide-se em pequenas gotas	Vitiação de Pitta.
Parece uma peneira	Mantém-se como uma pérola	Vitiação de Kapha.
Sem propagação	Lava-loiças	Vitiação de todos os três Dosha.
Assume a forma que pode assemelhar-se à flor de lótus/ Jasmim, búzio, cisne, trono, lago, etc.	Propagação lenta ou rápida. Espalhar em direcções como este, oeste ou norte.	Bom prognóstico
Afunda-se, desloca-se sem se espalhar	Espalhar-se para sul	Mau prognóstico

3. Mala Pariksha (Exame das fezes)

O exame de Mala ou Purisha (fezes) é um teste muito importante e útil para fornecer informações sobre Dosha, Dhatu e Agni; tanto na saúde como na doença.

Ensaio de flutuação na água

Para o exame das fezes, a Ayurveda considera duas fases - a fase Ama e a fase Nirama (sem Ama). Estas podem ser avaliadas por um método conhecido como "método de flutuação da água". Para este exame, utiliza-se um recipiente de vidro de boca larga. Enche-se o recipiente com água limpa até à metade. Deixa-se cair uma pequena quantidade de fezes na superfície da água e observa-se o comportamento das fezes. Se as fezes flutuarem à superfície da água, são consideradas Nirama e indicam uma digestão completa e reabsorção de fluidos. Por outro lado, se a amostra de fezes se afundar rapidamente na água, indica o estado Ama das fezes, o que sugere um Agni fraco, uma digestão e absorção deficientes.

Caraterísticas das fezes normais

Bem formado, amarelado, com algum cheiro, flutua na água, não muito viscoso, nem muito menos nem muito em quantidade, fácil expulsão, com evacuação completa, diariamente uma ou duas vezes em frequências.

Caraterística das fezes viciadas com Dosha

i. Na vitiação de Vata - As fezes são fumadas ou de cor preta, espumosas ou secas e duras,

ii. Na vitimação Pitta - pode ser amarelo, preto amarelado, amarelo profundo, verde ou preto. É um pouco solto e por vezes misturado com sangue. Também tem um odor desagradável.

iii. Na vitiação de Kapha - As fezes são de cor pálida ou branca. São geralmente inodoras, mucóides e com algum material não digerido.

iv. Em caso de viciação dos três Dosha - A cor é cinzenta com um odor desagradável.

Caraterísticas de mau prognóstico

Se a cor das fezes for preta, muito branca, muito amarela, demasiado vermelha ou com placas brilhantes, isso indica uma doença grave subjacente e, se não for tratada, pode levar a um mau prognóstico.

4. Jivha Pariksha (Exame da língua)

No decurso de um exame clínico, o exame da língua é um procedimento de rotina. Fornece informações valiosas sobre a pessoa, na saúde e na doença. Diz-se que a língua é o espelho de todo o corpo, especialmente do sistema digestivo.

Método de exame

Pede-se ao paciente que se sente confortavelmente. O local do exame deve estar bem iluminado. A cor, a forma e o tamanho, os movimentos, o estado de humidade, o revestimento, o sulco, etc., são cuidadosamente observados. Pergunta-se à pessoa se sente algum sabor na boca, sem ingerir qualquer substância.

Caraterísticas observadas na língua com vitiação de Dosha

Em estado saudável, a língua tem uma cor rosa-avermelhada, é fina, lisa, uniforme, limpa, não revestida e adequadamente proporcionada. Os sintomas de desequilíbrio de Dosha são observados da seguinte forma.

a) **Na vitiação de Vata -** A língua é seca, fissurada, de cor rosa-azulada ou azulada. Por vezes, também se podem observar tremores. A pessoa sente um teste adstringente na boca.

b) **Na viciação de Pitta -** A língua torna-se macia, muito lisa, vermelha, amarela ou amarela escura. O sabor da boca torna-se amargo. A língua pode ficar dorida e sensível.

c) **Na vitimação de Kapha** - A língua torna-se dura, áspera e esbranquiçada. A pessoa sente um sabor doce ou salgado na boca.

d) **Na vitiação de todos os Dosha-** A língua torna-se áspera com uma superfície semelhante a um espinho. A sua cor torna-se preta, esbranquiçada ou vermelho-fogo.

e) **No estado de Ama** - Língua mole, flácida e pálida, indicativa do estado de Ama. Uma língua assim revestida não se limpa com gargarejos ou raspagens.

f) **Nas condições de Arishta (mau prognóstico)** - A língua, quando muda a sua caraterística básica e se torna preta, áspera, atrofiada ou encolhida, sugere qualquer condição grave subjacente que conduza a um mau prognóstico.

g) **Outros** - Muitas vezes os revestimentos da língua não têm significado clínico ou podem refletir uma refeição recente, mas na maioria das condições anormais a cor, o padrão e a natureza dos revestimentos da língua servem como um instrumento útil de diagnóstico. A Jivha revestida é observada nas seguintes condições.

❖ Ama (o produto residual do metabolismo incompleto - é o principal responsável pelos vários revestimentos da língua)

❖ Jwara (Febres)

❖ Madhumeha (Diabetes)

❖ Amavata (Artrite Reumatoide)

❖ Ajirna (indigestão)

❖ Agnimandya (esgotamento do fogo digestivo)

❖ Vibandha (prisão de ventre)

❖ Shirahshula (dores de cabeça)

❖ Tundikeri (Amigdalite)

❖ Visarpa (erisipela)

❖ Masurika (Sarampo)

❖ Mutraghata (Disúria)

❖ Vidradhi (Septicemias)

❖ Visha (estados tóxicos) - Aphima (ópio), Bhanga (marijuana), álcool, arsénico, droga sulfa e outras toxicidades metálicas.

A matéria grosseira da dieta pode servir para remover partículas e, por conseguinte, os revestimentos estão de facto relacionados com o hábito alimentar. As carências alimentares, como as vitaminas C e D, podem produzir uma língua anormalmente lisa. O revestimento aumenta nos fumadores intensos e nos respiradores bucais. A respiração bucal pode também desidratar a superfície da língua. No entanto, este , juntamente com a perda de turgor da pele e os olhos encovados, é um indicador valioso do estado geral de desidratação no pós-operatório, em caso de febre e de ingestão reduzida de líquidos. Pode haver atrofia da língua na síndrome de Plumber Vincent, associada a estomatite angular e a anomalias da mucosa gástrica. Por conseguinte, o diagnóstico deve ser efectuado através de um exame completo e de uma anamnese adequada.

5. Shabda Pariksha (Exame da fala e da voz)

A fala é um instrumento de comunicação muito poderoso. O som é produzido pelas cordas vocais presentes na laringe. A natureza da voz ou da fala fornece certas pistas sobre o estado físico e psicológico da pessoa. A natureza da voz/fala normal em pessoas de diferentes Prakriti é diferente. Nas pessoas de Kapha Prakriti, a voz ou o discurso normal é pesado, ao passo que nas pessoas de Pitta Prakriti é nítido e claro. O discurso de uma pessoa Vata Prakriti não é normalmente muito claro. Esta pessoa fala normalmente muito depressa com uma voz fina, interrompida ou quebrada.

Natureza da voz anormal / discurso em estado anormal

A voz com os seguintes caracteres mostra algumas anomalias subjacentes.

- Voz nasal.
- Gaguejar.
- Não é muito claro.
- Excessivamente baixo/alto.
- Interrompido.
- Inaudível.
- Monótono.
- Rude ou desagradável.
- Perda da fala.

O Shabda Pariksha não se limita apenas ao exame da voz, mas a auscultação dos sons cardíacos, dos sons respiratórios, dos sons peristálticos e dos sons de fricção nas articulações é o Shabda Pariksha que deve ser efectuado para se chegar ao diagnóstico. A ultrassonografia é a técnica de imagiologia que utiliza ondas sonoras de alta frequência e, por conseguinte, pode ser incluída no Darshana, bem como no Shabda Pariksha.

6. Spars ha Pariksha (Exame da pele)

Na Ayurveda, a pele é considerada como a principal sede de Sparsha (tato). O tato de uma pessoa fornece uma vasta gama de informações ao examinador. Nas pessoas pertencentes a diferentes tipos de Prakriti, o estatuto do tato é o seguinte

- **Nas pessoas Vata -** O toque da pele é frio, áspero e seco.
- **Nas pessoas Pitta -** A pele é normalmente quente.
- **Nas pessoas Kapha -** O toque da pele é frio, húmido e suave.

Para além das condições normais, várias condições de doença e os seus sintomas podem ser identificados através do toque. Por exemplo, as condições inflamatórias em Amavata (artrite reumatoide) causam um aumento localizado da temperatura. Em Sandhigata Vata (artrite), sente-se um crepitar nas articulações quando estas se movem. O aumento do fígado, do baço e do líquido ascético pode ser sentido ao tocar no abdómen (palpação). A natureza de um quisto ou de um tumor é diferenciada através do toque e da pressão. A tonometria, para avaliar a pressão intraocular e diagnosticar o glaucoma, é também um tipo de Sparsha Pariksha em que se utiliza a ajuda instrumental.

7. Drik Pariksha (Exame dos olhos)

Os olhos são um órgão muito importante do corpo humano que reflecte a saúde da mente e do corpo. Para além da sua função normal de visão, estes também fornecem informações valiosas sobre várias condições clínicas relacionadas com o corpo e a mente.

Caraterísticas observadas nos olhos em caso de vitimação de diferentes Dosha

a. Na vitiação de Vata - A cor dos olhos torna-se esfumada, cor-de-rosa ou azul. Na aparência, estes parecem secos e não têm o brilho normal. Torna-se instável e afundado.

b. Na vitiação Pitta - A cor é rosa, amarela ou turva. Excessivamente lustrosa e com sensação de ardor.

c. Na vitiação de Kapha - A cor torna-se excessivamente branca. Aparece aquosa, gordurosa e com comichão.

Os sintomas como a iterícia chamam diretamente a atenção do médico para doenças sistémicas como a iterícia.

Caraterísticas que indicam um estado de mau prognóstico

A descrição mencionada nos antigos textos ayurvédicos fornece informações úteis sobre o conhecimento do estado fatal do corpo, através de certas caraterísticas que aparecem - um olho aberto enquanto o outro está fechado, olhar fixo para cima, globos oculares rotativos, perda de visão, demasiado brilho ou perda de brilho,

9. Akriti Pariksha (Exame das caraterísticas externas)

A palavra "Akriti" significa as caraterísticas externas de uma pessoa. No âmbito do Akriti Pariksha, o médico tem de observar várias caraterísticas morfológicas do corpo para obter informações úteis . Na Ayurveda, para este efeito, observa-se o físico, a marcha, as deformações congénitas e as expressões faciais. No contexto de Ashta Nindita Sharira (oito físicos anormais), Charaka Samhita mencionou oito tipos de Akriti, que não são considerados normais. Estes são: muito alto, muito baixo, muito obeso, muito magro, emaciado, muito negro e muito branco.

Nidana Panchaka

(Cinco pontos de diagnóstico para examinar a doença)

A Ayurveda enumera cinco pontos de diagnóstico ou cinco doutrinas relacionadas com o diagnóstico de doenças, que são conhecidos como Nidana Panchaka. Estes cinco pontos são os melhores meios para o conhecimento das doenças. O médico deve chegar ao conhecimento das doenças depois de as examinar através destes cinco pontos, ou seja, o Nidana Panchaka. Os cinco pontos de diagnóstico descritos por Charaka Samhita em Nidana Sthana são os seguintes

1. Nidana (Causas / Etiologia da doença)

2. Purvarupa (Sintomas premonitórios da doença)

3. Rupa (Sintomas / caraterísticas clínicas da doença)

4. Upashaya (Conceder conforto ou factores favoráveis)

5. Samprapti (Patogénese)

1. Nidana (causas / etiologia da doença)

Nidana significa a causa. O agente causador das doenças é conhecido como Nidana. É a causa principal da doença. Hetu, Nimitta, Ayatana, Karta, Karana, Pratyaya e Samutthana são os sinónimos de Nidana. Nidana pode ser -

- Causas extrínsecas ou intrínsecas.
- Causas imediatas ou intermédias ou remotas ou excitantes.

- Causas primárias ou secundárias.

O estabelecimento exato da causa da doença ajuda o médico a abordar a terapia em conformidade. O Dosha Vata, Pitta, etc. não se vicia automaticamente, mas existe sempre uma razão chamada Nidana por detrás da viciação. Quando o Dosha viciado se combina com o Dushya como Dhatu, Mala, Srotasa, etc., produz a doença. Muitas vezes, apenas a remoção da causa é suficiente para curar a doença, por vezes é necessário adotar medidas opostas ao Nidana. Por vezes, a ligação entre o Nidana e o Dosha tem de ser desligada para curar ou prevenir a doença. Por isso, o conhecimento e a confirmação do Nidana são muito importantes.

Classificação de Nidana

A. Causas básicas da todas as doenças

A Ayurveda menciona três causas básicas para todas as doenças, a saber

- Pragyaparadha (erro do intelecto)
- Asatmya Indriyartha Samyoga (uso incorreto dos sentidos)
- Parinama (efeito das estações)

Estas três causas básicas das doenças abrangem todas as causas de todas as doenças, que foram descritas anteriormente nos conceitos de evolução da doença.

B. Quatro tipos de causas de doenças

i. **Sannikrishta Nidana:** Significa a causa imediata ou mais próxima (Nidana). Dosha, Dhatu e Mala são as causas mais próximas das doenças. Por exemplo, o aumento de Kapha durante a manhã é a causa das doenças de origem Kapha, etc.

ii. **Viprakrishta Nidana:** Significa as causas remotas. Por exemplo, o aumento de Kapha durante Hemanta Ritu é a causa remota das doenças de origem Kapha, que aparecem na altura de Vasanta Ritu.

iii. **Pradhanika Nidana:** Significa as causas poderosas ou potentes, que são capazes de produzir a doença por si só. Por exemplo, Visha (veneno).

iv. **Vyabhichari Nidana:** A causa, que é fraca ou não é capaz de produzir a doença subjacente por si só. É sempre necessária uma causa auxiliar para produzir a doença.

C. Outras classificações

Alguns outros tipos de Nidana também são descritos em vários tratados ayurvédicos, nomeadamente: Abhyantara Karana (causas internas) e

Bahya Karana (causas externas); Prakrita (natural/sazonal) e Vaikrita (diferente das estações) Karana; Utpadaka (potente) e Vyanjaka (fraco ou suave) Karana; etc.

2. Purvarupa (sintomas premonitórios)

Purvarupa são os sinais e sintomas primordiais de uma doença, que aparecem mesmo antes do início efetivo da doença. Os sintomas ligeiramente manifestados que indicam as futuras perturbações são conhecidos como Purvarupa. Indica o início de algum desarranjo interno e a progressão para danos a nível celular, tecidular e orgânico, ou seja, a interação do Dosha com o Dushya (Dhatu). Em Purvarupa não há sinais e sintomas de interação entre o Dosha viciado e o Dushya (Sammurchchhana) porque o processo da doença ainda não está desenvolvido. Os Purvarupa são de natureza ligeira e em número reduzido, pelo que só podem ajudar a identificar as perturbações futuras. Não podem indicar definitivamente a predominância do Dosha envolvido nas perturbações

Tipos de Purvarupa

Purvarupa é de dois tipos

i. **Samanya Purvarupa (Prodromata da doença em geral):** O Samanya Purvarupa apresenta os sintomas da futura doença e manifesta-se de forma ligeira. Não há sinais e sintomas de interação com o Dosha Dushya viciado (Sammurchchhana). Podem ou não continuar até ao estado de doença atual.

ii. **Vishishta Purvarupa (Prodromata específico da doença):** Indica o Dosha predominante da doença. Estes são os sintomas específicos da futura doença, mas de forma ligeira. Podem continuar até ao estado de doença propriamente dito.

Importância de Purvarupa

Ao observar o Purvarupa, o médico pode ou deve iniciar o tratamento da futura doença. Assim, ele pode evitar que a pessoa manifeste completamente a doença no seu corpo e tratá-la com sucesso antes de se manifestar.

Outra utilização importante do Purvarupa é no diagnóstico diferencial das doenças. Quando duas doenças têm os mesmos sintomas, é possível diferenciá-las com base no seu Purvarupa. Por exemplo, quando um indivíduo urina de cor vermelho-amarelada (Haridra e Rudhira Varna) sem a manifestação do Purvarupa do Prameha, então ele não é considerado um paciente de Prameha, mas é considerado um paciente de Raktapitta.

3. Rupa: (sinais e sintomas da doença)

Os sintomas bem manifestados, que caracterizam a doença produzida, são conhecidos como Rupa. Sansthana, Chinha, Lakshana, Akriti e Linga são os sinónimos de Rupa.

Rupa é expressa em duas formas -

❖ **Sinais:** Sinais que indicam anomalias definitivas, que são sempre físicos e avaliados pelo médico.

❖ **Sintomas:** Os sintomas são sempre subjectivos, ou seja, o doente sente-os sempre e o médico obtém a sua informação interrogando o doente.

A observação colectiva dos sinais e sintomas de Rupa Avastha pelo médico ajuda a orientar a abordagem terapêutica em conformidade. Estes são indicativos da doença efectiva, porque têm a sua origem no Vyaktavastha (fase de aparecimento da doença).

Tipos de Lakshana / Rupa

Os sintomas das doenças são de dois tipos, com base na relação dessa doença, como se indica a seguir

i. **Samanya Lakshana (sintomas gerais):**

Estes sinais e sintomas podem ser produzidos devido a um desequilíbrio do Dosha no organismo. Podem ser observados em muitas doenças que envolvem Dosha semelhante.

ii. Pratyatma Lakshana (sintomas específicos):

Estes são os sinais ou sintomas únicos ou peculiares de uma determinada doença. Estes são produzidos não só devido ao desequilíbrio do Dosha, mas também pela viciação do Dushya, Srotasa, etc. específicos da doença.

4. Upashaya: (Teste de diagnóstico)

É um teste de diagnóstico para confirmar a doença, conhecendo a resposta de certos medicamentos, dietas ou actividades sobre a condição da doença, que pode ser favorável ou desfavorável para os doentes. O uso saudável de dieta, medicamento e comportamento que são contrários à doença e, portanto, causam alívio é conhecido como Upashaya. Aquele que agrava ou não causa alívio na doença é chamado de Anupashaya. Conhecendo a resposta Upashaya-Anupashaya de um determinado medicamento, dieta ou comportamento, o médico pode excluir os diagnósticos diferenciais não coincidentes, conduzindo assim o médico ao diagnóstico correto.

Na Ayurveda, são descritos 18 tipos de Upashaya. Atualmente, estes 18 tipos estão agrupados em dois tipos

❖ **Viparita Upashaya:** O uso saudável de dietas, drogas ou hábitos, com propriedades específicas, que são opostas a Hetu, Vyadhi ou ambos na forma e efeito.

❖ **Viparitarthakari Upashaya:** O uso saudável de dietas, drogas ou hábitos, com propriedades específicas, que não são opostas a Hetu, Vyadhi ou ambos na forma e efeito.

Diagrama com 18 tipos de Upashaya

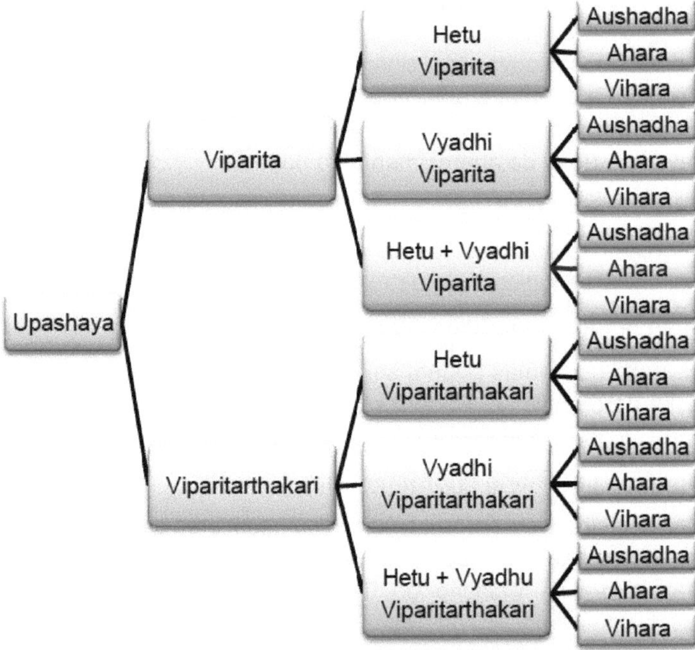

Quadro com 18 tipos de Upashaya e respectivos exemplos

Upashaya	Aushadha (Medicamento)	Ahara (Dieta)	Vihara (Atividade)
Hetu Viparita	Shunthi quente em Shita Jwara (febre devido ao frio)	Sopa de carne em caso de febre devida a esforço	Ratrijagarana na doença causada por Diwaswapna
Vyadhi Viparita	Patha em Atisara (diarreia)	Utilização de Masura em Atisara	Pravahana (coar) em Udavarta

Hetu-Vyadhi Viparita	Dashamula em Vata shotha (edema)	Takra (leite de manteiga) em Vata- Kapha Grahani	Ratrijagarana em Tandra causada por dormir durante o dia
Hetu Viparitarthakari	Fomentação quente em Vranashopha (inflamação devida a ferida)	Alimentos Vidahi (que provocam queimaduras) em Vranashopha	Bhayadarshan (medo/assustar o doente) em Unmada (insanidade)
Vyadhi Viparitarthakari	Madanapha la (noz emética) em Chhardi (vómitos)	Utilização de Kshira (leite) em Atisara (diarreia)	Pravahana (vómito ativo/manual) em Chardi (vómito)
Hetu-Vyadhi Viparitarthakari	Pasta de Agaru (Aquilaria agallocha) quente em Agnidagdha (queimadura)	Madyapana (bebidas alcoólicas) em Madatyaya (alcoolismo)	Actividades como Jalaplavana (natação), etc. em Urustambha (rigidez das pernas)
Vyadhi Viparitarthakari	Madanapha la (noz emética) em Chardi (vómitos)	Utilização Utilização de Kshira (leite) em Atisara (diarreia)	Pravahana (vómito ativo/manual) em Chardi (vómito)

5. Samprapti: (Patogénese)

Samprapti é o conhecimento do início, duração e evolução de uma doença. A origem da doença pelo Dosha avançada através das fases de agravamento, extensão e localização é conhecida como Samprapti.

Em condições normais, o Dosha, o Dhatu e o Mala correspondem a determinados padrões no que respeita à sua quantidade, qualidade e função. No entanto, esta situação não é estática e, devido a vários factores endógenos e exógenos, o Dosha pode desequilibrar-se, dando origem a doenças.

Todas as doenças estão relacionadas com um desequilíbrio do Dosha.

Outros factores coerentes podem ser a perturbação dos factores biológicos como o Agni. A formação e a acumulação de Ama provocam a obstrução dos canais do corpo (Srotasa) e a perturbação da assimilação nos tecidos. Todos estes processos, que informam sobre a manifestação da doença, são conhecidos como Samprapti. Jati e Agati são os sinónimos de Samprapti.

A descrição pormenorizada do processo de manifestação da doença Samprapti / já foi feita sob o título Shat Kriyakala no capítulo 8 - intitulado "Conceitos de saúde e doença", deve ser visto lá. É dos seguintes tipos

I. **Sankhya (o número):** O número de variedades em que a doença se manifesta, como oito tipos de febres, etc.

II. **Pradhanya (a supremacia):** O Samprapti que indica a predominância de um determinado Dosha na doença.

III. **Vidhi (os tipos):** O Samprapti que indica classificação ou tipos como Nija (endógeno) e Agantuka (exógeno), etc.

IV. **Vikalpa (O substituto):** A direção em que ocorre a vitimação de um Dosha ou de dois Dosha ou de três Dosha, significa que indica o Dosha constituinte nas perturbações.

V. **Bala e Kala (A força e o tempo):**

O Samprapti que indica a gravidade / força da doença em relação à estação do ano, dia, noite e hora da refeição.

Resumo

A confirmação do diagnóstico é essencial para o tratamento correto da doença. O diagnóstico da doença é efectuado através de diferentes exames e investigações. Estes exames dividem-se em dois tipos principais: o exame do doente - Rogi Pariksha - e o exame da doença - Roga Pariksha. O Rogi Pariksha permite-nos conhecer a força natural, as fraquezas, a constituição e as adaptações do doente, de modo a podermos avaliar o estado da doença em relação ao padrão de controlo do indivíduo. Trividha Pariksha e Dashavidha Pariksha são úteis no exame do doente.

O exame da doença inclui a investigação da causa principal, o avanço da doença, o diagnóstico diferencial da doença e a avaliação do prognóstico. Chaturvidha Pariksha, Ashtavidha Pariksha Nidana Panchaka e Shat K riyakala são o conjunto de exames relacionados com o Roga Pariksha.

***

CAPÍTULO 12

PRINCÍPIOS DE TRATAMENTO NA AYURVEDA

Embora a prevenção seja sempre melhor do que a cura, o tratamento dos doentes é uma parte inevitável de qualquer ciência médica. Tal como descrito nos capítulos anteriores, os princípios básicos da Ayurveda baseiam-se nas leis universais da natureza e são aplicáveis em todo o lado. O raciocínio sobre a anatomia particular do corpo humano, o desenvolvimento do feto no útero, a fisiologia dos vários biossistemas do corpo também obedece a estas leis. A base da patogénese e da medicina também é explicada pelos princípios básicos da Ayurveda. Compreender os princípios básicos e a sua lógica facilita a compreensão de várias doenças e o seu tratamento.

Neste capítulo, aprenderemos

- **Significado de Chikitsa (tratamento)**
- **Classificação de Chikitsa**
- **Princípios do Chikitsa**

O significado de Chikitsa (Tratamento)

Tal como se afirma no Charaka Samhita, o meio pelo qual os componentes fisiológicos desequilibrados do corpo (Dosha, Dhatu, e Mala, etc.) são trazidos para o seu estado normal é conhecido como Chikitsa.

O objetivo de qualquer tipo de tratamento é, em última análise, curar a doença. No entanto, de acordo com as várias abordagens e padrões adoptados para este tratamento, este é classificado da seguinte forma.

1. Laukika e Naishthiki Chikitsa (Tratamento)

A. Laukika Chikitsa

Laukika Chikitsa é o tratamento de doenças ao nível do corpo físico e da mente. A maior parte dos tratamentos praticados atualmente enquadra-se neste tipo. Acharya Charaka enfatizou a linha geral de tratamento para todas as doenças sob o título "Trividha Aushadham". Tem abordagens tridimensionais

- Daivavyapashraya Chikitsa (Terapia divina)
- Yuktivyapashraya (Terapia racional)
- Satvavajaya (Psicoterapia)

B. Naishthiki Chikitsa

Naishthiki Chikitsa é o tratamento da pessoa ao nível da consciência e da alma.

2. Daivavyapashraya Yuktivyapashraya e Satvavajaya Chikitsa

A. **Daivavyapashraya Chikitsa (Terapia divina)**

Estes processos são utilizados para manter o ritmo biológico de qualquer pessoa, utilizando o apoio de factores cósmicos e metafísicos superiores ou de poderes sobrenaturais. Entoar Mantras, usar amuletos, Homa (acender o fogo sacrificial) são alguns dos exemplos dos procedimentos efectuados.

B. ***Yuktivyapashraya (Terapia racional)***

O Yuktivyapashraya é o tratamento principal baseado num raciocínio totalmente lógico e racional. A informação obtida através de várias técnicas de investigação e diagnóstico é a base para a seleção da linha de tratamento no Yuktivyapashraya Chikitsa. A utilização de processos de desintoxicação e limpeza, Panchakarma, tratamento com vários medicamentos minerais à base de plantas, dieta e modificação do estilo de vida estão incluídos neste tipo de tratamento.

Yuktivyapashraya tem dois componentes-

a. Samshodhana (terapia de purificação)

b. Samshamana (terapia paliativa)

C. Satvavajaya (Psicoterapia)

Este tipo de terapia está relacionado com a mente e lida com métodos psicológicos e psicodinâmicos. A Ayurveda lida com conceitos psicológicos de uma forma muito completa. Para efeitos de tratamento, são utilizadas sobretudo técnicas de tranquilização e de gestão emocional, etc.

3. Samshodhana e Samshamana Chikitsa

Samshodhana e Samshamana são os componentes do Yuktivyapashraya Chikitsa.

A. Samshodhana

O Samshodhana (purificação) do corpo é efectuado através da terapia Panchakarma (cinco medidas de limpeza). Os canais do corpo (Srotasa) bloqueados por toxinas (Ama), Dosha viciado e resíduos (Mala) são desobstruídos pela terapia Panchakarma. Os diferentes procedimentos de purificação da terapia Pancha Karma são

1) Vamana (emese)

2) Virechana (purgação)

3) Asthapana Basti (enema de decocção)

4) Anuvasana Basti (enema de óleo)

5) Shirovirechana (Insuflações)

Estes procedimentos de tratamento da Ayurveda são analisados em pormenor no capítulo intitulado "Panchakarma - Terapia de biopurificação".

B. Samshamana (terapia paliativa),

Em Samshamana (terapia paliativa), os Dosha em desequilíbrio são atenuados através da utilização de medicamentos, dieta, estilo de vida adequado, etc. A Ayurveda acredita na teoria de Pancha Mahabhuta (cinco elementos básicos). A fisiologia do nosso corpo é regida por três bio-humores chamados Tri Dosha; que são Vata, Pitta e Kapha. Quando estes elementos do nosso corpo ou o equilíbrio do Dosha se desequilibram, adoecemos. Para tratar estas condições, utiliza-se uma variedade de tipos de ervas, minerais e preparações herbo-minerais, que contêm atributos úteis para restaurar o equilíbrio normal de Dosha e Mahabhuta, para curar a doença. A prescrição da dieta também é muito importante para o mesmo objetivo.

Princípios do Chikitsa

1. Samya Vaishamya Siddhanta

Samya Vaishamya Siddhanta afirma que o consumo de componentes dietéticos, terapêuticos e comportamentais com atributos físicos e funcionais semelhantes aos componentes do corpo provoca o aumento desse componente do corpo. Da mesma forma, aqueles que têm atributos opostos aos componentes do corpo causam o esgotamento desses componentes específicos do corpo. Por exemplo, o consumo de dietas, medicamentos e a observação de um estilo de vida com atributos predominantemente secos aumentam a secura do corpo e esgotam a untuosidade e a humidade do corpo. Sendo a secura o atributo de Vata e a untuosidade o atributo de Kapha, tal dieta, drogas e comportamento aumentam Vata e diminuem Kapha no corpo.

Em diferentes doenças, o Dosha fica viciado de forma diferente. Não é necessário que o Dosha fique viciado com todos os seus atributos. Por isso, no tratamento, utiliza-se um medicamento, uma dieta e um estilo de vida específicos, de modo a diminuir o Dosha viciado, aumentar o Dosha diminuído e não perturbar aqueles que estão em proporção equilibrada.

O Panchamahabhautika Chikitsa também é considerado em algumas escolas onde o Samya Vaishamya Siddhanta é aplicado ao nível do Mahabhuta em vez do nível do Dosha. O Pancha Mahabhuta (cinco elementos básicos) combina-se em diferentes proporções para formar todos os componentes do corpo, bem como o universo. A semelhança e a dissemelhança entre os atributos da dieta, do medicamento, etc., são utilizadas como base para a seleção da terapia.

2. Swabhawo Param Vada

Os componentes do corpo (Dhatu) são continuamente formados e continuamente destruídos ao mesmo tempo no corpo. O equilíbrio dinâmico é assim mantido. Os componentes da dieta são a razão ou fonte de formação de novos Dhatu no corpo, mas a destruição dos Dhatu ocorre naturalmente de forma contínua e não necessita de qualquer razão especial. Qualquer que seja o estado de saúde do Dhatu no corpo, não é permanente. Após um determinado período de tempo, o Dhatu antigo é gradualmente substituído por um totalmente novo. Isso significa que, se a pessoa continuar ou mudar para uma dieta saudável e saudável, estilo de vida ou medicina essencial, a doença no corpo é naturalmente eliminada e a pessoa retorna ao estado normal e saudável do corpo. Por outro lado, se a dieta e o estilo de vida da pessoa não forem saudáveis e íntegros, apesar do seu ótimo estado de saúde atual, a pessoa adoecerá gradualmente ao longo do tempo.

Este teorema é útil na medicina preventiva, no tratamento de perturbações do estilo de vida, de doenças crónicas e na terapia de rejuvenescimento.

3. Consideração de múltiplos factores

A medicina não é como a matemática em que dois mais dois são sempre quatro. Vários factores exercem efeito sobre o padrão de resposta do corpo à terapia. Seguem-se os factores que são amplamente considerados durante a formulação do regime de tratamento.

- Dushya -Dhatu, Mala, etc. que é alterado por Dosha viciado
- Desha - Localização geográfica da pessoa e uma localização atómica da doença
- Bala - Força do paciente, Dhatu específico e o fator doença
- Kala - Tempo sazonal e diurno, cronicidade da doença
- Anala - Jatharagni, Dhatwagni e Mahabhutagni
- Prakriti - Constituição física e psicológica da pessoa
- Vaya - Idade do doente
- Satva - Força mental e poder de determinação do doente
- Satmya - Adaptabilidade e resistência do doente a uma determinada dieta, medicamentos, dependências e estilo de vida
- Ahara - Hábitos alimentares

Os factores acima mencionados e as suas inter-relações ao nível da fração devem ser considerados pelo médico para formular um tratamento adequado para uma determinada doença.

A consideração dos factores acima enumerados e a determinação do estado de Dosha e da doença também são importantes para determinar a dose do medicamento. Na Ayurveda, a dose do medicamento não é calculada apenas com base no peso corporal, na área de superfície corporal ou na idade do doente, mas todos os factores acima referidos e a potência do medicamento e o seu conteúdo também são considerados.

4. Indicação de Shodhana

Se o Ama Dosha viciado (insuficientemente digerido e impregnado no Dhatu) estiver espalhado por todo o corpo, os procedimentos de Shodhana para extrair o Dosha do corpo não são recomendados. Nestas condições, o Shodhana não só não é bem sucedido como também prejudica o corpo. Nestas condições, o Dosha deve ser tratado com medicamentos Pachana e Dipana (digestivos), Snehana (lubrificação) e Swedana (fomentação) para que seja digerido, solto e fácil de eliminar.

Se o Dosha se agravar no trato gastro intestinal, então mesmo o Ama Dosha pode ser eliminado por Shodhana, uma vez que o Dosha não se impregna nos intestinos. Além disso, os próprios Dosha que tendem a ser eliminados pelas vias naturais de eliminação não devem ser suprimidos (Shamana), mas devem ser eliminados (Shodhana) pela via mais próxima possível.

5. Gestão de Emergências

Em condições críticas, a primeira prioridade é dada à segurança da vida e à proteção dos órgãos e funções vitais. Numa situação em que todos os três Dosha estão viciados, não é possível paliar um Dosha viciado sem perturbar o outro Dosha; e se o tratamento do Dosha dominante causar a sua vitimação, então o Dosha que é passivo ou menos ativo nessa condição de doença específica é ignorado de momento.

Por exemplo, no Sannipata Jwara (pirexia), em que os três Dosha estão aumentados e viciados, a paliação de Kapha tem a primeira prioridade, seguida de Pitta e Vata. Aqui, Kapha é o principal Dosha que causa obstruções no Srotasa e agrava todos os tipos de Jwara.

Para todas as outras doenças, com exceção de Jwara, em que os três Dosha estão viciados, é dada prioridade à paliação de Vata, seguida de Pitta e Kapha. Aqui, Vata deve ser paliado em primeiro lugar porque é Vata que actua e perturba os outros Dosha, pelo que deve ser tratado em primeiro lugar.

6. Prevenção de doenças exógenas

A prevenção das doenças que têm a sua origem fora do corpo é conseguida evitando Pragyaparadha, tendo pleno controlo sobre a mente e os sentidos, aprendendo com as próprias experiências e usando essas memórias para evitar os erros anteriores, tendo o conhecimento do efeito das estações, localizações geográficas, etc., sobre a saúde, compreendendo a fisiologia e o eu e observando o estilo de vida saudável e a psicologia.

7. Esquema de dosagem do medicamento

Como sabemos, a variação diurna no equilíbrio do Dosha é um fenómeno natural. Tendo em conta este facto, a dosagem do medicamento em várias doenças é feita a diferentes horas do dia, como se segue.

1. Abhukta (estômago vazio)

O Abhukta Kala (hora/período) é o momento específico em que a última dieta é completamente digerida e também as fezes são completamente eliminadas, portanto os intestinos e o estômago estão vazios. Normalmente, o Abhukta Kala é o início da manhã, logo após a evacuação dos intestinos e da bexiga. Para a terapia Rasayana (rejuvenescimento), Lekhana (raspagem fisiológica) e tratamento de doenças dominantes de Kapha em pacientes fortes, o medicamento é doseado em Abhukta Kala. Os medicamentos fortes, irritantes e de potência quente são evitados neste Kala, especialmente em doentes com dominância Pitta.

2. Pragbhukta (antes das refeições)

Este é o período imediatamente anterior às refeições. Ou seja, logo a seguir à dosagem do medicamento, deve fazer-se uma refeição. Nos distúrbios de Apana Vayu (Vata) ou para as doenças no território de Apana Vayu, a dosagem de medicamentos neste período é benéfica. Também os medicamentos para melhorar a digestão e o Agni devem ser consumidos neste período.

3. Adhobhukta (Depois das refeições)

Este é o período imediatamente após as refeições. Para as perturbações de Udana Vayu, Vyana Vayu e Kapha, o medicamento deve ser administrado após as refeições. Medicamentos fortes e quentes de potência, Asava e Arishta devem ser administrados neste período.

4. Maddhyabhukta (a meio das refeições)

Ao tomar as refeições, tomar metade da refeição, consumir o medicamento e voltar a completar a restante metade da refeição é designado por Maddhyabhukta. Nas perturbações de Samana Vayu e nas doenças originadas por uma digestão fraca, como Grahani, Ajirna, Adhmana, Antrakujana e doenças dominantes em Pitta, o medicamento é administrado desta forma.

5. Antarabhukta (entre duas refeições)

A dosagem do medicamento entre o almoço e o jantar é chamada de Antarabhukta. Este é o momento específico em que a digestão grosseira do almoço termina e o estômago está novamente vazio. Os medicamentos que actuam sobre Vyana Vayu são doseados neste período.

6. Sabhukta (com refeições)

O medicamento não é consumido separadamente, mas é misturado com as refeições e consumido com elas. Esta técnica é eficaz quando o doente não gosta do sabor ou do cheiro do medicamento ou quando o medicamento é administrado ao doente sem que este o saiba.

7. Samudga

Quando o medicamento é administrado imediatamente antes e depois da refeição, chama-se Samudga. Os medicamentos Dipana e Pachana são administrados desta forma.

8. Sagrasa

Consumir o medicamento em cada bocado chama-se Sagrasa. Tal como o Samudga, a dosagem de Sagrasa também é utilizada para os medicamentos Dipana e Pachana.

9. Grasantara

O consumo alternado do bocado e do medicamento é designado por Grasantara. Os medicamentos com bom sabor só podem ser administrados por este método.

10. Muhurmuhu

Este padrão de dosagem do medicamento não está diretamente relacionado com a hora da refeição. Em muitas doenças, o medicamento deve ser consumido com frequência, em intervalos determinados, o que se designa por Muhurmuhu. Nas doenças de Pranavaha Srotasa, Hikka, Shwasa, doenças localizadas em Marma, condições agudas como ataques de asma, etc., o medicamento é administrado em Muhurmuhu.

11. Swapna Kala. (H.S.)

Neste tipo, o medicamento é administrado à noite, antes de ir para a cama. Os purgantes ligeiros, os sedativos, os medicamentos para psicoterapia e os medicamentos para o tratamento de doenças da cabeça, do cérebro, dos ouvidos, do nariz, da garganta e dos olhos são administrados à noite.

Analisando os onze padrões de dosagem de medicamentos acima referidos, os horários de dosagem de medicamentos de acordo com o Dosha são os seguintes

1. Samana Kala- Maddhyabhukta, Sagrasa
2. Vyana Kala- Adhobhukta
3. Prana Kala- Sagrasa, Grasantara, Muhurmuhu
4. Udana Kala- Adhobhukta à noite
5. Apana Kala- Após a digestão completa dos alimentos consumidos.

Resumo

Chikitsa significa o tratamento da doença. O tratamento que palia o Dosha agravado, aumenta o Dosha enfraquecido mas não perturba o Dosha em estado equilibrado é considerado o melhor. De acordo com os vários pontos de vista, o tratamento é classificado em vários conjuntos, como Laukika e Naishthiki Chikits a, Daivavyapashraya, Yuktivyapashraya e Satvavajaya Chikitsa, Samshamana e Samshodhana Chikitsa, etc.

Os princípios do tratamento na Ayurveda baseiam-se nas várias leis da natureza e nos princípios da Ayurveda. A teoria Tri Dosha e a teoria Samya- Vaishamya constituem a base racional da maioria dos princípios. A decisão sobre a linha de tratamento, a dose do medicamento e o horário de consumo do medicamento é influenciada por vários factores, como a localização geográfica, a variação sazonal e diurna, a força do doente e o Dosha viciado, a idade do doente, a dieta e as adaptações, a constituição do doente e o poder digestivo, etc.

***

CAPÍTULO 13

CONCEITO DE MARMA

Para além da terapia medicamentosa, o tratamento de muitas doenças necessita de intervenção cirúrgica. Além disso, em caso de acidente ou traumatismo, é muito importante determinar a gravidade da lesão para adotar o tratamento adequado. Para um bom médico e cirurgião é necessário um conhecimento profundo da anatomia humana. O nosso corpo tem alguns pontos anatómicos que são muito delicados e cujo traumatismo pode ser fatal. Esses pontos são designados por "Marma". O traumatismo de alguns Marma provoca a morte imediata ou tardia. O traumatismo de um Marma provoca dores fortes e o traumatismo de um Marma provoca morbilidade ou disfunção. Muitas doenças alojadas no Marma tornam-se difíceis de curar e requerem mais cuidado na linha de tratamento e Panchakarma. O conhecimento do Marma é obrigatório para o estudante de Ayurveda. Este capítulo trata de uma breve introdução ao Marma.

Neste capítulo, aprenderemos

- **Definição de Marma**
- **Conceito de Prana**
- **Marma e os seus constituintes**
- **Classificação de Marma**
- **Shira, Hridaya e Basti Marma**
- **Exame clínico de Marma**

Definição de Marma

A Ayurveda define Marma como "Marayanti iti Marmani", ou seja, os locais anatómicos, cuja lesão causa a morte. A palavra Marma significa literalmente coisas vitais, tenras ou secretas. Existem certos locais anatómicos no corpo conhecidos como Marma, que são vitais no sentido em que qualquer lesão nestas partes é extremamente dolorosa e pode paralisar as funções locais ou mesmo levar à morte do indivíduo. Por isso, há que ter cuidado com eles.

A razão por trás da sensibilidade do Marma é que os Marma são as sedes do Prana no corpo, e são as junções de diferentes canais de movimentos do Prana no corpo. Assim, quando afectados, os órgãos ligados aos canais de Prana ficam privados de Prana e algum órgão fica doente, aleijado ou paralisado. As junções rompidas (Marma) formam uma saída fácil para o

Prana do corpo e isso pode levar à morte, imediata ou lentamente, dependendo do quantum de Prana que está a ser perdido.

Conceito de Prana

O que é Prana?

Prana é uma energia vital, que sustenta necessariamente as actividades do ser vivo, tanto a nível micro como macro. Além disso, Prana é um dos cinco tipos de Vata. Algum tipo de condução de impulsos no corpo vivo (Vata) pode muito bem ser co-relacionado com o Prana (energia vital) dos organismos vivos. Aqui, temos de compreender que Vata não é meramente o "Ar" que respiramos.

Dasha Pranayatani (Dez reservatórios de Prana)

A Ayurveda mencionou dez reservatórios de Prana no corpo. Os dez Pranayatana são partes muito vitais do corpo e qualquer traumatismo neles pode levar a consequências graves. Os dez Pranayatana são os seguintes

i. Shankha (temporais)

ii. Shira (cabeça)

iii. Hridaya (coração)

iv. Basti (bexiga)

v. Kantha (garganta)

vi. Guda (ânus)

vii. Rakta (sangue)

viii. Shukra (substância/sémen reprodutor)

ix. Ojas (essência vital do corpo)

x. Mamsa (tecido muscular)

Seis dos dez Pranayatana são Marma. Os restantes quatro são Dhatu (tecidos) importantes. Isto mostra a importância do Marma no corpo.

Pranavaha Srotasa

O termo Srotasa significa literalmente os caminhos necessários para o fluxo, como túneis ou canais. Os Srotasa são os locais onde as substâncias em transformação (metabólicas) são transportadas física ou virtualmente. Pranavaha significa aquilo que transporta Prana. Em Pranavaha Srotasa, Prana não é apenas transportado, mas também as principais transformações envolvendo Prana ocorrem neste Srotasa. A raiz desse Srotasa é Hridaya (coração) e Maha-Srotasa (o grande lúmen que começa na cavidade bucal e nasal até o reto).

Vata e Prana

Repetidamente, durante os detalhes de Prana e das suas actividades, os livros de Ayurveda referem diretamente Vata. Por conseguinte, é necessário conhecer as actividades de Vata para compreender Prana, especialmente no que se refere ao Marma.

Principais funções de Vata

Vata tem as seguintes funções principais no corpo

- Utsaha - o entusiasmo
- Uchhvasa - expiração
- Nishvasa - inspiração
- Cheshta - todos os tipos de actividades físicas
- Dhatugati - movimento de elementos metabólicos discretos
- Evacuação adequada e atempada dos resíduos

Vata é uma coisa que não pode ser vista, mas só pode ser conhecida pelas funções que desempenha no corpo. Isto é semelhante ao da energia que não pode ser vista, mas apenas inferida através do funcionamento dos aparelhos. Por isso, é muito exato que, nalguns casos, o próprio Vata seja tratado como Prana - a energia vital. Esta energia vital está programada para controlar toda a atividade fisiológica subtil e grosseira do corpo vivo.

Quando o Prana é perturbado em regiões localizadas, a função perturbada dessa região em particular é exibida. Certas bolsas locais de Prana (Marma) são afectadas durante esse evento. Em retrospetiva, isso significa que, através da estimulação tátil dos centros locais de Prana, os caminhos para o movimento do Prana podem ser desobstruídos e o funcionamento ótimo dessa visão pode ser retomado.

É por isso que o estudo do Marma é benéfico tanto para o diagnóstico como para o tratamento.

Algumas correlações das funções dos diferentes tipos de Vata.	
Prana Vayu	Craniano função dos nervos e actividades parassimpáticas
Udana Vayu	Funções dos gânglios basais e actividades simpáticas
Samana Vayu	Gânglios responsáveis pelas funções hepática e alimentar
Vyana Vayu	Função cardíaca e funções vegetativas medulares e espinais

Apana Vayu	Gânglios derivados das raízes lombares e sacrais inferiores

Os pontos Marma e de Acupunctura não são a mesma coisa

No contexto de Marma, descobrimos que os pontos "Marma" devem ser protegidos de traumatismos e que nunca é aconselhável picar agulhas neles. Assim, os pontos Marma e os pontos de acupunctura nunca são a mesma coisa.

A abordagem Marma pode não ter sido enfatizada e narrada em grande pormenor na prática da Ayurveda devido à popularidade das doutrinas de Tridosha. A abordagem Tridosha permitiu aos cientistas da Ayurveda compreender a fisiologia das doenças e também as medidas para as controlar.

Vagbhata define o Marma como o ponto de encontro de Mamsa (músculo), Asthi (ossos), Sira (vasos sanguíneos e outros lúmens), Snayu (tendões, ligamentos e cordas nervosas) e Sandhi (articulações). Além disso, afirma que o local Marma deve ser sensível à pressão.

Aspectos aplicados de Marma

- ❖ Conhecimentos de Marma relacionados com as artes marciais e a guerra medi cine
- ❖ Conhecimento de Marma com importância cirúrgica
- ❖ Conhecimento de Marma com importância médica
- ❖ Medicina Marma: Manipulação e tratamento do Marma no Abhyanga e no tratamento de certas doenças
- ❖ Diagnóstico Marma: Utilização do exame Marma no diagnóstico de algumas doenças

Marma e os seus constituintes

(Matriz física e misturas do Marma)

Há um total de 107 Marma no corpo humano. Embora todos os Marma sejam invariavelmente constituídos por Pancha Mahabhuta (cinco elementos básicos), diz-se que os Marma são dominados por três elementos importantes - Agni (fogo), Soma (energia refrescante/água) e Vayu (ar). Assim, a função e a natureza do Marma dependem da predominância destes três elementos. Contêm também três Guna, nomeadamente Satva, Raja e Tama. Para além disso, o Bhutatma (espírito ou energia vital - Prana) também existe no Marma. Por conseguinte, o Marma reflecte o estado do corpo, da mente e da alma.

Propriedades da matriz física de Marma

❖ **Agni:** Provoca a combustão, a transformação das moléculas e gera calor e energia. É responsável pela manifestação da cor, do brilho e da luminosidade do corpo.

❖ **Vayu:** Clareza, discriminação, leveza, secura e actividades ou movimentos mentais.

❖ **Soma:** Imobilidade, inércia, força, peso, untuosidade, capacidade de ligar, humedecer, por vezes com natureza fluida e escorrendo. Tem uma natureza adesiva especial e tendência para movimentos descendentes.

Misturas de Marma na matriz física

Agni:	**Sadhya Pranahara.**	Devido à mistura de Agni, torna-se imediatamente fatal se for ferido, sendo por isso conhecido como **Sadhya Pranahara**
Vayu	**Vishalyaghna**	Devido à mistura de Vayu, quando ferido, sustenta a vida de uma pessoa enquanto o corpo estranho deixado no local obstruir a fuga de Vayu, assim conhecido como **Vishalyaghna**
Soma	**Vaikalyakara.**	Devido à mistura de Soma, quando lesionado resulta na disfunção e morbidade do órgão relacionado , assim conhecido como **Vaikalyakara**
Agni + Soma	**Kalantara Pranahara**	Devido à mistura de Agni + Soma, provoca a morte gradual após a lesão, sendo por isso conhecido como **Kalantara Pranahara.**
Agni + Vayu	**Rujakara**	Devido à mistura de Agni + Vata, quando ferido é muito doloroso, sendo por isso conhecido como **Rujakara.**

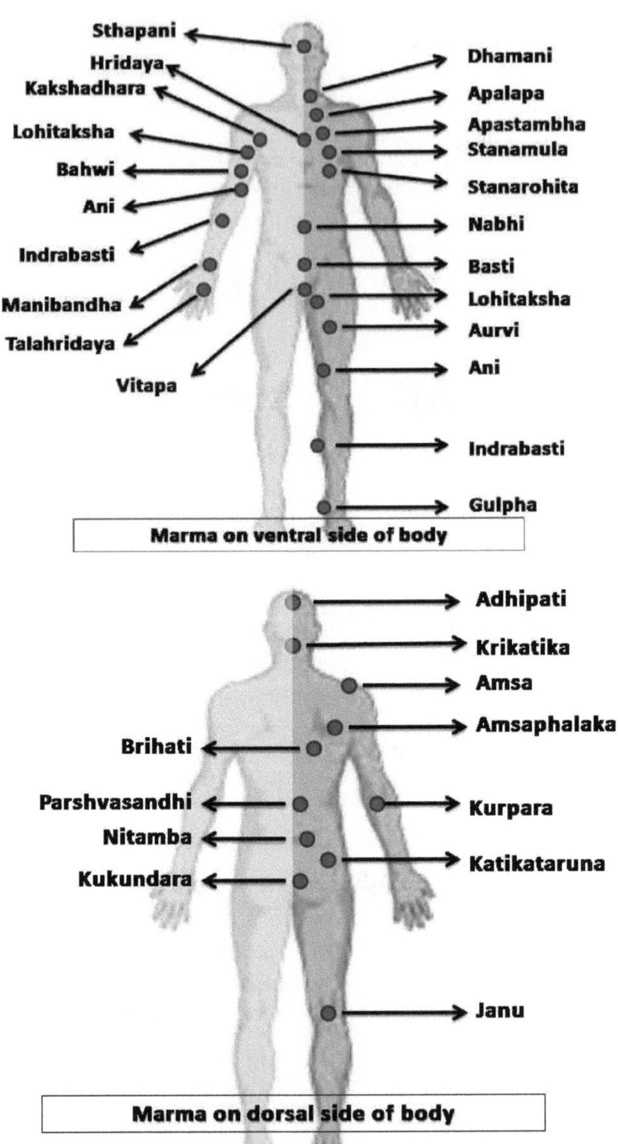

Marma on ventral side of body

Marma on dorsal side of body

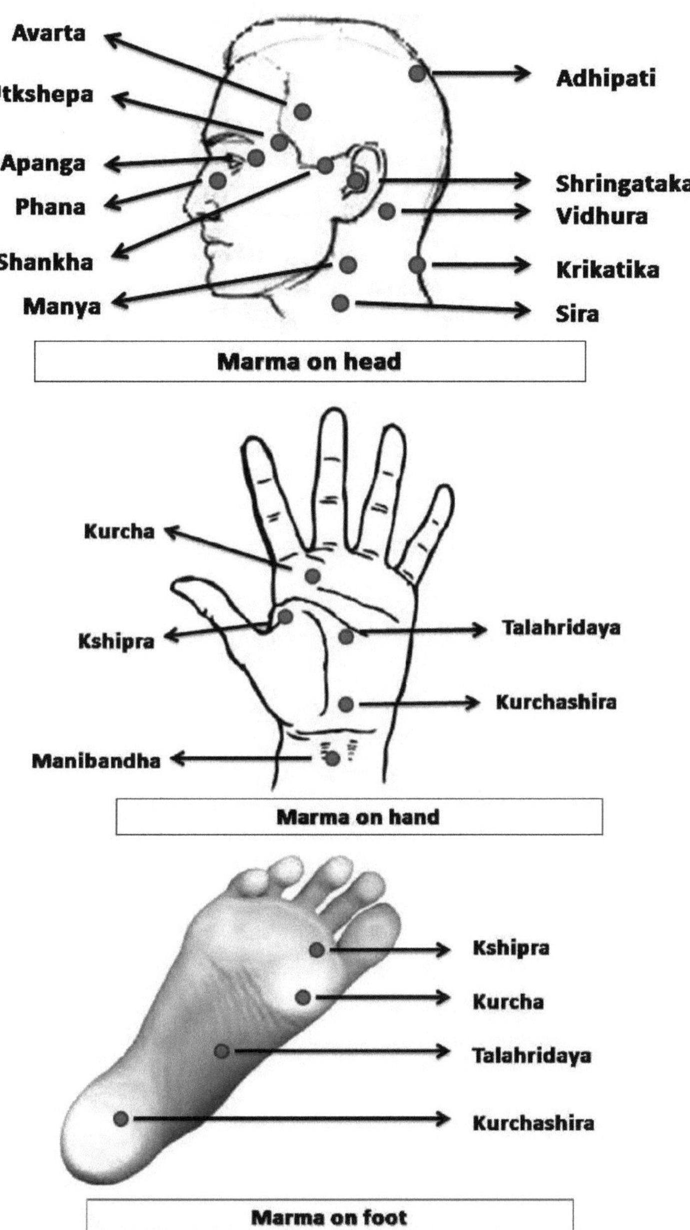

Classificação de Marma

Para uma melhor compreensão, os Marma são divididos em diferentes grupos com base em

- Matrizes físicas
- Caraterísticas especiais.

1. Classificação de Marma com base nos componentes físicos

Existem cinco componentes físicos do Marma. São eles Mamsa (músculo), Asthi (ossos), Sira (vasos sanguíneos e outros lúmens), Snayu (tendões, ligamentos e cordas nervosas) e Sandhi (articulações). Tendo em conta os seus componentes físicos predominantes, os Marma são classificados em cinco categorias. No entanto, devemos saber que a mera presença destes componentes físicos não forma um Marma. A ocorrência de um ponto Marma necessita de uma corrente de Prana inerente no seu interior.

Classificação de Marma com base nos componentes físicos		
Tipo de Marma	**Principais conteúdos anatómicos**	**Número no corpo**
Mansa Marma	Principalmente feito de tecidos musculares	11
Sira Marma	Principalmente constituído por lúmens, vasos sanguíneos, etc.	41
Snayu Marma	Principalmente constituído por ligamentos, tendões e cordões nervosos	27
Asthi Marma	Principalmente feitos de ossos	8
Sandhi Marma	Fabricado principalmente a partir de juntas ou pontos de união	20

Os referidos cinco tipos de Marma são descritos por Sushruta. Para além destes cinco, Vagbhata descreveu um sexto Marma - o Dhamani Marma, que contém anatomicamente as artérias principais.

1. Mamsa Marma

Estes Marma são constituídos principalmente por Mamsa (tecido muscular). Os Mamsa Marma são em número total **de 11** no corpo humano. Estes são

a) 4 Talahridaya Marma - um no meio de cada palma e sola.

b) 4 Indrabasti um em cada membro. Nos membros superiores, entre o pulso e o cotovelo, a meio da mão; e nos membros inferiores, entre o tornozelo e o joelho.

c) 2 Stanarohita no peito, mesmo acima dos mamilos.

d) 1 Guda Marma - o reto

2. Sira Marma

Estes Marma são constituídos pelos Sira. Os Sira são estruturas semelhantes a lúmenes para o transporte dos fluidos corporais, incluindo Tridosha (humores), Dhatu (metabolismo discreto), linfa e sangue. Existem 700 Sira no corpo que desempenham funções diversificadas. Nalguns locais, diz-se que os Sira também transmitem certos impulsos. No entanto, o Sira é um Upa-Dhatu (estrutura derivada do Dhatu).

Os Sira Marma são em número de **41** no corpo humano. Estes são

a) 4 Urvi Marma localizados um em cada um dos membros (Vagbhata denomina Urvi nos membros superiores como Bahvi). No meio da coxa, nos membros inferiores, e no meio do ombro e do cotovelo, nos bíceps dos braços.

b) 4 Lohitaksha um em cada um dos membros abaixo da sua articulação até ao tronco.

c) 1 Nabhi Marma no umbigo

d) 1 Hridaya no tórax. É o coração.

e) Par de estanâmulos, abaixo dos mamilos, na raiz dos seios.

f) Par de Apalapa no peito, nos pontos de divisão dos brônquios em bronquíolos.

g) Par de Apastambha no tórax, sobre os brônquios.

h) Um par de Parshvasandhi para além do ângulo renal no dorso.

i) Um par de Brihati situado nas costas, por baixo das omoplatas.

j) 2 Manya no pescoço.

k) 2 Nila nos lados do pescoço

l) 8 Siramatrika à volta do pescoço

m) Par de Phana abaixo dos ossos nasais.

n) Par de Apanga abaixo da extremidade lateral das sobrancelhas.

o) 4 Shringataka atrás do nariz, entre as duas orelhas.

p) Um Sthapani Marma na testa, entre as duas sobrancelhas.

3. Snayu Marma

Estes Marma são constituídos principalmente por Snayu, que é novamente um Upa-Dhatu (derivado de Meda Dhatu). Existem 4 tipos diferentes de

Snayu de acordo com a morfologia. São também tecidos à volta das articulações. Neste sentido, são normalmente traduzidos como tendões e ligamentos. No entanto, os Samhitas registam muitas condições clínicas envolvendo "Snayu", que simulam perturbações neurológicas. Assim, alguns académicos opinam que as cordas nervosas também devem ser consideradas como Snayu.

Os Snayu Marma são em número **de 27** no corpo humano. Estas áreas são

a) 4 Kshipra - entre o polegar/dedo do pé e o primeiro dedo de cada membro.

b) 4 Kurcha- na articulação dos metacarpos/metatarsos e das primeiras falanges de cada membro.

c) 4 Kurchashira - na articulação dos carpos/tarso e metacarpos/metatarsos de cada membro.

d) 4 Ani estão localizados um em cada um dos membros acima do cotovelo/joelho.

e) 2 Vitapa Marma nos membros inferiores na sua articulação com o tronco

f) 2 Kakshadhara nos membros superiores na sua articulação com o tronco

g) 1 Basti Marma situado na pélvis, na bexiga

h) 2 Amsa Marma estão nos ombros

i) Um par de Vidura Marma beh e as orelhas.

j) Um par de Utkshepa está localizado nas laterais da testa

4. Asthi Marma

O Marma que tem uma maioria de Asthi na sua matriz física é chamado "Asthi Marma". Estruturalmente Asthi denota estruturas ósseas do corpo.

Os Asthi Marma são em número de **8** no ser humano

corpo. Estes ares-

a) 2 Katikataruna na cabeça do fémur

b) 2 Nitamba no dorso, na articulação ílio-sacral

c) 2 Amsaphalaka nas costas, sobre as omoplatas.

d) Um par de Shankha- localizados nas regiões temporais.

5. Sandhi Marma

Estes têm Sandhi (articulações - local de união) como a sua principal matriz física. Os Sandhi são normalmente referidos para as articulações ósseas, mas aqui a união de duas estruturas no corpo também é considerada como Sandhi.

Os Sandhi Marma são em número de **20** no corpo humano.

a) 2 Kukundara Marma na parte inferior das costas, na articulação coccígeo-sacral

b) 2 Gulpha nos tornozelos

c) 2 Janu Marma situados atrás de cada joelho

d) 2 Kurpara nos cotovelos

e) 2 Manibandha estão situados um em cada um dos pulsos

f) 2 Krikatika Marma perto da nuca

g) 5 Simanta nas articulações dos ossos do crânio

h) Um Adhipati atrás da cabeça

i) 2 Avarta Marma na parte lateral da cabeça

6. Dhamani Marma

No Ashtanga Hridaya Samhita, o autor Vagbhata considerou 6 tipos de matrizes físicas de Marma Viz. Mamsa, Sira, Snayu Asthi, Sandhi e Dhamani. Dhamani é geralmente referido como artérias. De acordo com a sua consideração, estas são

a) Mamsa Marma - 10

b) Sira Marma - 37

c) Snayu Marma - 23

d) Asthi Marma - 8

e) Sandhi Marma - 20

f) Dhamani Marma - 9

2. Classificação de Marma com base em caraterísticas especiais

Os Marma são também agrupados com base nas suas semelhanças nas caraterísticas, particularmente com base na vulnerabilidade. Esta vulnerabilidade deve-se obviamente ao tipo de matriz física e à composição dos elementos do Marma. De acordo com este ponto de vista, existem **5** tipos de Marma, como se indica de seguida

A. Sadhya Pranahara Marma

A palavra "Sadhya" significa súbito ou imediato e Pranahara significa expurgar o Prana. Estes são Marma, que são vulneráveis à perda de vida imediatamente após uma lesão ou trauma. É também necessário compreender o mesmo do ponto de vista da fisiopatologia (Samprapti). O ataque patológico que ocorre no local destes Marma também conduz a condições de emergência médica. As doenças que ocorrem em Hridaya,

Basti e Shira, que são Sadhya Pra nahara Marma, são explicadas no Charaka Samhita no capítulo Trimarmiya. Do mesmo modo, devem também ser consideradas as condições patológicas de outros Marma para além destes 3, que podem aparecer durante as condições de doença, colocando consequentemente em perigo a vida do doente.

Estes Sadhya Pranahara Marma consistem em todos os cinco tipos de estruturas anatómicas na sua matriz física, ou seja, Sira, Snayu, Asthi, Sandhi e Mamsa. Estes são Agneya (com predominância do elemento Agni) por natureza. Quando o local destes Marma é afetado por alguma doença, todos os 5 componentes da matriz física, Dhatu e Upa-Dhatu são também afectados. Isto torna a patologia mais grave. Assim, diz-se que haverá risco de perder a vida quando um Sadhya Pranahara Marma é afetado por uma lesão traumática ou por uma patologia endógena.

Os nomes de Sadhya Pranahara Marma são os seguintes.

- Hridaya
- Nabhi
- Basti
- Guda
- O Siramatrika
- Shringataka
- Shankha
- Adhipati

Quando o Sadhya Pranahara Marma está ferido, surgem os seguintes sinais e sintomas

1. A pessoa perde a consciência
2. As funções sensoriais ficam prejudicadas (Indriyartheshu Asamprapti)
3. Conteúdo do pensamento prejudicado - desorientação (Manoviparyaya)
4. Deficiência intelectual ect - confusão (Buddhiviparyaya).
5. A pessoa também sente vários tipos de dores excruciantes (Su. Sh. 6/36-37). A morte ocorre no prazo de 7 dias após a lesão.
6. Por vezes, pode prolongar-se, dependendo do grau de afetação ou do envolvimento marginal do Marma.

B. Kalantara Pranahara

A palavra Kalantara significa "depois de algum tempo" e Pranahara significa "perda de vida". Assim, estes são os Marma que, após uma agressão, resultam na perda de vida gradualmente após algum tempo. Por conseguinte, a fisiopatologia (Samprapti), que envolve estes Marma, tem a tendência para arruinar a vida do doente através de uma doença prolongada. Por isso, é importante procurar estes Marma nos doentes que sofrem de tais doenças, que podem levar a emergências médicas a longo prazo. Se um médico puder avaliar este facto antecipadamente, pode ser possível reduzir a fatalidade ou a morbilidade através de um tratamento e prevenção adequados.

Estes Kalantara Pranahara Marma são constituídos por 4 materiais físicos dos 5 anteriormente referidos. Esta é a primeira diferença entre o Sadhya Pranahara e o Kalantara. Em segundo lugar, estes Kalantara possuem o elemento Soma (água) para além do elemento Agneya (fogo). Soma é considerado muito importante para a manutenção da vida. Assim, Prana, que tem a propriedade Agneya, extingue-se após uma lesão, mas isso acontece de forma retardada devido à coexistência de Soma nele. O Soma tem uma propriedade oposta à de Agni. Além disso, o número de substâncias físicas afligidas na matriz é menor em comparação com Sadhya Pranahara, o que também é uma razão para a morte tardia da pessoa ferida.

Os Kalantara Pranahara Marma do corpo são os seguintes

- ❖ Kshipra
- ❖ Talahridaya
- ❖ Indrabasti
- ❖ Katikataruna
- ❖ Parshvasandhi
- ❖ Brihati
- ❖ Nitamba
- ❖ Stanamula
- ❖ Estanarohita
- ❖ Apalapa
- ❖ Apasthamba
- ❖ Simanta

Os marmas do tórax e do abdómen são, na sua maioria, de natureza Kalantara Pranahara.

Uma lesão no Kalantara Pranahara Marma apresenta sinais de impedimento gradual da morte. É acompanhada por uma perda súbita de substância vital (Dhatu) do corpo. O esgotamento severo de Dhatu e também a dor, consequentemente, terminam em morte. (Su.Sh.6/37, 38). Os sinais observados no Sadhya Pranahara Marma também podem ocorrer com uma gravidade reduzida. A morte ocorre geralmente dentro de quinze dias ou um mês após a lesão. Se a agressão for de menor grau, pode não ocorrer a morte, mas sim alguma deformidade. (Su.Sh.6/22, 23).

C. Vishalyaghna Marma

Esta categoria de Marma é designada especialmente devido à sua importância cirúrgica. O termo Shalya significa corpo estranho, enquanto o prefixo Vi significa remoção; assim, Vi-shalya significa remoção de corpo estranho.

Vishalya-ghna indica morte quando o corpo estranho é removido. Estes são também os Marma que se revelam fatais após um ferimento. Quando há um ferimento penetrante ou perfurante causado por um corpo estranho, como uma faca, uma flecha, uma bala, etc., a pessoa ferida sobrevive enquanto o corpo estranho permanecer no local. A remoção forçada do corpo estranho permite a saída do Prana e, portanto, torna-se fatal. Alguns estudiosos também opinam que pode haver alguns afortunados em que o próprio corpo tenta expulsar o corpo estranho por meio da formação de pus, a ferida cicatriza por dentro e a pessoa sobrevive. No entanto, do ponto de vista médico, estes Marma devem receber a devida atenção durante o diagnóstico e o tratamento das doenças.

Estes Vishalyaghna Marma têm 3 elementos físicos na sua matriz, dos 5 mencionados para o Sadhya Pranahara Marma. Isto significa que a fatalidade deste Marma é menor em comparação com os dois anteriores. Em segundo lugar, contém "Vayu" como elemento dominante, que não ameaça a vida rapidamente como o Agni (fogo), mas sim de forma lenta quando a abertura se dá. O Sushruta Samhita dá a lógica de que, até que o corpo estranho (intacto) feche o poro da ferida, o "Vayu" não pode sair do corpo, mas quando o corpo estranho é extraído, o Prana na forma de "Vayu" sai rapidamente, resultando na morte do indivíduo.

Existem apenas **2** Vishalyaghna Marma no corpo. Os nomes são os seguintes

- ❖ Utkshepa e
- ❖ Sthapani

A caraterística especial de Vishalyaghna já foi mencionada acima. Como este é também um tipo de Pranahara (fatal), os sinais que são notados em Sadhya Pranahara também devem ser considerados aqui, porém, com intensidade mais branda. Se o traumatismo for marginal ou não for grave, pode não resultar em morte e pode ficar alguma deformidade. (Su.Sh.

6/22, 23)

D. Vaikalyakara Marma

O nome deste Marma deriva da palavra "Vikala" que significa deformar ou aleijar. Vaikalyakara significa aquele que deforma ou aleija. Este Marma, em caso de lesão, provoca a deformação das partes do corpo relacionadas. Em caso de doença, se a patologia proliferar nestes locais Marma, existe o risco de a parte do corpo ficar aleijada ou deformada mesmo após o controlo da doença. Por isso, é necessário cuidar destes Marma em condições de doença, para que as deformações consequentes possam ser evitadas ou prevenidas antes de se manifestarem.

Estes Vaikalyakara Marma têm apenas 2 elementos físicos dos 5 mencionados para Sadhya Pranahara Marma. Assim, com uma lesão, a pessoa tem mais hipóteses de sobreviver à fatalidade. O predomínio do elemento Soumya (água) nestes Marma retém o Prana e, por conseguinte, uma lesão no Vaikalyakara Marma não é normalmente fatal. No entanto, termina com a deformação das articulações ou órgãos relacionados.

O Vaikalyakara Marma constitui a maioria dos tipos de Marma. Encontram-se geralmente distribuídos nos membros e, em certa medida, na cabeça e nas costas.

Os nomes dos Vaikalyakara Marma são os seguintes

❖ Kurcha, Kurcha Shira, Ani, Urvi e Lohitaksha encontram-se em todos os quatro membros.

❖ Gulpha, Janu, Vitapa são os Vaikalyakara que pertencem aos membros inferiores

❖ Manibandha, Kurpara e Kakshadhara pertencem aos membros superiores.

❖ Nila, Manya e Krikatika no pescoço. Vidura, Phana, Apanga e Avarta encontram-se na cabeça.

❖ Amsa, Amsaphalaka e Kukundara Marma são os Vaikalyakara situados nas costas.

As caraterísticas de destaque do Vaikalyakara Marma já foram discutidas. Através de um plano de tratamento correto, a capacidade funcional do órgão pode ser restaurada até certo ponto, mas é provável que a deformidade do órgão se mantenha (Su.Sha. 6/38). Em caso de lesão grave, o Vaikalyakara Marma pode também levar à morte (Su.Sh. 6/23).

E. Rujakara Marma

A palavra "Ruja" indica dor. A dor é uma caraterística comum de qualquer Marma, mas os Rujakara são os Marma que são muito dolorosos aquando da lesão. Os Rujakara Marma têm menos probabilidades de serem fatais ou de causarem deformações residuais nas partes do corpo. Causam uma dor excruciante quando são feridos, severa em comparação com as outras partes do corpo. No entanto, podem ocorrer deformações devido a um tratamento incorreto. (Su.Sh. 6/40).

Este Rujakara Marma tem apenas um elemento físico dos cinco elementos assinalados para o Marma. É por isso que uma lesão neste Marma não é tão grave como noutros.

Diz-se que a dor caraterística que se origina após uma lesão neste Marma se deve ao elemento Agneya associado a Vayu. A perda abrupta de Prana, embora em pequena quantidade, sob a forma de Agni e Vayu, é responsável pela sensação dolorosa.

Correlação entre as duas classificações anteriores	
Sadhya Pranahara	Consistem em todos os cinco tipos de estruturas anatómicas como sua matriz física
Kalantara Pranahara	Consistem em quatro tipos de estruturas anatómicas, de entre cinco, como matriz física
Vishalyaghna	Consistem em quaisquer três tipos de estruturas anatómicas, de entre cinco, como sua matriz física
Vaikalyakara	Consistem em dois tipos de estruturas anatómicas, de entre cinco, como matriz física
Rujakara	Ter apenas um elemento físico em cinco

Classificação avançada de Marma

Um médico experiente pode considerar o Marma sob diferentes classificações consoante a necessidade. Considerámos relevante e informativo agrupar os Marma em Marma **superficiais** e Marma **profundos**. Alguns Marma podem ser facilmente palpáveis superficialmente na superfície do corpo, enquanto outros Marma estão localizados mais profundamente. Noutros casos, como o Hridaya Marma, está localizado bem no interior da caixa torácica, afastado da parede torácica anterior. No entanto, mesmo na região pericárdica, o tratamento é eficaz para o Hridaya Marma. Os tratamentos Abhyanga (massagem com óleo) e Hrid-Basti efectuados na parede torácica têm bons resultados no coração. Os Marma nos membros como Kshipra, Indrabasti, etc., são os Marma superficiais, podem ser palpados muito facilmente e também podem ser facilmente afectados. Excecionalmente, um Marma como o Nabhi, embora situado mais profundamente, torna-se comunicável superficialmente às mãos que o palpam, uma vez que está ligado à parede abdominal anterior. Por conseguinte, o Nabhi Marma é tanto superficial como profundo. Nesta base, podemos classificar o Marma como

a. Marma superficial (Uttana).

b. Marma profundo (Gambhira).

c. Marma superficial e profundo (Ubhaya).

De acordo com Charaka, os Marma são os locais de Chetana Nibaddha, ou seja, locais específicos de Chetana (consciência) e, por isso, são comparativamente sensíveis por natureza. A dor originada nestes locais Marma (em caso de aflição) é intensa em comparação com os outros locais do corpo (Ch. Si. 9/3). Assim, a sensação de dor a uma ligeira pressão é o único índice fiável para identificar e avaliar a viciação do Marma. O médico deve estar suficientemente atento para avaliar o grau de sensibilidade. Isto só se adquire através da prática constante e da perícia. A sensibilidade varia consoante a constituição do doente e também consoante a doença. Este fenómeno é semelhante ao de examinar e classificar os reflexos corporais do paciente na prática neurológica, em que sem uma prática adequada os reflexos não podem ser desencadeados.

A palpação de Marma é possível no caso de Marma superficial, especialmente nas extremidades, ombros, pescoço, rosto e. Os mais profundos são melhor deduzidos com base nos sinais e sintomas. Além disso, quase todos os Marma profundos são os principais Marma do corpo e a afeção dos mesmos produz sintomas imediatos.

Hridaya, Shira e Basti Marma

Para além dos 107 Marma acima descritos, a Ayurveda mencionou três Marma principais em geral. O Shiro Marma é a cabeça, o Hridaya Marma é o coração e o Basti Marma é a bexiga em sentido grosseiro. O Charaka Samhita apresenta as caraterísticas de aflição dos três Marma importantes - Hridaya, Basti e Shira (Ch. Si. 9/6) - e enumera a seguir as caraterísticas de aflição dos Marma que ocorrem geralmente: (A.S.Sh. 7).

Caraterísticas gerais da afeção de Marma

1. Dormência no corpo
2. Peso
3. Alteração da consciência
4. Desejo de água/substâncias frias
5. Desmaio
6. Vómitos
7. Dispneia

Sinais de afeção do Hridaya Marma

Quando Hridaya se aflige (Abhihata) com o Dosha viciado no corpo, observam-se as seguintes caraterísticas

1. Tosse e dispneia
2. Redução da força do corpo (força para o esforço)
3. Secura na garganta
4. Dor de extração peculiar no pulmão
5. Protrusão da língua
6. Secura do palato mole e da cavidade bucal (Mukhatalu Shosha)
7. Convulsões (Apasmara)
8. Psicose (Unmada)
9. Delírio (Pralapa)
10. Desorientação (Chittanasha)

Os sinais e sintomas apresentados acima simulam uma paragem cardíaca, um choque e também uma crise respiratória grave que conduz a perturbações neuro-psicológicas. Seria um desvio do tema principal considerar aqui as discussões fisiopatológicas. No entanto, um médico inteligente pode compreender o quadro clínico subjacente através das citações acima.

Sinais de afeção do Shiro Marma

O nome Shiro Marma não é utilizado na lista dos 107 Marma. É possível que se refira coletivamente ao Marma importante que se encontra na cabeça (Shira). Shiro Marma não se refere aos órgãos da cabeça como os olhos, o nariz, as orelhas, etc., mas mais propriamente ao cérebro.

As seguintes caraterísticas são observadas quando o Shiro Marma é viciado por Dosha (factores intrínsecos)-

1. Torção do pescoço como a de torticolis (Manyastambha)
2. Paralisia facial/paresia transitória de metade do corpo (Ardita)
3. Perturbações visuais e movimentos descontrolados do globo ocular (Chakshuvibhrama)
4. Ilusão (Moha)
5. Dor de cabeça (Veshtanam)
6. Perda de função em partes do corpo (Chestanasha)
7. Tosse
8. Disfunção vocal (Gadgada)

9. Queda das pálpebras

10. Tiques (Ganda Spandanam)

11. Guinada excessiva (Jrimbhanam)

12. Baba, gotejamento de saliva da boca

13. Perda do tom da voz, ou seja, monótono (Swarahani)

14. Torção ou espasmo dos músculos faciais (Vadana Jihmatva) etc.

É evidente que as caraterísticas acima referidas indicam vários tipos de problemas neurológicos orgânicos.

Sinais de afeção do Basti Marma

Quando o Dosha viciado no corpo afecta o Basti Marma, aparecem as seguintes caraterísticas

1. Retenção de flatos

2. Retenção de urina e matéria fecal

3. Dores nas regiões das virilhas, dos órgãos genitais e da bexiga

4. Dor rotativa e constritiva como a da uropatia obstrutiva devido a prostatite (Kundala)

5. Grupo de sinais que ocorrem devido ao Avarana de Apana (Udavarta)

6. Tumor/hiperplasia de origem Vata (Ashthila)

7. Imobilidade da bexiga (Upastambha)

8. Dor de proteção (Graha) na região do umbigo, do abdómen, do reto e da pélvis, etc.

Os sinais e sintomas acima referidos são indicativos de anomalias da bexiga e de condições uropáticas obstrutivas associadas a consequências.

As condições patológicas que perturbam o Marma viz. Basti, Hridaya e Shira são graves e conduzem a situações de emergência que exigem cuidados intensivos. A partir deste ponto, é aceitável que estes três Marma estejam ligados ao funcionamento vital básico do corpo e, por isso, é-lhes dada uma ênfase especial no Charaka Samhita.

Exame clínico de Marma

É importante procurar os diferentes Marma no corpo enquanto se examina o doente. Isto ajuda o médico não só a compreender a gravidade e o prognóstico da doença, mas também a efetuar um diagnóstico preciso. Assim, tão bom como o Nadi Pariksha (diagnóstico do pulso), um médico pode especializar-se em Marma Vigyana (exame do Marma). É surpreendente que nem o Ashtavidha Pariksha de Vagbhata nem qualquer outro como o Dashavidha Pariksha de Charaka façam qualquer referência ao exame do Marma.

Palpação de Marma

Estão a ser descritos os métodos de palpação de Marma específicos.

1. O doente deve estar deitado numa posição relaxada antes do exame
2. É sempre preferível examinar o Marma durante a manhã
3. O médico deve certificar-se de que o doente não está em jejum nem de estômago cheio.
4. O doente deve ter evacuado a bexiga e o intestino de manhã.
5. O médico tem de procurar os pontos Marma cuidadosamente, um a um, certificando-se de que está a palpar os

Marma e não qualquer outra parte sensível lesionada nas proximidades.

Resumo

Os Marma são as partes anatómicas delicadas do corpo, cujo trauma provoca a morte. Existem 107 Marma no corpo e, consoante os constituintes dominantes, a extensão do envolvimento do Marma e a gravidade do traumatismo, o destino do doente pode variar entre a morte imediata e a incapacidade e a dor. De acordo com os constituintes anatómicos dos Marma, estes são de cinco tipos: Mamsa Marma, Sira Marma, Sandhi Marma, Asthi Marma e Snayu Marma. De acordo com a resposta ao trauma, os Marma são classificados em cinco tipos - Sadhya Pranahara, Kalantara Pranahara, Vishalyaghna, Vaikalyakara e Rujakara Marma. Tal como o traumatismo físico, a perturbação fisiológica no local do Marma produz resultados fatais e, por conseguinte, exige uma atenção terapêutica rápida e célere. O estudo do Marma é importante tanto na prática cirúrgica como na prática médica.

***

CAPÍTULO 14

PRINCÍPIOS DO DRAVYAGUNA

Os medicamentos são os instrumentos dos médicos. Quer se trate da teoria Samya- Vaishamya ou da teoria Pancha Mahabhuta, os medicamentos desempenham um papel importante no tratamento. O conhecimento dos fármacos é imprescindível para os médicos. Sem o conhecimento da identificação, das propriedades medicinais, dos efeitos adversos, do modo de ação, da dose, da forma de dosagem e das contra-indicações, o médico ayurveda não pode fazer nada na prática clínica. O medicamento actua através das propriedades dos seus ingredientes activos. Para compreender a atividade farmacológica do fármaco, é essencial conhecer os seus atributos e os factores que os afectam; este capítulo trata do mesmo assunto.

Neste capítulo, aprenderemos

- **Introdução ao Dravyaguna**
- **Atributos do medicamento**
- **Karma - as acções farmacológicas do medicamento**
- **Efeito do processamento farmacêutico nos atributos do medicamento**

Introdução ao Dravyaguna

Dravya significa qualquer coisa que possa ser nomeada. Por outras palavras, Dravya significa substância ou matéria. Na Ayurveda, a palavra Dravya é utilizada popularmente para designar os medicamentos em bruto, porque a Ayurveda acredita que todas as substâncias do mundo têm valor terapêutico se forem utilizadas com tato.

Como todos sabem, as ervas são a principal fonte de medicamentos na Ayurveda. O principal objeto da ciência do Dravyaguna são as plantas medicinais ou ervas. No entanto, o Dravyaguna não se limita apenas às ervas, mas também considera os materiais de origem animal e mineral que são utilizados na medicina ayurvédica. O "Guna" no termo Dravyaguna representa os atributos ou caracteres farmacológicos da droga. Dravyaguna é a ciência que se ocupa do estudo da identificação, caraterização, atividade farmacológica e aplicação terapêutica do medicamento. Por outras palavras, Dravyaguna é o estudo da farmacognição e da farmacodinâmica dos medicamentos.

Classificação de Dravya

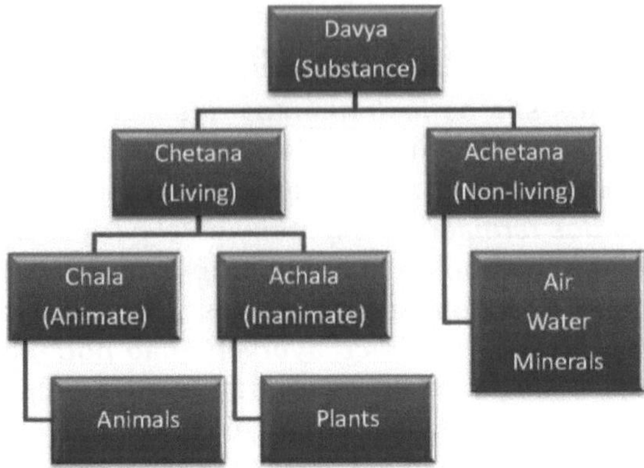

O material físico da droga ou substância é o local dos atributos e propriedades da substância. Os atributos não têm existência independente e não podem executar a sua função (Karma) sem a substância de base. Assim, quando qualquer droga (Dravya) executa qualquer ação farmacológica (Karma) no corpo, isso deve-se sempre aos seus vários atributos, como o sabor (Rasa), as propriedades farmacológicas e físicas (Guna), as potências biológicas (Virya), os atributos de assimilação da droga (Vipaka) e o efeito específico (Prabhava). Muitas vezes é feita uma frase como "O sabor doce (Madhura Rasa) aumenta o Kapha Dosha", etc. Aqui há uma coisa que deve ser sempre lembrada: sempre que se afirma que certos atributos desempenham uma determinada função, significa que a substância ou a droga com esses atributos específicos, quando consumida, assimilada e reagida pelos vários poderes digestivos e transformadores do corpo, o corpo responde à droga sob a forma de certas alterações fisiológicas conhecidas como ação farmacológica ou Karma dessa droga. Os atributos como Rasa, Guna, etc. não são entidades físicas e não existem independentemente. No caso de terapias não materiais como o jejum, a caminhada, a fomentação, etc., os atributos específicos são gerados no corpo devido a esses exercícios, e o efeito farmacológico é alcançado.

Atributos de Dravya

Rasa (sabor), Guna (propriedades físicas e farmacológicas), Virya (potência biológica), Vipaka (atributos na assimilação do medicamento) e Prabhava (efeito específico) são os atributos de qualquer substância estudada no Dravyaguna. Estes atributos, separadamente e em várias combinações, são responsáveis pela atividade farmacológica do medicamento.

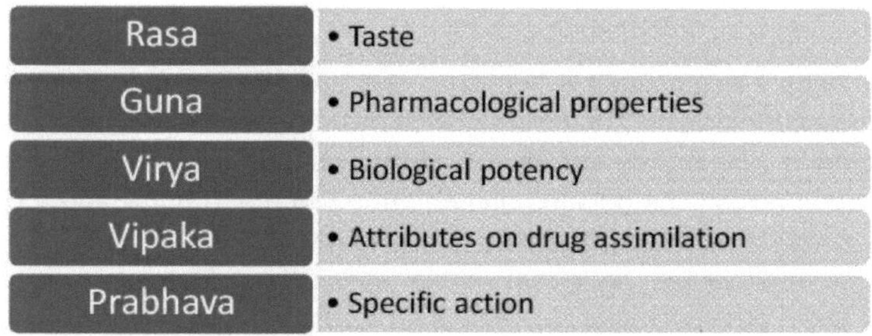

Rasa: Os seis sabores

O conhecimento de Rasa ou sabor é considerado muito importante para efeitos de tratamento. Charaka descreve este facto de forma muito sucinta da seguinte forma: "Um médico bem versado na classificação de Rasa e Dosha raramente comete um erro no diagnóstico e tratamento de uma doença."

Existem seis sabores identificados pela Ayurveda

- Madhura (doce)
- Amla (azedo)
- Lavana (sal)
- Katu (picante)
- Tikta (amargo)
- Kashaya (adstringente)

Cada um dos seis sabores identificados na Ayurveda tem as suas próprias qualidades ou atributos, designados por Guna. O atributo do sabor pode ser leve ou pesado, húmido ou seco. Estas caraterísticas específicas e únicas de cada gosto influenciam a forma como este afectará o corpo, tanto imediatamente como a longo prazo. Os sabores Laghu (leves) são geralmente mais fáceis de digerir e assimilar, enquanto os sabores considerados pesados do ponto de vista ayurvédico requerem mais energia para serem digeridos. Os sabores Snigdha têm um efeito lubrificante no corpo, como se poderia supor. Um sabor Ruksha (seco), consumido em excesso, pode ser desidratante.

Descrição da Rasa

1. Madhura Rasa: Sabor doce

O sabor doce é constituído pelo domínio dos elementos - terra e água; tem um Virya (potência biológica) refrescante. Isto significa que o seu efeito imediato sobre a digestão é o de a arrefecer um pouco e de a tornar mais lenta. O seu Vipaka (Atributos na assimilação da droga) é doce.

A doçura tende a ser pesada e húmida e cria peso e humidade tanto a longo como a curto prazo. O que isto significa na prática é que os alimentos doces como o açúcar, os doces, as natas, os produtos lácteos, os rebuçados, os bolos e os gelados aumentam o volume, a humidade e o peso do corpo quando consumidos em excesso. O sabor doce em quantidades moderadas pode ser muito satisfatório. É também um excelente sabor para estimular o crescimento e para estabilizar Vata; mas, mais uma vez, em quantidade moderada.

Na Ayurveda, Rasa pode significar sentimento ou emoção, bem como sabor. E cada um dos sabores pode ter um efeito emocional ou mental subtil na nossa consciência, bem como no nosso estado físico. Quando se está em equilíbrio, um sabor doce pode promover um sentimento de amor e bem-estar e uma profunda sensação de satisfação. Em excesso, pode induzir a complacência e a inércia. O sabor doce tem um efeito semelhante na digestão - tende a ser ligeiramente satisfatório, especialmente após uma refeição. Ao mesmo tempo, porém, por ser refrescante, não estimula a digestão, apenas proporciona uma sensação de satisfação.

Um sabor doce pode ser muito calmante para a energia mental e nervosa de Vata. A doçura fundamenta Vata, oferecendo-lhe elementos extra de terra e água. Estes mesmos elementos na forma refrescante da doçura são equilibradores e calmantes para Pitta. Kapha, por outro lado, pode ficar sobrecarregado por um sabor doce. A doçura oferece a Kapha o que ele já tem em abundância: terra e água frescas e húmidas, o que pode levar rapidamente a um agravamento de Kapha.

2. Amla Rasa: Sabor azedo

O sabor azedo é composto pelos elementos - terra e fogo. A qualidade de aquecimento do fogo manifesta-se no Virya do azedume, que é o aquecimento. O sabor azedo promove a digestão e tem um efeito ligeiramente aquecedor no corpo como um todo. O seu Vipaka é azedo, o que significa que continua a aquecer o corpo ao longo do tempo, bem como no seu primeiro impacto. Qualquer pessoa que tenha tido uma úlcera pode ter sentido este efeito de aquecimento como algo menos agradável.

Outras qualidades associadas a um sabor azedo são um tipo suave de peso e humidade. Vata beneficia do calor, da humidade e é fortalecido por um sabor azedo. Pode ser bastante útil para estimular a digestão nos sistemas Vata. Pitta pode considerá-lo contraproducente porque o calor do azedo é mais do que aquele que Pitta necessita. O peso e a humidade suaves deste sabor podem ser opressivos para Kapha, fazendo com que retenha ainda mais fluido e peso dentro de si. Para Pitta e Kapha, o sabor ácido é melhor equilibrado com outros sabores.

A nível emocional e mental, uma pequena quantidade de sabor azedo transmite uma sensação refrescante de realismo. Há uma qualidade de "despertar" no sabor azedo, que nos pode trazer de volta à realidade. Uma quantidade excessiva de azedume, por outro lado, pode promover a inveja, o ciúme ou o que se designa por pessimismo "azedo". Mais uma vez, o equilíbrio é importante. Uma pequena quantidade de um sabor azedo pode despertar a consciência e estimular a digestão a todos os níveis. Grandes quantidades podem levar-nos a uma inveja e irritação inesperadas.

Exemplos comuns de alimentos com sabor azedo são os limões, as frutas ácidas e os citrinos, as uvas ácidas, o vinagre e os alimentos em conserva.

3. Lavana Rasa: Sabor salgado

O fogo e a água são os elementos que constituem o sabor salgado. O fogo dá ao sal o seu efeito de aquecimento e digestivo ou Virya. Tal como o doce e o azedo, o sabor salgado tende a ser um pouco húmido e pesado. Enquanto o doce é o mais pesado e húmido dos sabores, o azedo é menos pesado e húmido. O sabor salgado situa-se algures entre os dois. Estimula a retenção de água mais rapidamente do que o sabor azedo, mas não promove o aumento de peso tão rapidamente como o doce. O seu Vipaka é também doce. Isto significa que, embora o salgado aqueça inicialmente, a sua ação a longo prazo não é muito calorosa, mas sim mais humidificante e enraizante. Este efeito a longo prazo pode ser visto na sua capacidade de promover a retenção de água em pessoas que comem alimentos salgados em excesso.

Uma vez que o sabor salgado é ligeiramente aquecedor, melhora ligeiramente a capacidade digestiva e o Agni. É útil para Vata porque aquece e retém a humidade. Pitta pode achar o seu calor agravante, enquanto o calor dos sabores salgados pode tender a liquefazer Kapha. A sua tendência para promover o peso e a humidade é contraproducente para Kapha.

O efeito de um sabor salgado na mente e nos sentimentos abrange um vasto leque. Uma pequena quantidade de alimentos salgados pode conferir uma qualidade franca e fundamentada a um indivíduo. O uso excessivo de alimentos salgados parece criar vários resultados. Em algumas pessoas pode produzir uma mente rígida, demasiado estruturada e contractiva. Noutras, pode resultar num desejo urgente e repetido de gratificação dos sentidos. A qualidade viciante da batata ou do milho fritos é um bom exemplo físico deste efeito. Quando se começa a comê-las, é muitas vezes difícil parar.

O sal é utilizado em grande quantidade na cultura indiana para estimular e gratificar os nossos sentidos. Pode ser utilizado como uma forma de levar as glândulas supra-renais a um desempenho excessivo, da mesma forma que se utiliza a cafeína. Pequenas quantidades de um sabor salgado são excelentes para dar volume e melhorar a digestão. Grandes quantidades podem criar um sistema encharcado e imóvel (como em alguns tipos de doenças cardíacas) ou irritado e exausto.

Os alimentos salgados mais comuns incluem o sal de mesa, as algas marinhas e alimentos como nozes salgadas, batatas fritas e outros snacks semelhantes. As comidas rápidas, os pickles, os Papads e os alimentos enlatados tendem a ser notavelmente ricos em sal.

4. Katu Rasa: Sabor picante

O sabor picante é composto pelos elementos ar e fogo. É o mais quente de todos os sabores e o mais estimulante para a digestão. É leve e de qualidade muito seca. O seu Vipaka é pungente, ou seja, mantém-se quente, leve e seco no seu efeito sobre o corpo do princípio ao fim. Por esta razão, é um equilibrador maravilhoso para Kapha, secando e aquecendo o excesso de humidade e massa de Kapha.

Pequenas quantidades de um sabor picante podem ser úteis para Vata, especialmente em conjunto com outros sabores menos secantes. Nestas quantidades, aquecerá e estimulará a digestão de Vata. Quantidades maiores de alimentos picantes podem ser mais agravantes para Vata porque a leveza e a secura criam movimento extra e desidratação no sistema (exemplos: diarreia e/ou boca seca, pele seca). Um pouco de sabor picante equilibrado com sabores doces, azedos e/ou salgados pode ser bastante bom para Vata. Esta combinação é frequentemente vista nos caris indianos. O calor e a leveza do sabor pungente podem agravar Pitta e é melhor tomá-lo com outros sabores ou evitá-lo completamente.

O efeito de um sabor picante na consciência e na emoção tende a estimular o movimento apaixonado. Em quantidade moderada, a pungência pode pôr o corpo em movimento, aquecê-lo e motivá-lo. Pode ser muito estimulante. Em excesso, um sabor picante pode criar raiva irracional, agressividade e ressentimento. Mais uma vez, é o equilíbrio dentro do sistema individual que dita o que é demasiado ou demasiado pouco.

Exemplos de um sabor picante incluem a malagueta, os pimentos, o alho, as cebolas e as especiarias picantes.

5. Tikta Rasa: Sabor amargo

O sabor amargo é composto pelos elementos - Vayu (ar) e Akasha (espaço). É o mais frio e o mais leve de todos os sabores. Também tende a ser bastante seco. Enquanto o seu Virya é frio, o seu Vipaka é picante. Isto significa que o amargo continua a ter um efeito de clareamento e secagem ao longo do tempo, mas a sua frieza é de certa forma moderada ou aquecida pelo seu Vipaka pungente. Os efeitos a curto prazo de um sabor amargo são definitivamente refrescantes.

Um sabor amargo proporciona um excelente equilíbrio para as qualidades pesadas e húmidas dos sabores salgado, ácido e doce. Os vegetais de folha verde escura são um excelente exemplo de um alimento amargo. Podem tornar uma refeição mais leve e animada, para além de fornecerem quantidades generosas de vitaminas, minerais e outros micronutrientes. Muitas ervas também têm um efeito amargo no corpo. Os amargos suecos são um exemplo clássico.

Um sabor amargo, frio, leve e seco é especialmente útil para Pitta. É um dos melhores sabores para recuperar um sistema digestivo Pitta que se desequilibrou. As suas qualidades leves e secas e o seu Vipaka pungente tornam-no também bastante equilibrador para Kapha. É contraindicado para Vata, como se poderia suspeitar.

O efeito de um sabor amargo na consciência, em pequenas quantidades, é o de ajudar uma pessoa a ver e a pensar claramente. Curiosamente, as ervas amargas têm sido utilizadas em muitas culturas durante as missões de visão ou viagens espirituais. O amargo pode estimular uma sensação de insatisfação ligeira, o que nos ajuda a seguir em frente e a ver as coisas como elas realmente são. Em grandes quantidades, o sabor amargo pode promover uma sensação arrepiante de desilusão ou tristeza. É um sabor que pode ser difícil de apreciar no início, mas que equilibra bem os outros sabores.

6. Kashaya Rasa: Sabor adstringente

O ar e a terra compõem o sexto sabor, adstringente. Tem uma Virya refrescante, não tanto fria como amarga, mas mais fria que a doce no seu efeito sobre a digestão, que inibe. Tem um ligeiro efeito clareador e secante. O seu Vipaka é pungente. A curto prazo, é fresco, leve e seco. Com o tempo, continua a ser leve e seco, mas exerce cada vez menos um efeito refrescante no corpo.

A sua frescura suave modera o calor de Pitta. As suas qualidades ligeiramente secas ajudam a equilibrar Kapha. Um sabor adstringente não é de todo útil para Vata, porque, tal como o amargo, apenas torna Vata mais frio e seco.

Um sabor adstringente tem um efeito de contração na digestão e pode torná-la mais lenta. A adstringência estimula a constrição dos vasos sanguíneos que correm para os órgãos digestivos, inibindo o livre fluxo de sangue, enzimas e energia para esta área. Em Dravyaguna, as ervas adstringentes são valorizadas precisamente por esta qualidade contractiva, que pode parar rapidamente uma hemorragia numa determinada área, constringindo a circulação.

Mental e emocionalmente, um sabor adstringente em quantidade moderada promove uma abordagem ascética da vida. Em grandes quantidades, um sabor adstringente pode promover uma perda de interesse pela vida. Pequenas quantidades são úteis para secar o emocionalismo extremo.

Há muito poucos alimentos que têm um efeito predominantemente adstringente no corpo, para além de certos alimentos não maduros como as bananas não maduras, as romãs e os arandos terem alguma adstringência. Cada um destes alimentos tem também uma componente azeda. Muitos alimentos têm um sabor secundário de adstringência, ou seja, a maioria dos alimentos é composta por uma combinação de sabores e, muitas vezes, um sabor adstringente é um dos sabores subjacentes. Muitos grãos, feijões e vegetais têm um efeito primário doce e um efeito secundário adstringente no corpo. Por esta razão, os feijões, em particular, podem ser úteis para Pitta. Oferecem a frescura dos sabores doce e adstringente, e têm um equilíbrio entre a humidade (do doce) e a secura (do adstringente). E, de facto, as pessoas Pitta dão-se muito bem com a maioria dos feijões, desde que o seu Agni digestivo seja bom. Esta mesma qualidade de frieza pode tornar os feijões bastante difíceis de digerir para o intestino Vata.

Tabela que mostra Rasa, as suas propriedades e acções

Rasa (Gosto)	Atributo	Acções	Exemplo
Madhur a (doce)	Untuoso, frio, pesado	Aumenta a massa corporal, o vigor e a vitalidade	Aragwadha (Cassia fistula)
Amla (azedo)	Untuoso, quente, pesado	Favorece a digestão e o gosto pela comida	Limão (Citrus medica)
Lavana (salino, salgado)	Untuoso, quente, pesado	Digestivo, suaviza as partes do corpo, clarifica as passagens	Sal de mesa
Katu (Pungente)	Seco, quente,	Estimula o fogo gástrico, aguça os órgãos dos sentidos,	Pippali (Piper longum)

	leve		
Tikta (amargo)	Seco, frio, leve	Apetitoso, confere firmeza à pele e aos músculos	Nimba (Azardiracta indica)
Kashay a (adstringente)	Seco, quente, leve	Sedativo, de ação adstringente, contrai os canais do corpo	Lodhra (Symplocus racemosa)

Guna: Propriedades farmacológicas

A palavra "Guna", no contexto da propriedade farmacológica, significa as propriedades e qualidades inerentes às substâncias dietéticas e medicinais. É a propriedade do medicamento responsável pela ação farmacológica e pelo efeito específico no organismo. Em medicina, quando se diz que "determinado medicamento é Ruksha" (seco), isso significa que o medicamento, ao ser consumido, exerce um efeito secante no organismo. A propriedade física pode não se assemelhar necessariamente à propriedade farmacológica da droga, mas na maioria dos casos, os atributos físicos da droga dão indicação da sua Guna. Aqui é importante notar um princípio: o Guna domina o Rasa na ação farmacológica. Por exemplo: a água aumenta o Kapha Dosha devido à sua doçura natural. Mas com água morna, o Ushna Guna (calor) domina, e então o Kapha Dosha é diminuído.

No Charaka Samhita, são mencionadas vinte propriedades inerentes. Os seus pormenores são mencionados a seguir. Destas vinte Guna, apenas seis são muito importantes para as acções farmacológicas e também para a avaliação do efeito do medicamento no Dosha e na saúde. São eles

Guna	Exemplo
Guru (Pesado)	Ikshu (Saccharum spontanum)
Laghu (Luz)	Chitraka (Plumbago zeylanica)
Shita (Frio)	Chandana (álbum de Santalum)
Ushna (Quente)	Pippali (Piper longum)
Snigdha (Untuoso)	Ghee (óleo de manteiga)
Ruksha (seco)	Musta (Cyperus rotundus)

Guna: A sua ação e efeito sobre o Dosha

Existem vinte Guna dos medicamentos mencionados nos tratados ayurvédicos, que são resumidos a seguir, juntamente com as suas acções e efeitos sobre o Dosha

S.N.	Guna	Ação	Efeito sobre o Dosha	
			Aumentar	Diminuir
1	Guru (pesado)	Brimhana (edifício)	Kapha	Vata
2	Laghu (luz)	Langhana (redução)	Vata	Kapha
3	Shita (frio)	Stambhana (apoderar-se, congelar)	Vata e Kapha.	Pitta
4	Ushna (quente)	Swedana (aquecimento, cozedura a vapor)	Pitta	Vata e Kapha,
5	Snigdha (untuoso)	Kledana (humedecimento)	Kapha	Vata,
6	Ruksha (seco)	Shoshana (secagem)	Vata,	Kapha
7	Manda (sem brilho)	Shamana (abrandar, pacificar)	Kapha,	Pitta
8.	Tikshna (agudo)	Shodhana (eliminar, limpar)	Pitta	Kapha,
9	Sthira (imóvel, firme)	Dharana (estabilização)	Kapha	Vata
10	Sara (telemóvel)	Prerana (iniciar o movimento, velocidade)	Pitta, Vata	Kapha
11	Mridu (suave)	Shlathana (amolecimento)	Kapha, Pitta	Vata
12	Kathina (duro)	Dridhikarana (endurecimento, endurecimento)	Vata	
13	Vishada (Clareza)	Kshalana (Limpeza, desengorduramento)	Vata	Kapha
14	Pichchhila	Lepana (forma um	Kapha	Vata

	(magreza)	revestimento)		
15	Shlakshna (claro/ duro mas suave)	Ropana (cicatrização, implantação)	Kapha	Vata, Pitta
16	Khara (rugosidade)	Lekhana (esfregar, coçar)	Vata	Kapha
17	Sukshma (minuto)	Vivarana (penetrante)	Vata	Kapha
18	Sthula (volumoso)	Samvarana (obstrução, embalsamamento)	Kapha	Vata
19	Sandra (solidez)	Prasadan (torna o corpo forte e volumoso)	Kapha	
20	Drava (fluidez)	Vilodana (flui, mistura-se e liquefaz-se)	Kapha	

Virya: Potência biológica

A potência com que um medicamento actua é conhecida como Virya. Na verdade, é a ação ultraquímica dos medicamentos. Pode ser de dois tipos - Ushna (quente) e Shita (frio) Virya. O exemplo de um fármaco com Shita Virya é o açúcar e o de Ushna Virya é o Chitraka (Plumbago zeylanica). Lembrem-se de que a tradução como quente ou frio não é adequada, uma vez que se refere apenas ao estado da temperatura, enquanto o Virya é algo mais do que isso.

O antigo erudito Charaka deu-lhe uma explicação específica. De acordo com Charaka, o sabor (Rasa) de uma substância é sentido apenas no início, ou seja, quando a substância entra em contacto com a língua; as alterações pós-digestivas (Vipaka) são sentidas quando se produzem os efeitos finais da digestão; enquanto a potência (Virya) é observada durante toda a sua permanência no corpo, desde a sua primeira entrada. A potência é o poder pelo qual uma ação tem lugar. Nada pode ser feito na ausência de potência (Virya). Cada ação é o resultado da potência. Quanto melhor for a potência, melhor será a ação do medicamento.

Alguns textos ayurvédicos descrevem cerca de 6 a 8 tipos de Virya- Guru, Laghu, Shita, Ushna, Snigdha, Ruksha, Manda e Tikshna. Mas, para efeitos práticos, estes foram classificados em duas divisões. Isto baseia-se nos princípios de Agni e Soma.

1. Ushna (Quente) Virya:

Acelera as reacções bioquímicas ou a digestão, aumenta Pitta e alivia Vata e Kapha. Quando utilizado em excesso pode provocar sede, esgotamento físico, suores, fadiga e reacções inflamatórias.

2. Shita (Frio) Virya:

Provoca alegria e prazer na mente, sustenta a vida e confere força, robustez e estabilidade ao corpo. Quando utilizado em excesso, pode agravar Kapha e Vata.

O leite é Guru em Guna, Madhura em Rasa e Vipaka, e Shita em Virya. Quando, por fermentação do ácido lático, se transforma em coalhada, torna-se azedo, é Laghu em Guna, Amla em Rasa, Amla e Katu em Vipaka e Ushna em Virya.

Vipaka: Atributos na assimilação da droga

Sabemos que quando se consome qualquer substância, seja ela um alimento ou uma dieta, ela é absorvida e depois transformada. Vipaka é o estado de transformação das substâncias ingeridas. Vipaka depende da composição Pan chabhautika da substância. É de três tipos

- Madhura
- Amla
- Katu

Acções ou propriedades de Vipaka

Cada Vipaka tem algumas acções e propriedades específicas com base nos seus constituintes Panchabhautika, conforme resumido abaixo

Madhura Vipaka: Realiza as seguintes acções

> Aumenta Kapha

> Elimina os excrementos (urina, fezes)

> Aumenta e potencia o Shukra (potência reprodutora)

Katu Vipaka: Realiza as seguintes acções

> Aumenta Vata

> Supressão de excrementos

> Diminui o Shukra

Amla Vipaka: Realiza as seguintes acções

> Aumenta Pitta

> Eliminação dos excrementos de forma suave

> Diminui o Shukra

Determinação de Vipaka

Acharya Charaka mencionou a técnica para determinar a Vipaka. Ele explicou que "Vipaka Karmanishthaya", ou seja, a Vipaka de qualquer erva pode ser determinada pelo Karma (ação) dessa erva. A Vipaka também pode ser determinada pela composição de Rasa nessa erva, como indicado abaixo

> **Madhura Vipaka:** Aqueles que possuem Madhura (doce) Rasa ou Lavana (salgado) Rasa. Por exemplo, o açúcar tem o Madhura Vipaka.

> **Katu Vipaka:** São as que possuem Rasa Katu (pungente), Tikta (amargo) ou Kashaya (adstringente). Por exemplo, a Eranda (Ricinus communis) tem o Katu Vipaka.

> **Amla Vipaka:** Aqueles que possuem Amla (azedo) Rasa. Por exemplo, o Nimbu (Citrus medica) tem o Amla Vipaka.

Rasa	Vipaka
Madhura (doce) Lavana (salgado)	Madhura
Katu (picante) Tikta (amargo) Kashaya (adstringente)	Katu
Amla (azedo)	Amla

Prabhava: Ação específica / potência

Prabhava é a propriedade específica de uma substância, que produz acções diferentes e contrárias às atribuídas a Rasa, Guna, Virya e Vipaka. Prabhava representa as acções caraterísticas e específicas das substâncias, que não podem ser explicadas em termos das acções farmacológicas dos seus vários constituintes individuais ta ken separadamente. Este conceito explica claramente o facto de o medicamento completo ser mais eficaz e seguro do que os seus fragmentos isolados.

Karma: Ação farmacológica do medicamento

O karma é a ação farmacológica do medicamento no organismo. Este é o efeito final que é necessário para o tratamento de várias doenças. O karma depende das outras cinco propriedades, ou seja, Rasa, Guna, Virya, Vipaka e Prabhava. A Ayurveda tem em conta a ação do medicamento como um todo. A ação do medicamento no seu conjunto é frequentemente diferente da ação de qualquer um dos seus constituintes considerados separadamente.

Relação entre o Dosha, o Mahabhuta e as propriedades do medicamento

Rasa	Domínio do Mahabhuta	Efeito no Dosha		Virya	Vipaka	Guna
		Aumentos	Deereas es			
Madh ura	Prithvi Jala	Kapha	Vata Pitta	Merda!	Madhura	Guru, Snigdha Shita
Amla	Prithvi Agni	Kapha Pitta	Vata	Ushna	Amla	Laghu, Snigdha Ushna
Lavana	Jala Agni	Kapha Pitta	Vata	Ushna	Madhura	Guru, Snigdh, Ushna
Katu	Vayu, Agni	Vata, Pitta	Kapha	Ushna	Katu	Laghu· Ruksha, Ushna
Tikta	Vayu, Akasha	Vata	Kapha, Pitta	Shita	Katu	Laghu· Ruksha, Shita
Kashaya	Vayu, Prithvi	Vata	Kapha, Pitta	Shita	Katu	Guru, Ruksha, Shita

Estas relações entre o Dosha e as propriedades dos medicamentos desempenham um papel importante na terapêutica. Mas há uma questão que é óbvia: qual será a atividade de um medicamento que tenha Rasa e Virya, ou Vipaka, opostos um ao outro? Do mesmo modo, como avaliar a atividade de um medicamento cujo Guna e Prabhava são opostos? A resposta é a seguinte.

Rasa, Guna, Virya, Vipaka e Prabhava, embora coexistam num Dravya, não se contradizem, antes se equilibram e complementam e a atividade resultante é a atividade farmacêutica desse medicamento específico. Algumas drogas actuam pelo seu Rasa, outras pelo seu Guna, outras pelo seu Virya, enquanto outras actuam pelo seu Vipaka ou Prabhava. O diagrama seguinte mostra como os atributos do medicamento podem atuar no organismo, separadamente ou em colaboração.

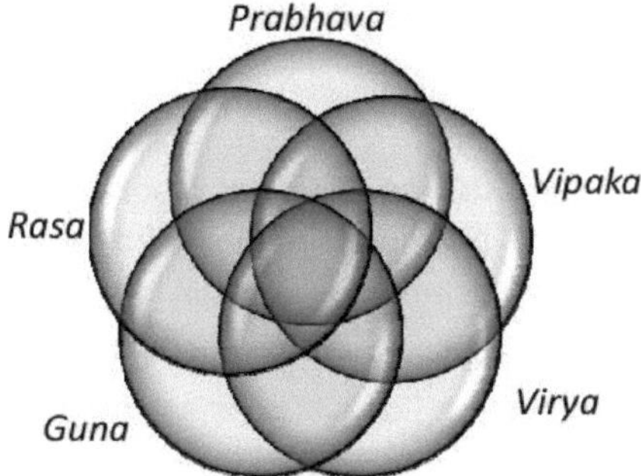

Quando Rasa, Guna, Virya e Vipaka são complementares entre si, a atividade da droga é a atividade combinada de todos estes atributos. Mas onde estes atributos são contraditórios entre si, Rasa é dominado por Guna, Guna é dominado por Virya, Virya é dominado por Vipaka e todos são dominados por Prabhava. Prabhava é a atividade da droga que é inesperada e inexplicável com base no seu Rasa, Guna, Virya e Vipaka.

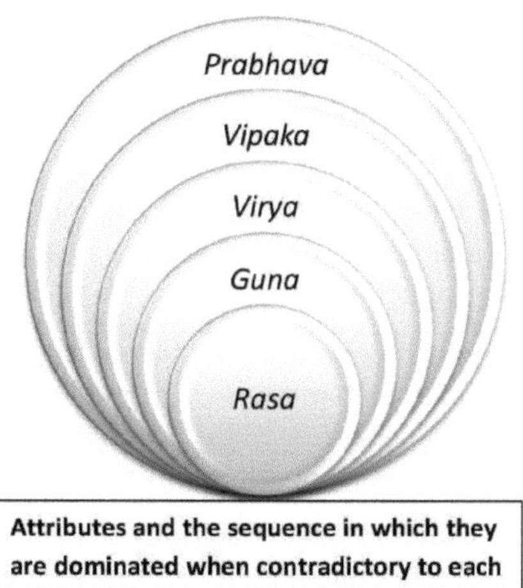

Attributes and the sequence in which they are dominated when contradictory to each

De acordo com a atividade farmacológica dos medicamentos, seguem-se as diferentes terminologias utilizadas para designar a atividade específica do medicamento no organismo.

Ação	Significado	Exemplo
Dipana	Aumenta e acende o poder digestivo - Agni, mas não digere o Ama (comida	Mishi (Anethum sowa)

	indigesta e Dhatu)	
Pachana	Digere o Ama, mas não aumenta o Agni	Chitraka (Plumbago zeylanica)
Samshamana	Nem elimina o Dosha aumentado, nem aumenta os que estão equilibrados, apenas palia o Dosha desequilibrado para restabelecer o equilíbrio	Guduchi (Tinospora cordifolia)
Anulomana	Completa a digestão e o processo de formação das fezes e, em seguida, dissocia as fezes ligadas para provocar uma ligeira purgação.	Haritaki (Terminalia chebula)
Sramsana	Solta do intestino os alimentos digeridos e indigestados, as fezes, etc., e provoca a purgação.	Aragwadha (Cassia fistula)
Bhedhana	Quebra as fezes compactadas, unidas ou soltas (ou Dosha) e elimina-as do corpo através de uma purgação drástica	Kutaki (Piccrorhiza kurroa)
Rechana	Liquefaz as fezes digeridas ou indigestas e provoca a purgação	Trivrita (Operculina turpethum)
Vamana	Elimina os alimentos incompletamente digeridos (processados) Pitta, Kapha e alimentos de forma forçada através da emese.	Madana Phala (Randia spinosa)
Samshodhana	Elimina ativamente o Mala e o Dosha acumulados do corpo através da rota mais curta possível, para cima ou para baixo, e limpa o corpo.	Devadali
Chhedana	Corta o Dosha aderente como Kapha (também Mala) do seu sítio	Kshara (alcalino), Maricha (Piper nigrum), Shilajatu (betume)

Lekhana	Seca e raspa o Mala ou Dhatu do corpo	Mel, água morna, Vacha (Acorus calamus)
Grahi	Através da sua atividade de Dipana e Pachana e da sua potência quente, absorve o excesso de fluidos (especialmente das fezes, mas também do Dhatu, etc.) e retém o fluxo (antidiarreico)	Shunthi (Zingiber officinalis), Jiraka, Gajapippali
Stambhana	Com os seus atributos Ruksha (seco), Shita (frio), Kashaya (adstringente) e ação rápida, apreende o fluxo de fezes, Mala, Dhatu ou Dosha através da ação de Vata Dosha	Kutaja (Holarrhaena antidysentrica)
Vyavayi	Este espalha-se rapidamente no organismo sem digestão, desempenha a sua função farmacológica e depois é digerido.	Bhanga (Cannabis sativa)
Vikasi	Espalha-se pelo corpo, afrouxa as articulações flexíveis e grosseiras e destrói a integridade das articulações	Puga (Areca catechu)
Yogavahi	Fármacos que actuam como veículo para as propriedades de outros fármacos que estão a ser doseados juntamente com ele. Primeiro, desempenha a função do fármaco associado e, em seguida, apresenta a sua própria atividade.	Mel, Bhasma metálico, Preparação mercurial
Rasayana	Retarda os processos degenerativos no corpo, promove a imunidade e a longevidade da vida e protege contra doenças.	Guduchi (Tinospora cordifolia), Haritaki (Terminalia chebula)
Vajikarana	Isso faz com que os homens se	Kapikachchhu

	apaixonem pela mulher (nas relações sexuais)	(mucuna prurience)
Shukrala	Favorece o crescimento saudável do sémen e dos espermatozóides, qualitativamente e quantitativamente.	Ashwagandha (Vithania somniphera)
Sukshma	Que se infiltra nos microporos do corpo	Mel, óleo de Azadiracta Indica, sal grosso
Madakari	Isto prejudica a capacidade de decisão de Buddhi (intelecto) através da ação de Tama.	Bebidas alcoólicas, estupefacientes
Visha	Isso ameaça a vida através da atividade de Vyavayi, Vikasi, Sukshma, Chhedana, Agneya (quente) e Yogavahi.	Venenos
Pramathi	Isto elimina o Dosha umulado do Srotasa	Maricha (Piper nigrum)
Abhishyandi	Que obstrui os vasos que conduzem o Rasa Dhatu através da sua natureza viscosa e pesada e causa peso no corpo	Requeijão
Vidahi	Provoca arrotos azedos, refluxos ácidos, sede e azia devido à sua potência quente; e também demora muito tempo a ser digerido.	Sal, Kshara, Sarso (mostarda)

Efeito de Bhaishajya Kalpana (processamento farmacêutico) nas propriedades de Dravya

Muitas vezes, os medicamentos à base de plantas ou minerais na sua forma bruta não podem ser utilizados para fins terapêuticos; têm de ser transformados para se tornarem adequados para consumo humano. Além disso, de acordo com o estado de Dosha da doença, algumas propriedades do medicamento tornam-se indesejáveis e têm de ser eliminadas, ao passo que alguns atributos têm de ser acrescentados ao medicamento. O objetivo da Bhaishajya Kalpana (transformação farmacêutica de ervas) é modificar os atributos do medicamento em bruto, eliminando os atributos tóxicos ou indesejados, acrescentando atributos vantajosos, concentrando e aumentando a potência do medicamento, tornando-o aceitável para consumo, facilitando a digestão e a assimilação, mascarando o sabor, o cheiro e a forma desagradáveis do medicamento e prolongando o prazo de validade do medicamento.

O princípio básico de Bhaishajya Kalpana é a utilização cuidadosa do calor sob várias formas, da água sob várias formas e da tendência para a deterioração natural ao longo do tempo, para incorporar as alterações desejadas nas propriedades farmacológicas naturais dos medicamentos em bruto, de modo a que se adaptem às necessidades do médico e do doente em várias condições de doença.

O calor, sob a forma de secagem, torrefação, fritura, incineração, trituração, moagem, etc.; o calor e a água, sob a forma de ebulição, vaporização, cozedura, etc.; e a atribuição de um tempo específico aos vários processos para obter a melhor alteração dos atributos são utilizados para introduzir a modificação desejada nas propriedades do medicamento. Como sabemos, todas as coisas materiais como a água, o óleo, o leite e as coisas imateriais como o calor e o tempo têm os seus próprios atributos específicos. Quando o medicamento em bruto é submetido a vários procedimentos farmacêuticos, o medicamento sofre a ação dos vários atributos das actividades em processo, bem como das substâncias. Os atributos complementares aumentam os atributos do medicamento, enquanto os atributos contraditórios diminuem a propriedade específica do medicamento. Existem cinco preparações farmacêuticas fundamentais identificadas como preparações farmacêuticas de base. Todos os outros procedimentos farmacêuticos avançados e complicados na Ayurveda derivam destes cinco procedimentos básicos designados por "Panchavidha Kashaya Kalpana". Estas cinco preparações básicas são: Swarasa (sumo), Kalka (pasta), Kwatha (decocção), Hima (infusão fria) e Phanta (infusão quente). O Swarasa é o mais pesado para digerir e o peso reduz-se em série, tornando o Phanta mais leve para digerir. A potência também diminui de Swarasa para Phanta, tornando a preparação Swarasa mais potente. O diagrama seguinte mostra a potência dos cinco Kashaya Kalpana.

Diagrama que mostra a gravidade e a potência de Panchavidha Kashaya Kalpana

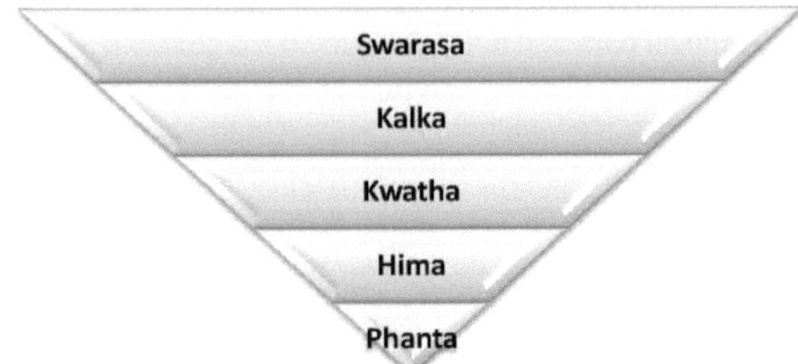

O quadro seguinte mostra as várias preparações farmacêuticas de base e derivadas de medicamentos à base de plantas.

Nome da preparação	Breve procedimento
Swarasa	A erva fresca é esmagada até formar uma pasta e prensada num pano para extrair o sumo. Se necessário, adiciona-se um pouco de água. Esta preparação é preferida quando a potência farmacêutica desejada do medicamento em bruto está situada na componente Jaliya (dominante em Jala Mahabhuta).
	Se não houver droga fresca disponível, a droga em pó é embebida em água duas vezes durante uma noite e depois espremida através de um pano para obter Swarasa
	A droga seca é fervida com oito vezes água até a água ser reduzida a % e depois filtrada através de um pano para obter Swarasa
	Quando as ervas frescas, como as folhas, etc., são demasiado teimosas para se extrair o sumo, são cozidas a vapor ou semi-cozinhadas, escondendo-as numa massa de massa e argila (chamada Putapaka), e depois espremidas através de um pano para obter Swarasa
Kalka	Medicamento à base de plantas, fresco ou seco, triturado com ou sem adição de água para formar uma pasta fina. Este procedimento é preferido quando a potência do medicamento reside na componente Jaliya e Parthiva (dominante em Prithvi e Jala Mahabhuta) do

	medicamento
Churna	Trata-se de uma preparação derivada de Kalka, em que os medicamentos secos são triturados a seco para formar um pó fino. Este procedimento é preferido quando a potência farmacêutica desejada do medicamento em bruto está situada em Parthiva (dominante em Prithvi Mahabhuta).
Kwatha	A droga é fervida em dezasseis vezes água até se reduzir a 1/8. Esta decocção é chamada Kwatha. Existem muitas variedades de Kwatha.
Kshirapaka	O medicamento em pó grosseiro é fervido com oito vezes leite de vaca e 32 vezes água até que toda a água se evapore e reste apenas leite. As propriedades do leite são incorporadas no medicamento e alguma dureza do medicamento é também reduzida devido ao leite e à fervura.
Ushnodaka	A água é fervida simples ou com um pouco de droga sem tampa para reduzir em várias proporções. O aquecimento torna a água Laghu, Dipana, Pachana e fácil de digerir.
Hima	O medicamento é triturado até se tornar um pó grosseiro e mergulhado durante a noite em água seis vezes sem tampa. O conteúdo solúvel em água dissolve-se na água. Também se desenvolve Shita Guna. Trata-se de uma infusão a frio. Este procedimento também é utilizado com medicamentos com componentes sensíveis ao calor.
Panaka	Os frutos ácidos e doces são esmagados crus ou semi-cozidos e a polpa é adicionada a dezasseis vezes água fria.
Arka	As drogas com fragrância e óleos voláteis são fervidas com dez vezes mais água e os vapores são condensados para obter o Arka. Este método é adequado quando o princípio ativo se encontra no componente Vayavya (dominante em Vayu Mahabhuta) da droga. O Arka é Dipana, Pachana, leve para digerir, potente em pequenas doses, durável, atrativo e adequado em medicamentos pediátricos.

Sharkara	Os sumos de frutos doces e azedos, Hima, Phanta, Arka, etc. são adicionados ao açúcar duplo e cozinhados em lume brando para dissolver o açúcar. O Sharkara é servido na forma diluída para aliviar os distúrbios de Pitta, sede e calor.
Phanta	O medicamento em pó grosso é adicionado a quatro vezes a água quente e é aplicada uma tampa. Depois de arrefecer, a água é filtrada. Este método é a infusão a quente e é utilizado quando o ingrediente ativo é volátil mas necessita de calor para se separar e dissolver na água.
Avaleha	Trata-se de receitas medicinais preparadas através da fervura de decocções de ervas, com ou sem adição de açúcar ou de açúcar mascavado, até se tornarem suficientemente espessas para serem consumidas por lambidela. Adiciona-se óleo, mel, Ghrita, nozes, etc., consoante as necessidades. O Aval eha é duradouro, útil em perturbações do trato respiratório superior e de digestão difícil.
Ghrita e Taila	O Ghrita (Ghee) e o Taila (óleos) medicinais são obtidos fervendo o óleo/ghee com Kalka e Kwatha de ervas e filtrando-o quando o componente solúvel em gordura é extraído do óleo/ghee.
Vati	Vati são os comprimidos feitos adicionando alguns pós medicinais às decocções concentradas, mel, Guggulu, xarope de açúcar, etc. O Vati retém a potência do Churna durante mais tempo, evita a perda de conteúdos voláteis e determina a dose unitária do medicamento.
Masi	Masi é a cinza negra da droga obtida pela sua combustão lenta na ausência de oxigénio.
Kshara	Kshara é a fração concentrada solúvel em água da cinza branca de certas ervas. A cinza branca é obtida através da combustão completa da droga ao ar livre.
Asava e Arishta	Asava e Arishta são obtidos por fermentação alcoólica de decocções de ervas medicinais. Para facilitar a fermentação, adiciona-se também açúcar ou jaggery. A bebida alcoólica resultante contém fracções solúveis em água e etanol dos fármacos, álcool auto-gerado e decocção. O Asava e o Arishta são de ação rápida,

	auto-conservados e fáceis de assimilar.

Existem ainda outras preparações farmacêuticas, como Yusha, Shukta, Raga, Khadava, Bhakta, Krishara, Mansarasa, Vesavara, Ayaskriti, Varti, Anjana, etc., mas apenas algumas preparações importantes são aqui mencionadas. Para além dos materiais à base de plantas, são também utilizados na medicina ayurvédica medicamentos de origem animal e mineral. A transformação farmacêutica de materiais minerais é bastante diferente da transformação à base de plantas. A ciência do processamento farmacêutico de metais, minerais e venenos é conhecida como Rasashastra. Os minerais são incinerados por métodos específicos chamados Marana, com várias ervas para fazer a sua cinza, conhecida como "Bhasma". Marana significa literalmente "matar". O processo Marana elimina as propriedades metálicas e tóxicas dos minerais e dos metais. O Bhasma assim formado é rico em vestígios de ervas e, por conseguinte, biologicamente mais potente. As partículas finas de Bhasma metálico e mineral são muito potentes. São facilmente assimiladas pelo organismo, requerem doses baixas e têm um prazo de validade muito longo. As propriedades Laghu, Yogavahi e Rasayana do Bhasma transportam as propriedades dos medicamentos que estão a ser doseados com ele.

Juntamente com os vários processos farmacêuticos, o acoplamento com outro medicamento também influencia as propriedades farmacológicas dos medicamentos. Este fenómeno é utilizado na composição do medicamento. Para suprimir, contrariar ou quelar uma propriedade indesejada do medicamento, são combinados com ele outros medicamentos com atributos opostos a essa propriedade específica. Por outro lado, alguns fármacos com propriedades complementares ou semelhantes são associados ao fármaco para potenciar ou sinergizar a propriedade desejada do fármaco específico. Desta forma, uma formulação contendo dois a quarenta a cinquenta ingredientes é composta para produzir um medicamento para uma doença específica.

Segue-se um exemplo de utilização de um único medicamento com várias transformações e várias composições para se adequar a uma doença específica. O haritaki (Terminalia chebula) é um medicamento popular da Ayurveda. Possui todos os Rasa, exceto o Lavana Rasa. Quando mastigado, o Haritaki acende o Agni digestivo; quando utilizado sob a forma de Kalka, actua como purgativo; o Haritaki cozido a vapor é Grahi e prende as fezes soltas; enquanto o Haritaki torrado palia os três Dosha. Quando misturado com sal, o Haritaki erradica a Kapha viciada; quando misturado com açúcar, erradica a Pitta viciada; quando misturado com Ghrita, o Haritaki erradica a Vata viciada; e quando misturado com jaggery, o Haritaki destrói todo o tipo de doenças. Quando consumido após as refeições, o Haritaki destrói os distúrbios que envolvem os três Dosha originados por uma dieta pouco saudável. O Haritaki, quando consumido com a dieta, ilumina os sentidos e o intelecto, palia os três Dosha e facilita a eliminação da urina, das fezes e de outros Mala.

Resumo

A Ayurveda acredita que qualquer substância no mundo possui valor terapêutico se for usada judiciosamente. O Dravya executa o seu Karma através dos seus atributos como Rasa, Guna, Virya, Vipaka e Prabhava. Existem seis Rasa: Madhura, Amla, Lavana, Katu, Tikta e Kashaya. Cada Rasa tem as suas próprias propriedades e atividade farmacológica sobre o Dosha. Guna são as propriedades físicas e farmacológicas que a droga incorpora no corpo aquando do seu consumo. Os vinte Guna são: Guru, Laghu, Shita, Ushna, Snigdha, Ruksha, Sthira, Sara, Pichchhila, Vishada, Mridu, Khara, Shula, Sukshma, Sandra, Drava, Kh ara, Shlakshna, Manda e Tikshna. O Virya é a potência biológica da droga que se manifesta grosseiramente em duas formas - Ushna e Shita. Vipaka é o atributo da droga que é evidente aquando da assimilação da droga. Madhura, Amla e Katu são os três Vipaka. Prabhava são as propriedades especiais do medicamento que não são explicadas com base nos atributos do medicamento. São utilizados vários processos farmacêuticos para incorporar as propriedades e a potência necessárias ao medicamento, bem como para eliminar as propriedades indesejadas do medicamento. Vários outros fármacos são também associados ao medicamento para diminuir os caracteres indesejáveis e sinergizar os caracteres benéficos. O medicamento é composto de tal forma que se adapta às necessidades do médico e do doente, de acordo com o estado da doença.

***

CAPÍTULO 15

PANCHAKARMA

A TERAPIA AYURVÉDICA DE BIOPURIFICAÇÃO

A Ayurveda dá ênfase à erradicação completa da doença e, para isso, é utilizada a terapia Shodhana. A terapia Shodhana erradica o Dosha viciado pela raiz e minimiza as hipóteses de recorrência da doença. Panchakarma são os cinco procedimentos Shodhana com diferentes âmbitos de ação. Os procedimentos Panchakarma, quando realizados de acordo com as diretrizes clássicas, com todos os procedimentos preparatórios e cuidados posteriores, removem todas as toxinas e Dosha mórbido do corpo, revitalizam o corpo, previnem o envelhecimento e as alterações degenerativas e promovem a longevidade da vida. Os Panchakarma são procedimentos muito famosos e estimados da Ayurveda. Estão a ser realizadas várias investigações em toda a Índia para compreender o modo de ação do Panchakarma. A farmacodinâmica de muitos processos ainda não foi explicada na terminologia moderna, mas a Ayurveda tem uma explicação para cada uma das actividades do Panchakarma na sua própria terminologia.

Neste capítulo, aprenderemos

- **Introdução ao Panchakarma**
- **Snehana- o velho ation therapy**
- **Swedana - a terapia de fomentação**
- **Vamana - a terapia da emese**
- **Virechana - a terapia de purgação**
- **Basti - a terapia de enema medicamentoso**
- **Nasya- a terapia errónea**

Introdução ao Panchakarma

A Ayurveda dá ênfase a terapias preventivas e curativas, juntamente com vários métodos de purificação e rejuvenescimento. A Ayurveda é mais do que um mero sistema de cura; é uma ciência e uma arte de vida adequada que ajuda a alcançar a longevidade. Também pode orientar cada indivíduo na prevenção de doenças e na manutenção a longo prazo da saúde. Para alcançar este estado equilibrado do corpo, da mente e da consciência, a Ayurveda prescreve a terapia Panchakarma para a limpeza das toxinas do corpo, do Dosha alterado e do Mala.

O que é Panchakarma

Como o nome sugere, "Pancha" em sânscrito significa Cinco e Karma são as medidas terapêuticas, pelo que Panchakarma significa cinco tipos de medidas terapêuticas. Estas são efectuadas para a purificação do corpo e a Ayurveda considera-as necessárias antes do início de qualquer outra terapia. Tal como um pano precisa de ser lavado antes de ser tingido com uma nova cor, caso contrário o pano não será tingido corretamente. Do mesmo modo, o corpo precisa de ser purificado antes de qualquer tratamento, para que possa agarrar as novas cores da juventude, da saúde e do vigor. De facto, na maioria das vezes, o Panchakarma é um fim em si mesmo e não um prelúdio de outras medidas terapêuticas, porque a limpeza por si só é suficiente para a erradicação de muitas doenças.

A terapia Panchakarma da Ayurveda é composta por cinco tipos de tratamento avançado para a evacuação do Dosha viciado do corpo. Estas práticas são extremamente úteis para aliviar doenças profundas, bem como para manter e melhorar a saúde física e mental.

Os Panchakarma (cinco medidas de bio-purificação) são

1. Vamana (Terapia da êmese)
2. Virechana (terapia de purga)
3. Asthapana Basti (Terapia de decocção de clisteres)
4. Anuvasana Basti (Terapia de Enema Oleoso) e
5. Nasya (Terapia de Errhine ou Insuflações).

Porque é que o Panchakarma é uma melhor opção?

Segundo a Ayurveda, quando o Dosha viciado interage com o Dhatu, inicia-se o processo de doença. Se esta interação for de natureza ligeira, pode ser gerida através de medidas de tratamento pacificadoras (Shamana). Mas se a interação for grave ou crónica por natureza, então o Dosha acumulado sob a forma de resíduos ou toxinas tem de ser eliminado e, para este efeito, são utilizadas cinco medidas de biopurificação (Shodhana).

A terapia Panchakarma é considerada melhor do que qualquer outra terapia porque elimina completamente o Dosha viciado do corpo, pelo que há poucas hipóteses de recorrência da doença. Por outro lado, o Dosha pacificado pelo tratamento Shamana pode reaparecer por uma pequena razão. Assim, o Panchakarma é principalmente um tratamento de doenças graves e crónicas causadas pela viciação excessiva do Dosha.

Para além disso, a terapia Panchakarma também é útil para a prevenção de doenças. Por exemplo, se a terapia Vamana for efectuada imediatamente antes do início da primavera, a incidência de perturbações de Kapha é evitada em grande medida. Da mesma forma, a terapia de purgação recebida no outono e Basti na estação das chuvas previne as perturbações de Pitta e Vata, respetivamente. A observância do respetivo regime sazonal também previne as doenças causadas pela viciação de Dosha, bem como retarda o processo de envelhecimento.

Rasayana e Vajikarana são duas terapias para a promoção da saúde. Mas antes da administração de ambas as terapias, é obrigatório purificar o corpo através do Panchakarma para obter os melhores benefícios destas medidas de promoção da saúde. Desta forma, o Panchakarma é importante tanto para a prevenção como para o tratamento das doenças.

Conceito ayurvédico de purificação sistémica

De acordo com a Ayurveda, a terapia Vamana não é apenas uma lavagem gástrica para esvaziar o conteúdo do estômago, mas é uma gestão sistémica completa das doenças sistémicas causadas por Kapha. Do mesmo modo, Virechana e Basti não se limitam a abrir um intestino obstipado, mas constituem a gestão completa das doenças sistémicas de Pitta e Vata, respetivamente. Tendo em conta a importância especial da cabeça, Nasya é um tratamento de doenças internas da cabeça e dos órgãos situados acima das clavículas.

Além disso, todas as medidas de Panchakarma têm uma dupla ação, sistémica e local. Por exemplo, Vamana é melhor para a eliminação de Kapha viciado situado em qualquer parte do corpo, mas ao mesmo tempo também purifica o estômago através da sua ação de emese. Da mesma forma, para além dos seus efeitos sobre Pitta e Vata, respetivamente, Virechana e Basti também purificam os intestinos. Nasya, para além da eliminação do Dosha viciado da cabeça, purifica também o trato respiratório superior e os seios nasais.

Panchakarma - Uma terapia de ação rápida

Existe um falso pressuposto na sociedade sobre o tratamento ayurvédico de que demora muito tempo a mostrar resultados. Mas o Panchakarma é uma terapia de ação rápida que pode ser utilizada em situações de emergência para eliminar o Dosha gravemente agravado. No processo principal de Vamana Karma, a emese começa nos 48 minutos seguintes à administração do medicamento; e Niruha Basti também sai nos 48 minutos seguintes à administração. Da mesma forma, o processo de Virechana é concluído dentro de algumas horas, e todo o processo de Nasya é concluído dentro de uma hora.

Três etapas do Panchakarma

Existem três procedimentos principais para efetuar a terapia Panchakarma, a saber

- **Purva karma:** Medidas preparatórias de pré-purificação para Panchakarma
- **Pradhana Karma**: Principais medidas de purificação do Panchakarma
- **Pashchata Karma**: Cuidados pós-purificação em Panchakarma

Purvakarma: Medidas preparatórias da pré-purificação

Como sabemos, Dosha e Mala são as partes do corpo e participam ativamente nas funções fisiológicas. Sempre que, devido a alguma etiologia, o Dosha se desvia da sua função normal, torna-se perigoso para o corpo, sendo necessário corrigi-lo ou eliminá-lo. As medidas de Panchakarma são adoptadas para os eliminar do corpo, mas não é tão simples como parece. Como os Dosha actuam tanto a nível macro como micro das funções do corpo, estão presentes em cada célula do corpo e a patologia resultante está também impregnada a nível celular. Não é possível eliminar o Dosha sem o seu correto desprendimento e separação das células e dos tecidos. As medidas de purificação adoptadas sem a devida soltura, aglomeração e canalização do Dosha podem ser um fracasso e podem também prejudicar o tecido saudável. Antes de efetuar a biopurificação, é necessário preparar biologicamente o doente para expelir o material mórbido acumulado e este processo é conhecido como Purvakarma

O objetivo do Purvakarma é soltar o Dosha mórbido e as toxinas, aglomerar o Dosha fragmentado para facilitar a sua remoção, canalizá-los para o trato gastrointestinal ou para a nasofaringe (de acordo com o local da doença) para facilitar a sua remoção pelas vias naturais e fortalecer o corpo para suportar o stress da terapia Panchakarma. O Purvakarma consiste principalmente em duas medidas

- Snehana (unção/oleação)
- Swedana (sudação / fomentação)

Snehana (Unção/oleação)

Óleo medicado ou simples, Ghee, etc., são administrados num padrão específico durante cerca de uma semana e também é feita uma massagem em todo o corpo antes da purificação principal de Panchakarma. A massagem com óleo é aplicada em todo o corpo com um padrão específico que ajuda as toxinas a deslocarem-se para o trato gastrointestinal. Snehana torna os tecidos superficiais e profundos macios e flexíveis, ajudando assim a remover o Dosha mórbido aderido e a proteger os órgãos internos da erosão excessiva durante os processos de limpeza. Também nutre o sistema vital de modo a que este suporte o esforço durante o Panchakarma.

Tal como a água que não adere a uma superfície untada, o Dosha não adere ao corpo após os procedimentos de Snehana. No entanto, no caso de um paciente sofrer de indigestão ou de má digestão, é-lhe prescrito um curso de medicamentos digestivos (Pachana) antes da administração de Snehana. Nesse caso, o Pachana torna-se também uma das medidas preparatórias. É particularmente utilizado no caso da terapia Vamana e Virechana, em que são administradas oralmente grandes quantidades de substâncias untuosas para o Snehana. Tem um papel reduzido em Basti e Nasya.

Para além de ser a medida preparatória do Panchakarma, Snehana é, por si só, o remédio para muitas doenças. Quando o ly Vata Dosha está envolvido e a patologia é superficial, o Snehana revela-se apenas benéfico. Para um melhor efeito, utilizam-se óleos quentes para o Snehana. Por vezes, o Snehana é seguido de Swedana, se necessário. Os procedimentos de Swedana que são utilizados como procedimentos terapêuticos independentes para doenças específicas são: Shirodhara, Kati Basti, Janu Basti, Abhyanga e Tarpana,

Swedana (sudação ou fomentação)

Os Swedana são medidas de amarração às quais o corpo responde sob a forma de suor. Existem vários tipos de Swedana. O calor seco, o vapor, a água quente, o ar quente, etc. são utilizados para o processo de Swedana. O Swe dana é administrado todos os dias imediatamente após o Snehana. Uma mistura de ervas pode ser adicionada ao vapor para libertar ainda mais as toxinas do indivíduo. A Swedana liquefaz as toxinas e facilita o movimento do Dosha e das toxinas para o trato gastrointestinal. Tal como o Snehana, o Swedana também pode curar doenças menores que envolvam Vata e Kapha. Alguns procedimentos de Swedana que são conhecidos como procedimentos terapêuticos independentes são Nadi Sweda, Pinda Sweda, Shashti- Shali Pinda Sweda, Upanaha, Churna-Pottali Sweda, etc.

Pradhana Karma: Principais medidas de purificação do Panchakarma

As cinco medidas de biopurificação, nomeadamente Vamana (terapia de emese), Virechana (terapia de purga), Asthapana Basti (terapia de enema de decocção), Anuvasana Basti (terapia de enema de óleo) e Nasya (terapia de erradicação) são consideradas Pradhana Karma.

Pashchata karma: Medidas de pós-purificação do Panchakarma

Depois de realizar o Karma maior, particularmente a emese e a purgação, devido ao esforço, o Agni digestivo torna-se fraco. Para evitar complicações relacionadas com o Agni e para o ativar na sua capacidade máxima, segue-se um regime de dieta e comportamento chamado "Samsarjana Krama" durante um período estipulado. Pashchata Karma restaura a força normal do corpo, restaura Agni e também garante que o Dosha não recaia.

Vejamos agora em pormenor os procedimentos relacionados com o Panchakarma.

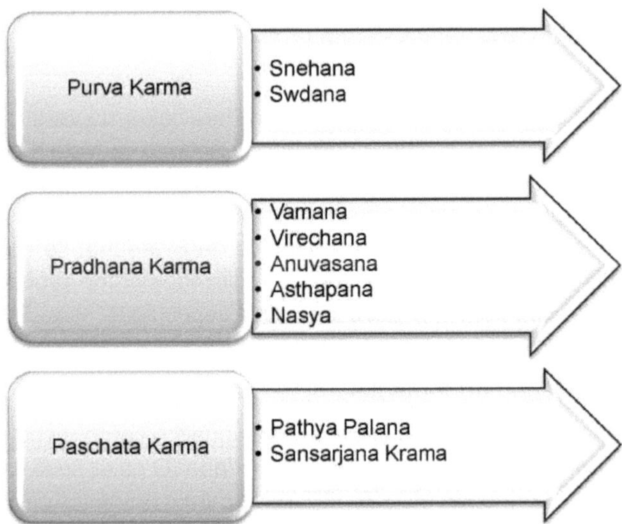

Snehana: Terapia de oleação ayurvédica

Introdução

Sneha denota substância oleosa e a terapia em que são utilizadas substâncias oleosas para olear o corpo é conhecida como terapia Snehana. Tem um efeito definido de lubrificação e proteção do Dhatu no corpo, libertação de toxinas e pacificação de Vata. É efectuada de duas formas: internamente, através da administração oral de substâncias oleosas, e externamente, através de massagem com óleo, etc. De acordo com Acharya Charaka, Snehana produz untuosidade, fluidez, suavidade e humidade no corpo.

Sneha Dravya: Fonte de material de oleação

Para efeitos de oleação, os textos ayurvédicos utilizam principalmente quatro tipos de Sneha: ghee (Ghrita), óleo (Taila), gordura animal (Vasa) e medula óssea (Majja)

Óleos vegetais

O óleo extraído das sementes de certas plantas é utilizado para Snehana, por exemplo, sésamo, mostarda, rícino, coco, etc. De entre estes, o óleo de sésamo é considerado o melhor para dar força. O óleo de sésamo, devido à sua propriedade quente, pacifica Vata mas não aumenta Kapha, melhora a força e a tez, estabiliza os músculos e limpa o Srotasa.

Fonte animal de Sneha

Leite, Ghrita, produtos lácteos, carne, gordura e medula óssea, óleo de fígado são fontes animais de Sneha. De entre estes, o ghee é o melhor e o mais comum na prática.

O ghee alivia a viciação de Pitta e Vata, nutre Rasa e Shukra, proporciona clareza à voz e à tez e tem ação laxante. Além disso, de todos os quatro tipos de Sneha, o ghee, particularmente o ghee de vaca, é considerado o melhor. É o melhor porque tem a propriedade Yogavahi e quando é medicado com outras drogas que têm propriedades opostas, transporta as suas propriedades, sem perder as suas próprias propriedades.

Snehana interna e externa

Com base no modo de aplicação, a oleação pode ser classificada em dois tipos: oleação interna (Abhyantara Snehana) e oleação externa (Bahya Snehana)

Indicação de Snehana interno

É obrigatório efetuar Snehana como parte da medida preparatória antes do Panchakarma. É muito benéfico para Vata e as suas perturbações. Também é indicado para pessoas que seguem uma dieta deficiente em gordura (Ruksha) e que se entregam excessivamente ao sexo, ao vinho, ao exercício e ao pensamento constante. É útil para as crianças, os idosos, os fracos, as pessoas com baixo peso e os pacientes com sémen fraco. Também é indicado nas doenças oculares, como visão fraca, cegueira e ptose.

Dose de Sneha para Snehana

A dose de Sneha não é mencionada diretamente em quantidade; é antes mencionada em termos do poder digestivo de cada doente. A quantidade de Sneha digerida em 24 horas é conhecida como dose máxima (Pravara). T quantidade de Sneha digerida em 12 horas é denominada dose média (Madhyama) e a quantidade de Sneha digerida em 6 horas é considerada baixa

(Hina). Para além disso, foi também mencionada uma dose de teste (Hrasiyasi), que é a quantidade de ghee digerida nas três horas seguintes à sua ingestão. É particularmente útil para os casos em que o poder digestivo e o Agni (Koshtha) são desconhecidos.

Contraindicação de Snehana interno

Snehana interno é contraindicado em pacientes que têm.

1. Excesso de Kapha e Meda (gordura), obesidade.
2. Pessoas muito fracas, exaustas e inconscientes
3. Mulheres grávidas
4. Pessoas com má digestão ou indigestão persistente
5. Sofrendo de Udara Roga (doenças do abdómen, incluindo as do fígado, baço e ascite)
6. Envenenamento ou intoxicação lenta
7. Submeter-se a procedimentos Basti e Nasya
8. Logo após os procedimentos de Virechana
9. Perturbações da Ama
10. Diarreia
11. Afecções da garganta (Gala Roga)
12. Aborto
13. Alcoolismo.

Shamanartha (paliativo) Snehana

O Sneha- ghee ou óleo medicado é administrado por via oral para aliviar várias doenças. Por exemplo, Pancha Tikta Ghrita é administrado por via oral como parte do tratamento paliativo de doenças de pele, Pancha Gavya Ghrita é utilizado na epilepsia e Kalyanaka Ghrita é prescrito em doenças psiquiátricas e Bala Taila para doenças de Vata. Este Shamana Sneha é administrado com o estômago vazio, à hora da refeição, quando o apetite aumenta, numa dose média.

Shodhanartha (Preparatório) Snehana

O Sneha administrado internamente para a preparação do doente para Shodhana é designado por Shodhana Snehana. Para o efeito, geralmente administra-se Sneha simples (Achchha) mas, ocasionalmente, administra-se Sneha medicado de acordo com a doença, por via oral, em doses elevadas, uma vez de manhã, após a digestão da refeição tomada na noite anterior.

Anupana (Pós-bebida) para a Sneha

Depois de tomar Sneha, especialmente depois de Achchha Sneha, deve beber-se água morna. Esta ajuda a limpar corretamente a garganta e a boca e a digerir o Sneha. A água quente é útil para todos os tipos de Sneha, mas é particularmente indicada como Anupana para ghee. A sopa preparada a partir de leguminosas (Yusha) é aconselhada depois de tomar óleo.

Dieta durante o Snehana

Durante a terapia Snehana, é prescrito ao paciente que tome uma dieta leve para digerir, quente e líquida, contendo apenas pouca gordura. Qualquer alimento que obstrua o Srotasa (Abhishyandi) deve ser evitado.

Duração do Snehapana

As doses de Shodhana Sneha devem ser planeadas de modo a que o Snehana adequado ocorra em 3 a 7 dias. Geralmente, no Mridu Koshtha, o Snehana do doente ocorre em três dias, enquanto que no Krura Koshtha pode demorar 7 dias. O Sneha deve ser administrado uma vez por dia até se obterem os sintomas de Snehana correto. Mas Sneha não deve ser administrado para além de sete dias, porque depois disso torna-se Satmya (habitual) para a pessoa e deixará de funcionar para o objetivo de Shodhana. Isto significa que, se for administrado para além de 7 dias, começa a atuar como um artigo de dieta e o seu valor medicamentoso cessa. A principal ação terapêutica de Shodhana Sneha é excitar o Dosha, para que este seja eliminado por Shodhana.

Sadhya Snehana (Oleação instantânea)

Por vezes, torna-se necessário olear um doente com urgência. A administração de Sneha misturado com sal melhora o processo de Snehana e é útil para o Snehana instantâneo (Sadhya). As crianças, os idosos e as pessoas que não podem seguir as regras de oleação prescritas no site podem receber alguns benefícios de Snehana comendo qualquer um dos seguintes alimentos, de acordo com a sua constituição e doença.

- Arroz cozido com leite + Açúcar +Ghrita.
- Leite+ Ghrita.
- Sopa de carne + Ghrita.
- Ghrita + óleo (de sésamo) + requeijão + Piper longum + sal

Sintomas de oleação correta (Samyaka Snehana)

1. Regulação da flatulência
2. Melhoria da digestão
3. Fezes untuosas e soltas

4. Untuosidade e suavidade do corpo

Sintomas de sub-oleação (Asamyaka Snehana)

1. Fezes secas e duras
2. Regulação insuficiente de Vata
3. Má digestão e persistência da aspereza
4. Secura do corpo

Sintomas de oleação excessiva (Ati Snehana)

1. Peso
2. Aborrecimento
3. Anorexia
4. Náuseas
5. Fezes não formadas
6. Palidez e
7. Sonolência

Oleação externa: Bahya Snehana

Bahya Snehana significa a aplicação externa de Sneha (simples ou medicado). A forma mais comum de aplicação é sob a forma de Abhyanga (massagem). Para efetuar este procedimento, é necessário ter em conta o estado da pessoa e o estado do Dosha.

Indicações do Snehana externo

1. Exercício devido a trabalho físico excessivo.
2. Consumo habitual de grandes quantidades de bebidas alcoólicas.
3. Actividades sexuais excessivas.
4. Tensão e deformação.
5. Sofrer de insónias.
6. Doentes de doenças como a paralisia, artrite, ciática, paralisia facial, dores de costas, etc.
7. Para as pessoas que vão receber a Swedana

Seleção de óleo para Snehana:

O óleo de sésamo pode ser utilizado quase por toda a gente. O óleo de mostarda é utilizado nas estações frias, nas perturbações de Kapha e nas perturbações da pele. O óleo de coco é utilizado nas doenças de Pitta e nas estações quentes. Alguns óleos medicinais utilizados popularmente de acordo com o estado da doença são os seguintes

- Óleo de Dashamula (para pacificação de Vata).
- Óleo de Chandana Bala Lakshadi (para pacificação de Pitta).
- Óleo de Mahanarayana (para pacificação de Kapha).

Vários métodos de oleação externa

Para o efeito, são utilizados os seguintes procedimentos: Abhyanga, Udvartana, Lepa, Mardana, Unmardana, Padaghata, Pariseka, Samvahana, Gan dusha, Kavala, Akshi Tarpana, Nasa Tarpana, Karna Purana, Mastishka, Sneha Avagahana, Murdha Taila, Shiro-Abhyanga, Shirodhara, Shiro Pichu e Shiro Basti.

(i) Abhyanga (Massagem corporal)

A Abhyanga é definida como a fricção do óleo numa determinada parte ou em todo o corpo na direção dos pêlos. Na Abhyanga, os óleos medicinais ayurvédicos especiais infundidos com ervas são lentamente aquecidos e massajados suavemente na pele. Esta massagem é profundamente relaxante, harmoniza, desintoxica, fortalece e revitaliza o corpo inteiro. Esta massagem também melhora o fluxo linfático e estimula o sistema imunitário. Simultaneamente, acalma e fortalece o sistema nervoso. Desta forma, a massagem Abhyanga é um protetor, preservador e rejuvenescedor.

Objectivos da massagem ayurvédica

O Abhyanga é efectuado separadamente para alcançar o equilíbrio das energias no interior do corpo e também como Purvakarma no Panchakarma. A prática diária de Abhyanga em todo o corpo torna a pele forte, previne as perturbações de Vata, torna o corpo firme e permite que a pele resista ao stress e ao exercício físico. A pele torna-se macia, encantadora e bem nutrida, os músculos tornam-se fortes e a personalidade em geral torna-se ativa. Alivia tanto Vata como Kapha, alivia a fadiga, promove a visão, a longevidade, o sono profundo e nutre o corpo.

Objectivos da massagem ayurvédica

O Abhyanga é efectuado separadamente para alcançar o equilíbrio das energias no interior do corpo e também como Purvakarma no Panchakarma. A prática diária de Abhyanga em todo o corpo torna a pele forte, previne as perturbações de Vata, torna o corpo firme e permite que a pele resista ao stress e ao exercício físico. A pele torna-se macia, encantadora e bem nutrida, os músculos tornam-se fortes e a personalidade em geral torna-se ativa. Alivia tanto Vata como Kapha, alivia a fadiga, promove a visão, a longevidade, o sono profundo e nutre o corpo.

Método de Abhyanga:

O Abhyanga pode ser feito mesmo no chão coberto com um tapete, mas pode preferir-se uma mesa para este fim. Uma mesa de madeira com um metro e meio de comprimento, dois metros e meio de largura e cerca de um metro e meio de altura é o ideal.

Pede-se ao paciente que se deite ou se sente na mesa. Coloca-se óleo morno numa tigela e coloca-se uma pequena quantidade na palma da mão esquerda do terapeuta e aplica-se com a mão direita, com movimentos longos, nas partes da pessoa a massajar. Em seguida, a massagem deve ser feita na direção dos pêlos do corpo com as palmas das mãos, mantendo os dedos firmemente sobre a parte. Os movimentos de fricção devem ser aplicados com pressão e repetidos continuamente. O óleo é aplicado novamente assim que o óleo anterior é absorvido pela pele. As pinceladas de Abhyanga devem começar na parte proximal e terminar na parte distal, cobrindo alternadamente os lados lateral, medial, ventral e dorsal do corpo. Nas articulações, o movimento deve ser circular. A parte dolorosa deve ser manuseada com muita suavidade e, se estiver sensível, deve ser evitada durante o Abhyanga. Por outro lado, o músculo paralisado deve ser estimulado ou vibrado durante o processo para proporcionar o máximo benefício ao paciente.

O Abhyanga feito apenas na parte afetada é denominado Ekanga Abhyanga (local); e se for feito em todo o corpo, é conhecido como Sarvanga Abhyanga. O Abhyanga de corpo inteiro (Sarvanga) deve ser efectuado nas sete posições seguintes

I. Posição sentada com os membros inferiores totalmente estendidos

II. Deitado de costas com os membros totalmente estendidos.

III. Deitar-se na posição lateral esquerda com o braço direito totalmente estendido e mantido do lado direito

IV. Deitado sobre o abdómen com os membros totalmente estendidos

V. Deitar-se na posição lateral direita com o braço esquerdo totalmente estendido e mantido do lado esquerdo.

VI. Deitado de costas com os membros totalmente estendidos

VII. Posição sentada com os membros inferiores totalmente estendidos.

O Abhyanga deve ser feito, no mínimo, durante cerca de dois minutos e, no máximo, durante cerca de 5 minutos em cada posição para proporcionar um benefício ótimo. Da mesma forma, o Abhyanga de todo o corpo em sete posições deve ser efectuado durante um mínimo de 15 minutos e um máximo de meia hora. O Abhyanga é feito numa sala ventilada, mas a entrada direta de ar deve ser limitada. É aconselhável efetuar a massagem de manhã com o estômago vazio, depois de responder aos impulsos naturais.

Cuidados posteriores:

Após a conclusão do Abhyanga, o doente deve permanecer na sala de recobro, sem acesso direto ao ar, durante cerca de 15 minutos. Depois disso, o óleo deve ser limpo com um pano ou uma toalha grossa e, após um banho de água quente, o doente pode tomar as suas refeições.

Contraindicação de Abhyanga:

O Abhyanga é contraindicado em doenças que dominam Kapha, indigestão, estado de Ama, febre aguda, doenças devidas a excesso de nutrição e logo após a realização de Shodhana. Se o Abhyanga for efectuado em caso de Ama Dosha ou de febre aguda (Nava Jwara), a doença torna-se incurável. Após a realização de Niruha ou Shodhana, o Abhyanga não deve ser feito no mesmo dia e, se for feito, pode levar a uma perturbação da digestão e a perturbações associadas.

Indicação de Abhyanga:

Antes de efetuar o Swedana, é necessário realizar o Abhyanga. Do mesmo modo, antes de efetuar qualquer um dos Panchakarma, é necessário realizar Abhyanga juntamente com Swedana. O Abhyanga é indicado diariamente também em pessoas saudáveis e em todas as condições, exceto quando é contraindicado. Também é indicado para

- Rejuvenescimento
- Para aumentar a potência sexual
- Para relaxar
- Doenças relacionadas com Vata (80 tipos)
- Fraqueza geral
- Perturbações das articulações
- Doenças dos músculos
- Perturbações do sistema nervoso
- Problemas ginecológicos
- Perturbações dos problemas cardiovasculares
- Problemas psicológicos
- Problemas músculo-esqueléticos

Abhyanga com terapia Marma

Os Marma são pontos vitais do corpo que contêm energia Prana. Uma pressão suave sobre os Marma durante a massagem estimula a energia Prana do corpo e da mente.

(ii) Mardana

Neste processo, primeiro aplica-se óleo nas partes do corpo necessárias e, em seguida, as duas mãos são mantidas adjacentes uma à outra. A parte é pressionada com a palma da mão, mantendo-se o controlo firme com os dedos. A cada batida, a mão proximal é movida para cima, enquanto a outra mão ocupa o seu lugar. Este processo é efectuado enquanto a pessoa está deitada nas posições supina e prona alternadamente.

(iii) Unmardana (Massagem de arrancar)

Neste processo, os músculos afectados são suavemente puxados para cima ou estimulados com a mão após a aplicação do óleo.

(iv) Padaghata (Massagem com os pés)

Neste processo, o terapeuta pressiona as partes do paciente com os pés depois de aplicar o óleo no corpo do paciente.

(v) Samvahana (Massagem com penas)

Após a aplicação do óleo, as mãos são suavemente e repetidamente movidas sobre o corpo de uma pessoa, tal como se faz com as peles do animal de estimação.

(vi) Udvartana (Massagem com pó)

Neste processo, é utilizado o pó dos medicamentos e os golpes são aplicados com mais pressão e fricção na direção oposta à dos pêlos. O processo é efectuado continuamente durante cerca de 15-30 minutos, dependendo do estado do doente. Proporciona alívio nas perturbações de Vata e Kapha, provoca liquefação

de Kapha e Meda, promove o metabolismo das toxinas e melhora a tez da pele.

(ix) Gandusha e Kavala

Gandusha e Kavala significam geralmente gargarejo. A única diferença é que, em Gandusha, a boca é completamente preenchida com líquido medicamentoso, de modo que não pode ser movido na boca, enquanto em Kavala é preenchida em menor grau com Kalka e líquidos, de modo que pode ser movido na boca como no gargarejo. Para Gandusha são utilizadas substâncias untuosas, óleo, leite, mel, água morna, vinho, etc.

Indicações de Gandusha

Numa pessoa saudável, o óleo de Gandusha promove diariamente a saúde dos dentes, gengivas, lábios e todas as partes da cavidade oral, bem como dos músculos faciais. Previne os distúrbios dos órgãos da cavidade oral, garganta, pescoço, rosto, etc. O Gandusha com ghee é indicado em úlceras orais e sensação de ardor na boca.

Indicações de Kavala

Kavala é indicada nas dores de pescoço, dores de cabeça, doenças dos ouvidos, olhos e garganta, salivação excessiva, secura da boca, náuseas, anorexia, constipação crónica e torpor.

(X) Akshi Tarpana: Rejuvenescimento Ayurvédico dos Olhos

Este tratamento visa proporcionar um rejuvenescimento ótimo aos olhos. A massa de Urad (grama preta) é colocada à volta do globo ocular de modo a formar um reservatório de óleo à volta dos olhos. De seguida, ghee medicado

(óleo de manteiga clarificado) é colocado nesta estrutura para olear os olhos e as áreas circundantes. O ghee é mantido durante 30 a 35 minutos em contacto com os olhos. Isto melhora a visão e fortalece os tecidos dos olhos e das pálpebras.

Método

Antes deste processo, é aconselhável submeter-se a um Shodhana adequado. Deve ser feito com o estômago vazio, de manhã ou à noite, num local onde não entre vento di rect. Pede-se ao paciente que se deite confortavelmente numa mesa. Em seguida, faz-se um contorno circular com uma altura de cerca de 1,5 cm à volta da órbita ocular, utilizando massa de grama preta (Masha) ou farinha de cevada. De seguida, deita-se lentamente nesta cavidade o ghee ou óleo medicamentoso ligeiramente aquecido, mantendo os olhos fechados. Durante este processo, pede-se ao doente que se mantenha calmo, imóvel, e que abra e feche os olhos com frequência, para que o medicamento permaneça bem em contacto com o globo ocular.

Depois de obter o sintoma de Akshi Tarpana adequado ou após 30-35 minutos, o óleo é retirado quebrando o limite na extremidade do canto do círculo e recolhido num tabuleiro para rins. Em seguida, retira-se toda a massa e limpa-se o óleo do rosto com uma toalha. O paciente é autorizado a sair com a instrução de que não deve olhar para o sol no céu nem para objectos brilhantes. Em caso de cegueira nocturna, Vata Timira e ptose, em vez de ghee é utilizada gordura animal (Vasa). Normalmente, utiliza-se Triphala Ghrita para este processo.

O alívio dos sintomas da doença subjacente, a tolerância à luz, a clareza da visão e a sensação de leveza nos olhos são os sintomas de um Akshi Tarpana correto. Os sintomas de Tarpana incorreto são exatamente o oposto destes. Em caso de excesso de Tarpana, podem surgir as perturbações de Kapha.

Indicação de Akshi Tarpana:

As suas principais indicações são: escuridão na frente dos olhos, sensação de ardor nos olhos, secura nos olhos, olhos curvados, dor nos olhos, lacrimejamento dos olhos, cegueira nocturna, estrabismo, rigidez dos olhos, traumatismo ocular, perturbações de Vata e Pitta nos olhos, paralisia dos músculos oculares, perda de pestanas, incapacidade de mover as pálpebras e perda de lágrimas.

(xi) Murdha Taila (Oleação da cabeça):

A cabeça tem uma importância especial entre as partes do corpo, pelo que a oleação da cabeça foi descrita separadamente sob o título de Murdha Taila. Para o efeito, utilizam-se quatro processos: Shiro- Abhyanga, Shiro-Dhara, Shiro-Pichu e Shiro Basti. A massagem da cabeça é Shirobhyanga e os pormenores das outras são os seguintes.

Shirodhara (derrame na cabeça)

Shirodhara é popularmente conhecido como o tratamento do terceiro olho do Senhor Shiva. Óleos de ervas, leite medicado ou decocção de ervas são vertidos suave e firmemente sobre a testa num fluxo contínuo usando um movimento rítmico especial de oscilação. Isto resulta numa fantástica sensação de relaxamento profundo e paz interior. Actua no sistema cerebral, ajuda a relaxar o sistema nervoso e a equilibrar o Prana Vayu à volta da cabeça. Melhora as funções dos cinco sentidos, ajuda nas insónias, no stress, na ansiedade, na depressão, na queda de cabelo, na fadiga, no desequilíbrio de Vata e torna a pessoa calma e fresca

Shirodhara é uma terapia purificadora e rejuvenescedora concebida para eliminar toxinas e exaustão mental, bem como para aliviar tress e perturbações do sistema nervoso central. Shirodhara é uma forma única de terapia antiga que consiste em deitar óleo na testa a partir de uma altura específica e durante um período específico, de forma contínua e aritmética, permitindo que o óleo escorra pelo couro cabeludo e entre no cabelo. Trata-se de um subtipo de Murdha Taila, que significa manter o óleo medicinal na região da cabeça. Assim, o conceito de Shirodhara diz respeito principalmente à aplicação de óleo. Embora os outros líquidos também sejam utilizados na terapia, estão associados a condições clínicas específicas.

Pré-requisito para Shirodhara

Para o efeito, é necessária uma mesa específica com sete pés de comprimento, dois pés e meio de largura e dois pés e meio de altura. Deve ter uma inclinação e um orifício na direção da cabeça para a recolha do líquido e uma disposição para manter a cabeça do doente confortavelmente. Para encher o líquido, utiliza-se um Dhara Patra, que é um recipiente redondo com cerca de 12" de diâmetro e 12" de profundidade, com uma capacidade de cerca de 2 litros. Faz-se um orifício no fundo do recipiente e coloca-se um bocal com um botão de paragem e de abertura para controlar o fluxo do líquido através dele. Da mesma forma, este recipiente deve ter três correntes ou cordas na parte superior para o pendurar, de modo a poder ser suspenso e oscilar sobre a cabeça do doente. O recipiente deve ser suspenso de forma a que o fluxo de líquido caia na testa a uma altura de cerca de 3 polegadas (quatro dedos).

Procedimento de Shirodhara

O Shirodhara é efectuado de manhã, com o estômago vazio, após uma massagem adequada. Pede-se ao doente que se deite na mesa em posição supina. Mantém-se uma almofada por baixo do pescoço do doente, de modo a que a cabeça do doente fique ligeiramente inclinada para trás. Os olhos são cobertos com algodão e podem ser ligeiramente enfaixados para que o líquido não entre nos olhos do doente. Em seguida, enche-se o Shirodhara Patra (pote) já suspenso no cabide com o líquido, mantendo o orifício fechado com a ajuda do dedo ou do botão de paragem. Em seguida, o óleo é vertido na cabeça do doente, nem muito depressa nem muito devagar, ou seja, a uma velocidade média, que pode ser ajustada com a ajuda do botão de paragem. Quando o líquido começa a verter, o recipiente é movido como um pêndulo de um lado para o outro. O óleo drenado é recolhido noutro recipiente e utilizado para encher o recipiente antes de este ficar vazio.

Com base nos estudos recentes realizados pelo Prof. Gurdip Singh e pela sua equipa, recomenda-se que, para o tratamento das doenças sistémicas, o líquido seja vertido na parte da frente da cabeça, perto das sobrancelhas, enquanto que para as doenças do couro cabeludo, como a caspa, deve ser vertido no couro cabeludo. A duração ideal do Shiro Dhara é de cerca de meia hora para uma sessão. Após a conclusão do Shirodhara, a cabeça do doente é limpa com uma toalha e, depois de algum descanso na sala de recuperação, o doente pode tomar um banho de água quente e depois almoçar. O tratamento deve ser efectuado uma vez por dia durante 21 dias e o segundo tratamento pode ser repetido com um intervalo de uma a três semanas.

Indicação / Benefícios

Shirodhara ajuda nas doenças/perturbações relacionadas com a cabeça, o pescoço, os olhos, os ouvidos, o nariz, a garganta e o sistema nervoso. Proporciona um alívio maravilhoso nas insónias, distúrbios de Vata, distúrbios de ansiedade, doenças psicossomáticas, epilepsia, vários distúrbios mentais e reduz a pressão arterial sistólica e diastólica em doentes hipertensos.

Shiro Pichu (Esfregaço de óleo)

Mergulha-se um pequeno pedaço de algodão ou uma compressa de gaze no óleo medicamentoso e mantém-se na fontanela anterior do couro cabeludo; é conhecido como Shiro Pichu. É indicado para as afecções locais do couro cabeludo, como a caspa, furúnculos no couro cabeludo, queda de cabelo e perda de movimento dos músculos do globo ocular.

Shirobasti

Um dos significados de Basti é enchimento e, como neste processo o óleo é mantido na cabeça com a ajuda de um gorro, é conhecido como Shiro Basti. Para este efeito, prepara-se uma touca especial, aberta em ambas as extremidades, de couro ou lona grossa e firme, com uma altura de cerca de 9 polegadas (12 dedos) e uma circunferência quase igual à circunferência da cabeça do doente.

Método de Shirobasti

O Shiro Basti é feito com o estômago vazio, de preferência ao fim da tarde ou à noite. Para fechar a tampa, prepara-se uma massa com farinha de grama preta (Masha). Depois da massagem a todo o corpo, pede-se ao doente que se sente confortavelmente numa cadeira. A touca é colocada na cabeça de forma a chegar ao nível dos lóbulos das orelhas. Em seguida, a touca é selada por dentro e por fora com a massa de grama preta, de modo a que não haja fugas de óleo da touca. Em seguida, ata-se uma ligadura na extremidade inferior do gorro. Em seguida, deita-se lentamente o óleo a uma temperatura de cerca de 37 graus centígrados na tampa, a partir da parte superior aberta da tampa. O nível do óleo na tampa deve estar até 2 polegadas (3 dedos) acima da pele do couro cabeludo.

Pede-se ao doente que se sente calmamente na posição vertical, sem mexer a cabeça, durante o período especificado ou até aparecerem os sintomas de uma oleação correta, consoante o que ocorrer primeiro. O alívio dos sintomas e o aumento das secreções orais e nasais são os sintomas de uma oleação correta em Shirobasti. Para as perturbações de Vata, o óleo deve ser mantido durante 10.000 Matra (53 minutos), para

Pitta 8.000 Matra (42 minutos) e para Kapha deve ser mantido durante 6.000 Matra (32 minutos). Em pessoas saudáveis, e no caso de Shiro-Gata-Vata, deve ser mantido durante 1000 Matra. Um Matra é considerado igual a 19/60 segundos.

Em seguida, retira-se o óleo da tampa com a ajuda de uma colher e o óleo restante é retirado inclinando g a cabeça. Retira-se a tampa e limpa-se o óleo extra com uma toalha. Em seguida, pressiona-se suavemente a parte de trás do pescoço, o ombro e a cabeça. Depois de descansar um pouco na sala de recuperação, o doente pode tomar um banho de água quente e fazer uma dieta ligeira. O Shirobasti é efectuado diariamente durante 3, 5 ou 7 dias, dependendo da resposta do doente.

Indicação

O Shirobasti é indicado na paralisia facial, insónia, dores de cabeça, especialmente enxaquecas, caspa, secura do nariz e da boca e perda de sensibilidade. O Shirobasti é considerado mais potente do que o Shirodhara

Swedana: terapia de fomentação

Sweda significa suor e a terapia em que a transpiração é produzida é conhecida como Swedana. É a segunda medida preparatória importante, depois de Snehana, para a terapia Panchakarma. Para além disso, é uma medida terapêutica independente para a gestão de muitas doenças, particularmente nas perturbações de Vata e Kapha. A terapia Swedana alivia a rigidez das articulações, melhorando assim os seus movimentos, limpa os canais grosseiros e subtis, confere leveza, melhora a digestão e o apetite, proporciona suavidade e boa aparência à pele e alivia o sono excessivo e a sonolência.

Classificação da Swedana

A. Com base na utilização de vários modos de calor, Sushruta e Vagbhata classificaram a Swedana em quatro tipos básicos - Tapa, Ushma, Drava e Upanaha Swedana

1. **Tapa Sweda (calor seco):** Inclui calor seco, como manter o doente num quarto quente. Também se aplicam diretamente na parte afetada do corpo, para a fomentação, substâncias quentes e secas, como areia, tijolos, bolas de metal embrulhadas num pedaço de pano. Também pode ser utilizado um saco de água quente para este efeito.

2. **Ushma Sweda (Banho de vapor)**: Ushma significa vapor e a fomentação efectuada principalmente através do vapor é conhecida como Ushma Sweda. Nadi (sudação em tubo de chaleira) e Bashpa (vapor) Swedana são os exemplos deste tipo de Sweda.

3. **Drava Sweda (Banho de banheira)**: a fomentação feita através da utilização de líquidos quentes num banho de banheira ou deitando o líquido quente sobre o corpo é abrangida pelo Drava Sweda.

4. **Upanaha Sweda (Cataplasma)**: Neste processo, uma pasta quente de medicamentos é aplicada na parte afetada. Pode ser enfaixada para a manter no sítio certo.

B. Ruksha e Snigdha Swedana:

A aplicação de calor seco, por exemplo, saco de água quente ou saco de areia, faz parte da fomentação seca (Ruksha). É útil para as perturbações de Kapha. A fomentação por substâncias untuosas é designada por Snigdha Sweda, por exemplo, Shashti-shali ou Patra Pinda Sweda. É particularmente útil para as perturbações de Vata puro.

C. Ekanga (local) e Sarvanga (corpo inteiro) Swedana:

A fomentação de uma ou duas partes é conhecida como Ekanga Sweda, por exemplo, Nadi Sweda (Sudação de chaleira a vapor). A fomentação de todo o corpo é designada por Sarvanga Sweda, por exemplo, banho de vapor.

D. Mridu (suave), Madhya (moderada) e Maha (forte) Swedana:

A fomentação pode ser de três tipos: suave (Mridu), média (Madhyama) e forte (Maha), consoante a intensidade do calor utilizado para a sudação.

E. Com base na utilização de calor externo:

O Sweda é classificado em dois grupos - Sagni Sweda (fomentação térmica) - Quando se utiliza calor externo para transpirar, é conhecido como Sagni Sweda. E o Niragni Sweda (fomentação não térmica) - é a transpiração efectuada sem ajuda de calor externo.

A. Sagni Sweda: Fomentação térmica

Quando o calor externo é usado para suar, então é conhecido como Sagni Sweda. Os treze tipos de Sagni Sweda são: Sankara, Prastara, Ashma, Bhu, Nadi, Pariseka, Avagaha, Jentaka, Karshu, Kuti, Kupa, Kumbhi e Holaka Sweda

I. Ruksha (seco) Sankara Swedana: Neste tipo de fomentação, são utilizadas substâncias sólidas quentes, como areia, tijolo e pedra. É um tipo suave de Sweda e pode ser feito pelo próprio paciente em doenças de Kapha e Ama que afectem as articulações, os músculos, etc.

II. Snigdha (untuoso) Sankara Swedana: A papa espessa é preparada a partir de substâncias como sésamo, grama preta, grama de cavalo, frutos cítricos, ghee, óleo, arroz e pudim de leite. Este tipo de Sweda é mais útil nas condições de Vata puro. Shashti Shali Pinda Sweda e Nirgundi Patra Pinda Sweda são as suas variedades.

(II-a) Shali Pinda Swedana: Faz-se uma decocção de pó grosso de Bala (Sida cordifolia). Adiciona-se à decocção uma quantidade eq ual de leite. Metade desta mistura é guardada numa tigela para aquecer os sacos de arroz. Na restante metade da mistura, o arroz é cozinhado.

O arroz cozido é colocado num pedaço de pano de 18 "X 18" com fios nos cantos e é atado para fazer um saco de tal forma que se faz uma pega de pano grosso dobrado no topo. Preparam-se pelo menos dois destes sacos (Pottah) e guardam-se numa tigela com a mistura de leite e decocção de Bala, que é aquecida a cerca de 41 graus Celsius. Depois de uma massagem adequada, pede-se ao doente que se deite na mesa em posição supina. O terapeuta pega no saco quente com uma mão, coloca-o sobre o corpo e esfrega-o com alguma pressão, começando pela parte proximal do corpo na direção dos pêlos. Pode fazer-se uma massagem simultânea com a outra mão, utilizando a fricção. Quando se chega ao fim da parte do corpo, por exemplo, o dedo do pé ou o dedo da mão, no caso das extremidades, o saco é levantado e repete-se a operação da mesma forma. Durante o processo, quando o saco arrefece, é substituído por outro saco quente da taça de aquecimento, e o anterior é mantido na taça para aquecimento. Desta forma, a fomentação de todas as partes do corpo é efectuada continuamente, sem interrupção, durante cerca de 30 minutos. Aconselha-se a realizá-la em todas as sete posições.

Após a conclusão do processo, o corpo é suavemente limpo com uma toalha e, depois de repousar durante cerca de 15 minutos na sala de recobro, o doente pode tomar um banho de água quente e comer alimentos ligeiros quando sentir fome. Desta forma, o tratamento deve ser efectuado uma vez por dia durante 21 dias e, se necessário, os seus dois ou três cursos podem ser repetidos após um intervalo de duas a três semanas. Os estudos recentes mostraram que é muito útil na paralisia, especialmente do neurónio motor inferior, como a pós-polioparalisia e a paraplegia, a paralisia espástica congénita, a hemiplegia e a distrofia muscular pseudo-hipertrófica.

(II-b) Anna Lepana

Neste processo, o mingau é preparado a partir do arroz e dos cereais acima mencionados e é aplicado diretamente no corpo do doente sem o envolver num pano. Também depois do Shali Shashti Pinda Sweda, o saco de pano é aberto e o restante arroz do saco é espalhado e esfregado por todo o corpo.

(II-c) Nirgundi Patra Pinda Swedana

Limpam-se as folhas frescas de Nirgundi (Vitex nigundo) sem talo e cortam-se em pedaços pequenos. As folhas são amolecidas, fritando-as ligeiramente no óleo. Depois disso, as folhas são colocadas num pedaço de tecido de algodão de 18" x 18" e transformadas num saco (Pottah), tal como mencionado anteriormente. Preparam-se dois sacos, que são colocados numa tigela com óleo medicinal, como o Bala Taila ou o Nirgundi Taila. A taça que contém os sacos é colocada no aquecedor para um aquecimento suave. A fomentação é feita com o saco quente a uma temperatura tolerável, mantendo-o sobre as partes afectadas com uma ligeira pressão. O saco é movido gradualmente das partes superiores para as partes inferiores, através de pancadas. Quando um saco perde o seu calor, é mantido na tigela para aquecimento e o outro saco quente é retirado para fomentação. Desta forma, a fomentação é efectuada continuamente, sem interrupção, durante cerca de meia hora por dia.

Após a conclusão da fomentação, o óleo é retirado do corpo com uma toalha. Depois disso, após 20 minutos de repouso na sala de recuperação, o doente pode tomar um banho de água quente e almoçar ligeiramente. É indicado em condições articulares dolorosas e sensíveis, como a artrite e algumas condições paralíticas.

2. Prastara Swedana (Fomentação com lajes de pedra)

Utiliza-se uma laje de pedra com cerca de 2,5 m x 2,5 m como cama e sobre ela espalha-se papa quente preparada com cereais, pudim de leite, kedgeree, etc. A cama é coberta com um pano ou com folhas de rícino. Depois de uma massagem adequada em todo o corpo, pede-se ao paciente que se deite na cama, cobrindo o corpo com um lençol de algodão grosso, até que transpire adequadamente.

3. Ash ma Swedana (Fomentação em cama de pedra)

Pega-se numa laje de pedra como a mencionada no Prastara Sweda e queima-se nela lenha. Após a combustão completa, retiram-se as brasas e as cinzas da laje, borrifa-se água quente sobre ela e cobre-se a laje com um lençol de pano ou folhas de rícino. Pede-se ao paciente, cuja massagem foi efectuada, que se deite sobre ela, cobrindo o corpo com um lençol de pano, até que ocorra a transpiração adequada.

4. Bhu Swedana (Fomentação no leito do solo)

No solo firme (Bhu), limpa-se bem uma área adequada com cerca de 7' X 3'. Repete-se o processo mencionado no Ashma Sweda. A única diferença entre os dois é que no Prastara Sweda é usada uma laje de pedra, enquanto no Bhu Sweda o mesmo processo é feito no chão.

5. Nadi Swedana (Fomentação com chaleira de vapor)

Neste processo, a transpiração é efectuada através de vapores que saem de um tubo ligado a um recipiente semelhante a uma chaleira. Para o efeito, utiliza-se um recipiente com uma tampa no topo e um bico na parte superior. Ao bico, fixa-se um tubo de borracha de três a seis pés de comprimento e com duas ou três curvas. A circunferência do tubo na extremidade da chaleira deve ser o dobro da circunferência na extremidade mais distante. Também se pode utilizar uma panela de pressão e, nesse caso, o tubo deve ser fixado ao bocal onde normalmente se fixa o peso. Podem também ser utilizados outros vaporizadores que produzam vapor de água, com as modificações necessárias.

Enche-se o recipiente até um quarto da sua capacidade com o pó grosso da droga, e adiciona-se água até aos dois quartos restantes. Em seguida, o recipiente é aquecido no fogão e, quando o vapor começa a sair do tubo, a fomentação das partes já ungidas é feita com ele. O tubo deve ser mantido a uma certa distância, que pode ser ajustada de acordo com a tolerância do paciente ao calor. Deve ter-se cuidado para que as gotas de água condensada que saem do tubo não caiam em cima do doente; isto pode ser conseguido cobrindo a extremidade distal do tubo com um pano de algodão fino. O procedimento é efectuado uma vez de manhã e, se necessário, pode ser repetido à noite, dependendo da resposta do doente e da doença.

(5-a) Bashpa Swedana (Fomentação em chaleira de vapor)

É como um banho de vapor de todo o corpo com uma decocção medicamentosa. Para este efeito, prepara-se uma cabina especial de madeira com as dimensões de 7 pés x 2 pés x 2 pés. É coberta por todos os lados, exceto por uma janela, que é mantida num dos lados para manter o fogão de aquecimento. O teto de madeira desta cabana deve ter pequenos buracos de cerca de uma polegada quadrada, para que o vapor possa passar através dele. Numa das extremidades da mesa, é feita uma saliência para que o doente possa manter a cabeça confortavelmente sobre ela. A mesa é coberta com um lençol de algodão.

Através da janela lateral, mantém-se uma placa quente sobre a qual se coloca um recipiente com cerca de 10 litros de capacidade, no qual se ferve o pó grosso dos medicamentos com água. Depois aquece-se e quando começa a sair vapor, pede-se ao paciente que já tomou Snehana que se deite na mesa. O corpo deve ser coberto por um lençol de algodão. A cabeça do doente é mantida na parte saliente da mesa, de modo a ficar protegida do calor.

A transpiração do doente ocorre devido ao vapor que entra pelos orifícios no tampo da mesa. O doente permanece no topo da cabina até sentir os sintomas de Swedana correta. Este tipo de fomentação é muito adequado quando a transpiração de todo o corpo é indicada, como na artrite de múltiplas articulações, hemiplegia e ciática ou como Purvakarma em Vamana e Virechana.

6. Pariseka Swedana (efusão quente):

O derramamento de líquidos quentes suportáveis, tais como óleo medicinal, decocção, leite, é conhecido como Pariseka Sweda. O óleo ou o líquido medicinal é recolhido e reutilizado para o mesmo doente. Atualmente, o Pariseka Sweda modificado é feito sob o nome de Pizhichil.

6-a. Pizhichil

Para o Pizhichil, prepara-se uma mesa especial, conhecida por Droni, a partir de uma placa de madeira de cerca de 7' x 2,5', com uma borda de madeira de 3 a 4 polegadas de altura em todos os lados e um buraco na extremidade dos pés para recolher o óleo. Pode ser mantido no chão ou numa estrutura de cerca de 2,5' de altura com uma inclinação para o lado dos pés. Deve ter uma forma elevada para que o doente possa descansar confortavelmente a cabeça. Nas proximidades, deve ser feito um arranjo para aquecer o óleo.

Procedimento:

Pede-se ao doente que, vestindo apenas roupa interior, se deite no Droni. Idealmente, são necessários cinco terapeutas, dois (um para o membro superior e outro para o membro inferior) para cada lado e um ajudante para recolher, aquecer e fornecer o óleo.

Cada terapeuta pega num pano de 18" x 18" e mergulha-o no óleo quente guardado num recipiente colocado no Droni ao alcance dos terapeutas. O pano embebido em óleo é espremido do punho e, com a ajuda do polegar, é derramado um jato de óleo sobre o corpo. Simultaneamente, é feita uma massagem com a outra mão. O óleo é derramado a uma altura de cerca de 15 cm e é aconselhável espremer o óleo com a mão direita e fazer a massagem simultaneamente com a mão esquerda. Começa-se pela parte superior e faz-se continuamente em direção à parte inferior, sem interrupção. O ajudante recolhe o óleo, aquece-o e volta a colocá-lo na tigela. A massagem deve ser efectuada nas sete posições mencionadas para Abhyanga, durante cerca de 5 minutos em cada posição.

A temperatura do óleo é geralmente mantida entre 40 e 42 graus centígrados, consoante a tolerância do doente. O óleo é continuamente recolhido e reaquecido para ser utilizado no mesmo dia. O tratamento é efectuado diariamente ou em dias alternados durante 21 dias e, após um intervalo de 3 semanas, pode repetir-se outro tratamento.

É aconselhável mudar o óleo diariamente, se possível; caso contrário, o mesmo óleo pode ser reutilizado durante um período máximo de 7 dias, adicionando diariamente a quantidade de óleo perdida durante o processo. No entanto, ao oitavo dia, deve ser substituído por óleo novo.

Pizhichil é indicado em hemiplegia, paraplegia, paralisia pós-pólio, lombalgia, ciática, dor no abdómen, cólicas e outras condições dolorosas que envolvem muitas partes do paciente.

7. Avagaha Swedana (Banho de hidromassagem)

A imersão da parte afetada no líquido medicinal quente, colocado numa banheira adequada, é conhecida como Avagah a Sweda (banho de banheira). Pode ser utilizada uma banheira de aço, porcelana, fibra de vidro ou cimento. Para a postura sentada, é necessária uma banheira circular com um diâmetro de cerca de dois pés e uma altura de cerca de três pés. Para a posição deitada, é suficiente uma banheira oval ou retangular de cerca de 7' x 2' x 1,5' com uma disposição para manter a cabeça confortavelmente. A banheira deve ter um dispositivo de drenagem e pode ter e ligação a um equipamento de aquecimento de água.

Pode ser utilizada a decocção quente preparada a partir de medicamentos que aliviam Vata, leite quente, ghee, óleo ou água, conforme a viabilidade. Após a massagem adequada, pede-se ao doente que se sente ou deite na banheira cheia com o líquido, mantendo a cabeça acima do nível do líquido. No caso da posição sentada, o nível do líquido deve ser até à clavícula e o líquido quente pode também ser vertido continuamente sobre o ombro. Para a posição deitada, a cuba deve estar suficientemente cheia para que o corpo fique imerso no líquido. O doente pode permanecer na banheira durante 48 minutos. Depois disso, o doente é autorizado a sair da banheira e o corpo é limpo com uma toalha. O doente pode tomar uma refeição ligeira após o banho quente.

É útil no tratamento de cólicas renais, lombalgias, ciática, espondilose, espondilite, osteoartrite, escoliose, lordose e outras condições dolorosas e sensíveis ou de movimento restrito dos músculos e articulações causadas por Vata.

(7-a) Basti local (imersão)

Basti também significa permanecer durante algum tempo. Por conseguinte, em algumas aplicações locais em que o óleo é mantido nas partes externas do corpo durante algum tempo, chama-se Basti, acrescentando o adjetivo do nome desse órgão. Por exemplo, se o óleo for mantido em Kati (parte inferior das costas), é designado por Kati Basti e se for mantido em Janu (joelho), é designado por Janu Basti e assim por diante.

Para o efeito, faz-se uma cavidade artificial com a ajuda de uma massa, onde se coloca óleo aquecido de forma tolerável e se mantém durante cerca de 10 a 15 minutos. Entretanto, o óleo arrefecido é substituído por óleo quente duas ou três vezes para manter a temperatura. Após a conclusão do processo, o óleo e a massa são removidos e a peça é limpa suavemente com uma esponja quente. O processo é efectuado uma vez por dia durante duas a três semanas. Se necessário, o processo pode ser repetido após um intervalo de uma ou duas semanas.

Kati Basti é indicado nas perturbações dolorosas e sensíveis devidas ao envolvimento das vértebras lombares; tais como lombalgia, ciática, perturbações degenerativas das vértebras lombares, disco prolapsado, alterações osteoartríticas nas vértebras lombares e espondilite lombar. Do mesmo modo, Griva Basti é efectuado na parte de trás do pescoço em caso de espondilose cervical ou espondilite. Janu Basti é realizado no joelho afetado (Janu) em caso de condições dolorosas das articulações.

8. Jentaka Swedana (Fomentação Sudatória)

A terapia de transpiração realizada numa sala especialmente preparada é conhecida como Jentaka, Sweda. É construída uma sala circular com 24 pés de altura e 24 pés de diâmetro, com paredes grossas bem rebocadas e numerosos orifícios para ventilação no interior da sala. É construída uma plataforma periférica de 1,5 pés de altura e 1,5 pés de largura, começando de um lado e terminando do outro lado da porta. No meio da sala, é construído um forno com cerca de 1,5 m de altura e 1,5 m de diâmetro, que é enchido com a madeira seca e queimado. Quando a madeira estiver completamente queimada, sem fumo e a sala estiver suficientemente aquecida, pede-se ao doente que já foi submetido a Abhyanga que entre na sala através da plataforma, cobrindo o corpo com um lençol de algodão. O doente é instruído a avançar gradualmente. Em todo o caso, mesmo em caso de emergência, como suores excessivos ou desmaios, o doente não deve sair da plataforma sozinho, mas o assistente deve ajudá-lo a sair.

Depois de ter recebido os sintomas corretos da terapia da transpiração, pede-se ao doente que saia da sala. Após o repouso na sala de recuperação, o doente pode tomar a sua alimentação habitual depois de tomar um banho de água quente.

É indicado em distúrbios de Kapha e em estações e climas muito frios. Também é muito útil quando a Swedana é feita para um grande número de pacientes num dia, como em campos de tratamento em massa. De cada vez, duas a três pessoas podem ser enviadas para o quarto para fazer Swedana.

9. Kuti Sweda (Fomentação de cabanas)

Para o efeito, é construída uma pequena cabana de paredes grossas, de forma redonda e sem ventilação. No meio da cabana é colocada uma cama coberta com um lençol de algodão. À volta da cama, coloca-se um pequeno forno cheio de carvão sem fumo para aquecer o quarto. Hoje em dia, podem ser colocados aquecedores eléctricos para aquecer o quarto. Pede-se ao paciente que tomou o Abhyanga que se deite na cama, cobrindo o corpo com um lençol de algodão, até obter a transpiração adequada e outros sintomas de um Swedana correto.

10. Karshu Sweda (Fomentação de trincheiras)

Para este tipo de Swedana, é escavada uma pequena trincheira de 1,5 m x 1,5 m x 2 m, que é enchida com carvão sem fumo. É colocada uma cama de grades coberta com um lençol. Depois de um abhyanga adequado, pede-se ao doente que se deite na cama, cobrindo o corpo com um lençol de algodão, até obter uma boa transpiração, juntamente com outros sintomas de uma Swedana correta.

11. Kupa Sweda (Fomentação de fossas)

Para o efeito, é feito um fosso com um diâmetro igual à largura da cama e uma profundidade duas vezes superior. Enche-se o fosso com os bolos de estrume de vaca e queima-se até obter carvão sem fumo. Em seguida, coloca-se uma cama de grades coberta com um lençol de algodão. Depois do Abhyanga, pede-se ao doente que se deite na cama, cobrindo o corpo com um lençol de algodão. O doente transpira com facilidade.

12. Kumbhi Sweda (Fomentação em jarro)

Enche-se um jarro com uma decocção preparada a partir de medicamentos paliativos de Vata. De seguida, enterra-se o jarro no chão até um terço ou metade do seu comprimento. Sobre ele, coloca-se uma cama coberta com um lençol de algodão e, depois do Abhyanga, o doente senta-se ou deita-se sobre ela, cobrindo o corpo com um pano. De seguida, coloca-se uma bola de ferro em brasa ou um pedaço de pedra quente no jarro e fomenta-se o doente com os vapores que saem do jarro. É um tipo muito suave de Sweda de vapor e pode ser utilizado mesmo em doenças Pitta.

13. Holaka Sweda (Fomentação debaixo da cama)

Enche-se uma pequena panela redonda de barro com estrume de vaca e queima-se. Quando não faz fumo, coloca-se debaixo de uma cama e, em seguida, deita-se o doente na cama, cobrindo o corpo com um lençol de pano. Hoje em dia, o aquecimento do quarto pode ser mantido debaixo da cama para este efeito.

Niragni Sweda: Fomentação não térmica

A transpiração também pode ser feita sem aplicação de calor externo direto, este tipo de fomentação é designado por Niragni Sweda. Os dez tipos de Niragni Sweda seguintes são mencionados nos textos clássicos de Charaka Samhita-

1. **Vyayama (Exercício):** O exercício muscular produz suor.

2. **Ushna Sadana (Quarto Quente):** Um quarto sem ventilação, especialmente no verão, é suficiente para produzir a transpiração.

3. **Guru Pravarana (Cobrir-se com cobertores grossos)**: Se uma pessoa cobre o corpo com panos grossos ou lençóis de lã, isso leva à transpiração devido à não condução do calor do corpo para o ambiente externo.

4. **Kshudha (Fome):** A fome excessiva produz suores.

5. **Bahupana:** O consumo excessivo de álcool produz suores.

6. **Bhaya (Medo) e 7. Krodha (Raiva):** Em condições emocionais como o medo e a raiva, ocorre a transpiração.

8. **Upanaha (cataplasma):** A cataplasma produz uma transpiração insensível, impedindo a perda de calor do corpo. A cataplasma é aplicada na parte afetada e é coberta ou enfaixada com um pano. Se a cataplasma for aplicada durante a noite, deve ser retirada de manhã e, se for aplicada durante o dia, deve ser retirada à noite, de modo a evitar irritações na pele. No entanto, o período de aplicação da cataplasma pode ser prolongado na estação fria.

9. **Ahava (luta livre):** A luta livre e o combate provocam a transpiração.

10. **Atapa (banho de sol):** A exposição direta aos raios solares leva à transpiração.

Instruções e precauções gerais relativas à Swedana

1. Antes do Swedana, é necessário efetuar Abh yanga. Mesmo em alguns casos em que o Abhyanga é contraindicado, pode ser aplicada pelo menos uma camada de óleo medicinal quente.

2. A Swedana deve ser feita num local que não permita a entrada direta de ar.

3. A temperatura do líquido deve ser tolerável para o doente.

4. Após a conclusão do processo, o óleo e o suor devem ser enxugados com uma toalha e o doente deve descansar no recobro, durante cerca de

15 a 45 minutos. O quarto deve ser desprovido de entrada direta de ar. Depois de tomar o banho de água quente, o doente pode tomar uma refeição ligeira.

5. A sudação é geralmente efectuada de manhã, com o estômago vazio, mas apenas após a digestão completa da refeição anterior.

6. Deve ser sempre feita uma leve fomentação nos testículos, coração e olhos e nas virilhas deve ser feita uma fomentação moderada.

7. Geralmente, a fomentação é feita uma vez por dia, de preferência de manhã, com o estômago vazio, durante 21 dias. Se necessário, os cursos podem ser repetidos com o intervalo de duas a três semanas, dependendo da tolerância da pessoa à terapia Swedana.

Indicações da Swedana

Swedana é indicado em distúrbios de Vata e Kapha, e antes da terapia Shodhana. As suas outras indicações principais são: constipação comum, tosse, faringite, dispneia, soluço; dor no ouvido, pescoço e cabeça; distensão abdominal, obstipação; perturbações de Ama, dor abdominal com cólicas, sensação de peso, dores no corpo; rigidez dos flancos, costas, cintura e abdómen; dor e rigidez no pé, joelho, coxa e barriga da perna; osteoartrite, ciática, contratura, dureza, estiramento, rigidez, dormência, cãibras, tremores, paralisia facial, disartria, monoplegia, hemiplegia, disúria, anúria e inflamação.

Contraindicação da Swedana

A terapia de transpiração está contra-indicada em consumidores habituais de álcool, grávidas, perturbações hemorrágicas, diarreia, pessoas desidratadas, diabetes mellitus, fissuras anais, prolapso do reto, perturbações devidas a intoxicação e envenenamento por álcool excessivo, exaustão, inconsciência, obesidade excessiva, sede, fome excessiva, raiva, tristeza, iterícia, perturbações que levam ao aumento generalizado do abdómen, tuberculose, gota, fraqueza, desmaio e glaucoma.

Efeitos terapêuticos gerais da terapia Sweda na

O Swedana feito num paciente devidamente oleado excreta os resíduos metabólicos e as substâncias nocivas (Mala) situadas nos canais subtis, derretendo-os e dissolvendo-os. Snehana solta o Dosha até certo ponto. O Swedana realizado a seguir liquefaz o Dosha situado no Dhatu, no seu próprio local ou noutro local dos canais subtis e facilita a sua condução para Koshtha através da respectiva medida de bio-purificação.

As propriedades atribuídas à Swedana são Ushna, Tikshna, Sara, Drava, Snigdha, Ruksha e Sukshma. Outras acções terapêuticas da Swedana incluem a melhoria do apetite e da digestão, o amaciamento da pele, a melhoria da tez e das funções da pele. A abertura e limpeza dos micro canais, alivia o sono excessivo, a preguiça, a sonolência, a rigidez das articulações, o peso e o frio, restaura a função normal das articulações e excreta as toxinas e metabolitos nocivos juntamente com o suor.

Sintomas de Swedana adequada

A fomentação deve ser feita continuamente até aparecerem os sintomas da Swedana correta, que são os seguintes

1. Aparecimento de suor
2. Alívio do frio
3. Alívio da sensação de peso
4. Alívio da dor
5. Alívio da rigidez
6. Suavidade da pele.

Sintomas de uma Fomentação inadequada

1. Menos transpiração
2. Sem alívio da dor
3. Sem alívio da constipação
4. Rigidez no corpo
5. Peso no corpo
6. Rugosidade do corpo

Se houver sintomas de insuficiência t fomentação, continuar o processo até o doente apresentar sintomas adequados.

Sintomas de Swedana excessiva

1. Agravamento de Pitta Dosha
2. Sensação de ardor no corpo
3. Peso no corpo
4. Letargia
5. Dor nas articulações
6. Confusão
7. Cansaço
8. Vómitos
9. Sede excessiva

Tratamento das complicações da Swedana

Se houver sintomas de fomentação excessiva, tratar as complicações administrando medicamentos Madhura Rasa, Snigdha, Drava e Shita Guna e dieta ao paciente, e também seguir o regime de Grishma Ritu. Devem também ser adoptadas as seguintes medidas

1. Shita Mantha adicionada de açúcar
2. Shrita Shita Jalapana
3. Madya em pessoas toxicodependentes
4. Chandana Pralepa
5. Leque com Chandanodaka
6. Habitar num quarto fresco durante o dia e ao luar durante a noite.
7. Evitar a dieta de Lavana, Amla, Katu Rasa e Ushna Guna

Regime pós-fomentação

Depois de obter os sinais e sintomas adequados da fomentação, ungir novamente o corpo e pedir ao doente que tome um banho de água quente e, em seguida, dar comida ligeira. De seguida, passar à técnica terapêutica seguinte, de acordo com o texto.

Se este Swedana tiver sido feito como pré-requisito para o Samshodhana, o paciente deve ser considerado para o mesmo no dia seguinte. Geralmente, o Vamana deve ser administrado no 2.°dia de Swedana e o Virechana após 3 dias de intervalo. Se for necessário administrar Basti ou Nasya, estes podem ser administrados imediatamente após Swedana.

Vamana: Terapia ayurvédica da emese

Vamana significa a terapia que elimina à força o Dosha mórbido do corpo por meio de emese induzida. Vamana é o Pradhana Karma, ou seja, a principal medida de purificação do Panchakarma. É a melhor terapia para a eliminação de Kapha mórbido e para a cura das perturbações de Kapha. Elimina Pitta em grau moderado e tem também uma ligeira ação de eliminação de Vata. Além disso, a terapia da emese é muito útil na prevenção das perturbações de Kapha, se for efectuada logo no início da primavera. Mesmo que não seja assim, uma pessoa saudável pode submeter-se a Vamana uma vez por ano, o que promove a saúde e retarda o processo de envelhecimento.

Indicação de Vamana Karma

Para além das perturbações de Kapha, o Vamana Karma é indicado nas seguintes condições

Pinasa (rinite crónica), Galagraha (faringite), Kasa (perturbações respiratórias dominantes com tosse), Shwasa Roga (perturbações respiratórias dominantes com dispneia), Nava Jwara (febre aguda), Mandagni (má digestão), Arochaka (perda do paladar), Avipaka (indigestão), Praseka (salivação), Hrillasa (náuseas), Mukhapaka (estomatite), Viruddhanna (alimentos incompatíveis), Visha (intoxicação aguda), Gara (toxicidade crónica), Kushtha (doenças crónicas da pele), Dashta (picada de inseto venenoso), Viddha (ferimento com seta venenosa), Shopha (edema), shlipada (elefantíase), Galaganda (bócio), Apachi (linfadenite), Stanya Dushti (perturbações galácticas), Apasmara (epilepsia), Unmada (psicose), Arbuda (tumor), Medo Roga (obesidade), Visarpa (erisipela), Vidradhi (abcesso), Adhi-jihvaka (uvulite) e Galashundika (amigdalite).

Contraindicação de Vamana

Vamana está contraindicado nas seguintes condições e pessoas - Kshata (úlcera no peito), Kshina (caquexia), Atisthula (excessivamente obeso), Atikrisha (excessivamente emaciado), crianças, idosos, pessoas delicadas, fracas, fatigadas, com sede e com fome, Pessoas que se entregam a trabalhos de parto excessivos, levantamento de pesos e feiras, que se entregam a sexo, estudo e exercício excessivos, grávidas, Dush-Chhardana (dificuldade em vomitar), Urdhvaga- Raktapitta (hemorragia dos canais superiores), Prasakta- Chhardi (vómitos contínuos), Urdhva Vata (peristaltismo acelerado), depois de tomar Basti, Hrid-Roga (doenças do coração), Udavarta (rubor), Mutragraha (perturbações urinárias obstrutivas), Pliha (esplenomegalia), Gulma (crescimento localizado no abdómen), Udara-Roga (perturbações que conduzem a um aumento generalizado do abdómen, como a ascite), Svaropaghata (perturbação da voz), Timira (desmaio), Shira-Shankha-Karna-Akshi-Shularta (dor aguda na cabeça, região temporal, ouvido e olhos e) e Parshva-Ruk (dor nos flancos) e perturbações de Vata.

Medicamentos para Vamana Karma

O medicamento mais utilizado para Vamana é o Madanaphala (Randia clumatorum), que é o melhor e mais seguro medicamento emético para provocar vómitos sem complicações. Ao partir o seu fruto, obtêm-se sementes de tamanho pequeno e de cor preta, denominadas Madanaphala Pippali. Estas sementes são transformadas em pó e utilizadas para produzir Vamana. Os outros medicamentos recomendados são os seguintes:

Jimutaka (Luffa echineta), Ikshvaku (Legneria vulgaris), Dhamargava (Luffa aegyptica), Vatsaka (Writia tinctorea), Kritvedha (Luffa amara), Sarshapa (Brassia campestris)- sementes, Vidanga (Embelia ribes)-frutos,

Pippali (Piper longum)-frutos, Karanja (Pongamia glabra)-frutos, Chakramarda (Cassia tora)-frutos, Kanchanara (Bauhinia variegata)-raiz, Nimba (Azadiracta indica)-folhas e casca, Ashwagandha (Withania somnifera)-raiz, Bidula (Barrintonia acutangula), Shweta Vacha (Acorus calamus)-raiz, Shankhapushpi (Convolvulus pluricaulis), Bimbi (Coccinia indica), Madhuka (glycerrhiza glabra), Trapusha (Cuccumis sativus), Murva (Marsedenia tenacissima) e Lavana (sal).

Adjuvante da preparação de Vamana:

Todas as preparações eméticas, para além do medicamento emético principal, contêm mel e sal-gema para liquefazer e segregar Kapha no corpo. Tanto a Ela grande como a pequena são adjuvantes úteis devido às suas várias propriedades benéficas e foram recomendadas por Charaka para este efeito. O Ikshu Rasa (sumo de cana de açúcar) também é utilizado para este fim. A decocção de Madanaphala e Yashtimadhu (Glycerrhiza glabra), adicionada com mel, sal grosso e Phanita também é prescrita para Vamana Karma

Vamanopaga Medicamentos

Os medicamentos que ajudam a produzir o Karma Vamana correto são designados por Vamanopaga. As dez drogas seguintes foram mencionadas como Vamanopaga por Charaka.

Madhu (mel), Madhuka (G lycerrhiza glabra), Kovidara (Bauhemia variegata), Karbudara / Shweta Kanchanara (variedade de Bauhenia) Nipal Kadamba, Bidulal Hinjala, Bimbi (Coccinia indica), Shankhapushpi (Convolvulus pluricaulis), Sadapushpil Arka (Calatropis procera) e Pratyakapushpi I Apamarga (Achanthus aspera)

Medidas de pré-purificação de Vamana

Preparação do doente

O Snehana interno é o primeiro passo, mas durante este processo são administradas doses elevadas de ghee, pelo que, antes da sua administração, é preferível administrar medicamentos Pachana (digestivos), como Trikatu, Chitraka, Panchakola, etc. Pode administrar-se Trikatu em pó na dose de 2 gm três vezes por dia ou 20 ml de decocção de Panchakola duas vezes por dia ou 2 comprimidos de Chitrakadi Vati duas vezes por dia.

Snehana interna

É feito através da administração de ghee ou óleo puro ou medicado por via oral. Pancha Tikta Ghrita pode ser usado para doenças de pele, Vasa Ghrita para doenças respiratórias, Kalyanaka Ghrita para distúrbios psíquicos e Panchagavya Ghrita para epilepsia e assim por diante.

Charaka aconselhou a utilização de uma dose média, ou seja, a quantidade de Sneha que é digerida pelo paciente em 12 horas. Mas atualmente, a dose inicial de Sneha é prescrita como dose de teste, ou seja, cerca de 30 ml a 50 ml. Depois, a dose é gradualmente aumentada diariamente, dependendo do estado de Agni e Koshtha do paciente, de modo a que os sintomas de Samyaka Sneha sejam obtidos dentro do limite estipulado de 7 dias. Os principiantes podem seguir o esquema geral de dosagem de Ghee, com um ajuste marginal de acordo com a tolerância do paciente, como mencionado abaixo

Programa de dosagem para o Snehana preparatório

Dia de Snehana	**Dose de Ghee/óleo**
Primeiro	30 ml
Segundo	60 ml
Terceiro	90 ml
Quarto	120 ml
Quinto	150 ml
Sexto	180 ml
Sétimo	210 ml

O Sneha deve ser administrado por via oral com o estômago vazio, onc e de manhã, depois de responder aos impulsos naturais de eliminação e de assegurar que a refeição anterior foi corretamente digerida. A partir daí, não se deve tomar nada por via oral até que o Sneha seja digerido. Depois de ganhar apetite, dá-se uma dieta saudável, ligeira, líquida e quente. Todos os dias o paciente é questionado sobre o aparecimento dos sintomas de Snehana correto e, quando estes aparecem, a ingestão de Sneha deve ser interrompida e o Vamana é realizado após um intervalo de um dia. Os sintomas de um Snehana correto são mencionados no capítulo sobre Snehana.

Gestão do Gap Day

A massagem com óleo e a sudação de todo o corpo são efectuadas de manhã e à noite no dia de descanso. Para o almoço

É dada uma dieta leve, líquida e quente, mas ao jantar é prescrita uma dieta que aumenta Kapha. Para que o vómito seja fácil e sem complicações, é necessário que Kapha esteja no estado de volume, pelo que a dieta de aumento de Kapha é dada no início da noite de Vamana.

Pode conter sumo de carne de animais domésticos e aquáticos, leite, coalhada, grama preta, Tila e legumes. Normalmente, utiliza-se a seguinte papa para este efeito:

Arroz - 50 gm, grama preta - 25 gm, til - 25 gm, jaguar - 25 gm e sal grosso - 5 gm. Coze-se sob a forma de papa. Na altura de comer, adicionam-se 250 g de coalhada e ghee, de acordo com o gosto do paciente. Esta dieta é ideal para pessoas vegetarianas para aumentar o Kapha.

Gestão no dia de Vamana

De manhã, após um sono reparador, respondendo aos impulsos naturais e assegurando a digestão da refeição da noite anterior, o paciente é sujeito a uma massagem com óleo e a suores em todo o corpo. Em seguida, é dada uma poção de sopa de cevada ou arroz ou leite com ghee, uma vez que o vómito não se realiza com o estômago vazio. Depois disso, o doente é levado para o quarto de Vamana.

Preparação de medicamentos para Vamana

Dependendo do estado e da força do doente e da doença, seleciona-se uma preparação emética adequada. No entanto, a seguinte preparação emética é preferida para induzir o tipo médio de Shuddhi numa pessoa de constituição média com um peso de cerca de 70 kg.

1. Pó de Madanaphala Pippali (Sementes de Randia dumatorum) - 4 partes

2. Pó de Vacha branca (Acorus calamus)

- 2 partes e

3. Pó de Saindhava (sal grosso) - 1 parte

Esta mistura é administrada por via oral numa dose única de 6 a 12 g, misturada com uma quantidade suficiente de mel. Cerca de dois litros de decocção de Yashtimadhu, 2 litros de jui ce de cana-de-açúcar e 2 litros de leite devem ser mantidos prontos para utilização durante o processo de vómito.

Principais medidas de purificação, ou seja, Vamana Karma

Administração do medicamento Vamana

Pede-se ao doente que se sente confortavelmente numa cadeira, cobrindo o corpo com um lençol de pano. Coloca-se um balde limpo à sua frente para recolher o vómito. Atualmente, são utilizadas mesas Vamana especialmente concebidas com uma bacia de aço inoxidável e reservatórios de vidro transparente com um botão de evacuação do vómito.

Primeiro, pede-se ao doente que tome sumo de cana-de-açúcar ou leite até encher o estômago. Em seguida, administra-se a preparação emética e pede-se ao doente que permaneça sentado confortavelmente na cadeira e aguarde a chegada da vontade de vomitar. Quando o doente começa a suar na cabeça, isso indica que o Dosha mórbido foi liquefeito, a horripilação mostra que o Dosha se deslocou do local da lesão, a distensão do abdómen indica que o Dosha mórbido chegou ao estômago e a salivação ou sensação de náusea indica que o Dosha mórbido está pronto a sair através do vómito.

Em seguida, o assistente deve esforçar-se por segurar a testa do doente, dar-lhe apoio, pressionar o umbigo e massajar as costas do doente. Depois, o doente é instruído a vomitar sem grande esforço, abrindo bem a boca, o palato e a garganta. Para ajudar no processo, dá-se ao doente uma decocção de Yashtimadhu ou sumo de cana de açúcar ou leite entre os vómitos. Conta-se o número de vómitos e recolhe-se o material do vómito para pesagem após o fim do vómito. O doente é cuidadosamente observado quanto aos sintomas de um vómito adequado e ao seu aparecimento. Quando a bílis aparece no vómito (Pittanta), considera-se que o Vamana foi feito corretamente e interrompe-se a administração de sumo ou decocção de cana de açúcar, etc. A presença de bílis é identificada pelo aparecimento de uma cor amarelada no vómito e pela alteração do sabor da boca do doente para amargo, devido à presença de bílis.

Em geral, o vómito deve começar automaticamente, da forma acima referida, nos 48 minutos seguintes à administração do medicamento. Mas, caso não ocorra mesmo após 48 minutos, o vómito é induzido por manipulação. A vontade adormecida é estimulada fazendo cócegas na garganta com dois dedos bem cuidados ou com um talo de lírio azul (Utpala), Nilotpala (lótus noturno) ou lírio de água branca (Kamala). Se estes talos não estiverem disponíveis, pode utilizar-se o talo da folha de rícino para este efeito. Durante o Vamana Karma, o pulso, a respiração e a pressão sanguínea são examinados e o estado geral do paciente é avaliado com um intervalo de 15 minutos.

Medidas de pós-purificação para Vamana

1. O vómito deve ser cuidadosamente examinado para detetar a presença de sinais de Vamana Karma adequado, insuficiente ou excessivo.

2. Ao sentir os sintomas de Vamana correto, pede-se ao doente que lave a boca com água quente misturada com sal e que lave a cara, as mãos e os pés com água quente. O doente deve repousar na sala de recuperação durante, pelo menos, 48 minutos.

3. De seguida, é administrado ao doente Dhuma Pana (fumo nasal), dependendo do estado do doente, para pacificar o Kapha remanescente. Depois disso, o doente é autorizado a descansar na enfermaria, onde o médico acompanha frequentemente o seu estado.

4. Depois de Vamana e Virechana, é necessário seguir um regime alimentar especial, conhecido como Samsarjana Krama.

Sintomas de um Vamana correto

A ocorrência de vómitos dentro do tempo estipulado sem grande dificuldade, a eliminação da matéria mórbida na sequência de droga, muco (Kapha) e bílis (Pitta), a cessação automática dos vómitos, a sensação de clareza na região cardíaca, nos flancos, na cabeça, nos sentidos e nos canais do corpo, e a sensação de leveza e fraqueza são os principais sintomas que indicam que o Vamana é adequado.

Sintomas e tratamento da emese subaguda (Ayoga)

Devido a uma oleação e fomentação inadequadas, à administração de medicamentos de baixa potência a pessoas fortes, a um estado de excessiva potência digestiva, etc., são as causas da emese insuficiente. Poucas crises de vómito, expulsão de toda a droga emética ingerida por vómito ou por purgação, obstrução aos impulsos, comichão, aparecimento de erupções ou pápulas, limpeza imperfeita da região cardíaca e dos canais do corpo, peso no corpo e febre são os sintomas que mostram que ocorreu pouca bio-purificação pela emese.

Em tais condições, o Vamana Karma pode ser realizado novamente, fazendo Snehana e Swedana, depois de ter em consideração as razões do fracasso. Induzir o vómito com Phala Pippali Churna misturado com decocção de Yashti Madhu (ou) sal-gema com água morna.

Sintomas e tratamento da emese excessiva (Atiyoga)

A ocorrência de vómitos com espuma e sangue, estupor, desmaios, perda de sono e de força, dor na zona do coração e da garganta, vertigens, sensação de ardor e sede mostram que o vómito ocorreu mais do que o desejado (Ati-Yoga).

Nestas condições, depois de Abyanga com ghee, deve pedir-se ao doente que tome banho com água fria. A preparação de Avaleha selecionada de acordo com os sintomas, depois de misturada com açúcar e mel, deve ser dada para lamber. O doente também pode ser tratado com base na desidratação. São dados artigos dietéticos misturados com sopa de carne ou misturados com leite. Devem ser planeados outros tratamentos hemostáticos e sintomáticos de acordo com o estado do doente. Em caso de qualquer complicação adicional, o especialista pode ser consultado.

Determinação do tipo de Shuddhi obtido

A purificação feita pelo vómito é avaliada em termos de Hina (baixa), Madhya (média) e Pravara (máxima), o que é mostrado no quadro

Medidas para decidir o tipo de Shuddhi feito por Vamana

S.N.	Tipo de Shuddhi	Número de Vega (combates)	Peso do vómito em Tola e Gramas.
1	Hina (Mínimo)	4	54 , 675gm
2	Madhyama (Médio)	6	81 , 1000gm
3	Pravara (Máximo)	8	104 , 1350gm

Samsarjana Krama (Regime de dieta)

O Vamana Karma, a longo prazo, promove a digestão e alivia o Dosha, mas imediatamente após o Vamana ou Virechana, devido à irritação do trato gastrointestinal, o poder digestivo do paciente torna-se muito baixo e o estômago não tolera sequer a dieta habitual. Por isso, é necessário seguir um regime alimentar especial depois de Vamana e Virechana, que é conhecido como Samsarjana Krama. O objetivo deste regime alimentar é levar o paciente gradualmente à sua dieta de rotina e tornar o poder de indigestão tão forte que, mais tarde, ele possa digerir até mesmo refeições muito pesadas. Para este efeito, administram-se gradualmente Peya, Vilepi, Akrita e Krita Yusha e Akrita e Krita Mamsa Rasa.

Os regimes alimentares para Avara Shuddhi, Madhyama Shuddhi e Pravara Shuddhi são apresentados no quadro

Regime alimentar para os três tipos de Shuddhi obtidos por Vamana e Virechana

Dia	Hora da dieta	Pravara Shuddhi	Madhyama Shuddhi	Avara Shuddhi
1st	Manhã	- Não é dada nenhuma dieta -		
	Noite	Peya	Peya	Peya
2(nd	Manhã	Peya	Peya	Vilepi
	Noite	Peya	Vilepi	Yusha

3rd	Manhã	Vilepi	Vilepi	Mansarasa
	Noite	Vilepi	Akrita Yusha	Dieta normal
4(th	Manhã	Vilepi	Krita Yusha	
	Noite	Akrita Yusha	Akrita Mansarasa	
5th	Manhã	Krita Yusha	Krita Mansarasa	
	Noite	Krita Yusha	Dieta normal	
6th	Manhã	Akrita Mansarasa		
	Noite	Akrita Mansarasa		
7th	Manhã	Krita Mansarasa		
	Noite	Dieta normal		

❖ **Peya (arroz líquido):** O arroz é cozinhado adicionando-lhe catorze vezes água até o arroz estar quase dissolvido e se tornar líquido, o que é conhecido como Peya.

❖ **Vilepi (Arroz Semi Líquido):** O arroz é cozinhado adicionando quatro vezes água até se tornar semi-líquido e é designado por Vilepi

❖ **Yusha (sopa):** Adiciona-se dez vezes a quantidade de água a qualquer uma das leguminosas e cozinha-se corretamente para que contenha mais líquido e pouco sólido. Quando é tomada como tal, sem adicionar nada, então é denominada Akrita Yusha, mas quando adicionada com sal e condimentos, bem como preparada (Samskarita) com ghee, então é denominada Krita Yusha.

❖ **Mamsa Rasa (Sopa de carne):** Pega-se na carne limpa cortada em pedaços pequenos e prepara-se o sumo de carne, juntando-lhe água e cozinhando-a devidamente. Quando se toma sem acrescentar nada, chama-se Akrita Mansa Rasa, mas quando se acrescenta sal e condimentos e se frita com ghee, chama-se Krita Mamsa Rasa.

Assim, através da utilização do regime de dieta especial acima referido

(Samsarjana Krama), após Vamana e Virechana, o doente retomou gradualmente a sua dieta de rotina.

Devido a uma emese ou purgação insuficiente ou excessiva, podem surgir 10 tipos de complicações. Estas complicações são abordadas na parte final deste capítulo.

Virechana: Terapia de purga ayurvédica

A terapia que elimina o Dosha mórbido através do canal inferior (intestino grosso) pela ação de purgação, é conhecida como Virechana Karma. Vamana e Virechana são consideradas as melhores medidas para a eliminação do Dosha mórbido entre os Panchakarma. Para além destes dois, o Virechana é comparativamente mais aceitável e menos incómodo para o paciente. O Virechana é o melhor tratamento para a eliminação do Pitta mórbido e, desta forma, ao eliminar a causa principal das perturbações de Pitta, proporciona uma cura permanente dessas perturbações. Também el imina Kapha até certo ponto, bem como um pouco de Vata.

A Virechana efectuada logo no início da estação do outono previne a incidência de perturbações de Pitta em pessoas saudáveis. Para além disso, a terapia Virechana realizada atempadamente numa pessoa saudável promove a saúde e previne o envelhecimento. Desta forma, Virechana é uma terapia muito benéfica tanto para pessoas saudáveis, para promover a sua saúde, como para curar as doenças dos pacientes.

Indicação de Virechana

Doenças gastro-intestinais: Mukha Roga (doenças da cavidade oral), Mukha Daha (sensação de ardor na boca), Mukha Srava (erupção de água), Arochaka (perda de apetite), Avipaka (indigestão), Hrillasa (náuseas), Chhardana (vomiting), Udavarta (upward peristalsis), Krimi Koshtha (worms infestation), Shula (pain in abdomen), Pakvashaya Shula (pain in colon), Pakvashaya Roga (diseases, do cólon), Vibandha (prisão de ventre), Gulma (crescimento localizado do abdómen), Udara Roga (aumento generalizado do abdómen), Pliha Roga (doenças do baço e do fígado), Arsha (hemorróidas), Bhagandara (fístula no ano), Urdhvaga Raktapitta (hemorragia dos canais superiores), Gara Visha (envenenamento lento), Visuchika e Alasaka (gastroenterite e suas consequências)

Doenças que afectam a pele: Kushtha: (um grupo de doenças como a lepra, a psoríase, o eczema, as doenças fúngicas, etc.), Dushta Vrana (úlcera infetada), Vyanga (mancha descolorida no rosto), Nilika (descoloração azulada da pele).), Dushta Vrana (úlcera infetada), Vyanga (mancha descolorida no rosto), Nilika (descoloração azulada da pele),

Granthi (nódulos), Arbuda (tumor), Apachi (linfadenite com descarga), Galaganda (bócio), Doenças agudas como, Visphota (vesículas), Shotha (inflamação), Vidradhi (abcesso), Vrana (úlcera), Visarpa (erisipela), Shastra Kshata (ferimento com arma afiada), Dagdha (queimadura) com Agni (fogo/calor) e Kshara (alcalino/cáustico), Shlipada (elefantíase)

Shiro-Roga: A Shiro Raga inclui várias doenças da cabeça e do crânio e dores de cabeça. Karna Roga (doenças do ouvido), Akshi Roga (doenças dos olhos), Akshi Srava (corrimento ocular), Akshi Daha (sensação de ardor no olho), Abhishyanda (conjuntivite), Akshipaka (supuração do olho), Vartma Roga (doenças da pálpebra), Timira (catarata) e Kancha (fase avançada da catarata).

Doenças uro-genitais: Prameha (poliúria), Mutraghata (anúria), Bradhna Roga (doenças do testículo), Medhra Roga (doenças do pénis), Shukra Roga (doenças do sistema reprodutor masculino), Yoni Roga (doenças do sistema reprodutor feminino) e Stanya Roga (doenças da mama).

Doenças diversas: Jirna Jwara (febre crónica), Pandu Roga (anemia), Kamala (iterícia), Halimaka (fase avançada de iterícia), Medo Roga (obesidade), Hrid Roga (doença do ouvido), perturbações de Vata, Vatarakta (gota), Amavata (artrite reumatoide), Daha (sensação de ardor), Kshina (exaustão), Unmada (perturbações psiquiátricas graves) e Apasmara (epilepsia)

Contra-indicações do Virechana

O Virechana é contraindicado em crianças, idosos, grávidas, pós-natais, sedentos, com muita fome, fatigados, fracos, delicados e pessoas que fazem vigília nocturna. Adhoga Raktapitta (hemorragia através dos canais inferiores), Atisara (diarreia); digestão baixa, indigestão, febre aguda, constipação, ânus paralisado ou lesionado; pessoas medrosas e preocupadas; distensão do abdómen, obesidade excessiva e intoxicação com álcool.

Medicamentos para a terapia de purga

Os textos ayurvédicos descrevem uma série de medicamentos simples e compostos para Virechana, tendo em conta as propriedades dos medicamentos e o estado dos doentes. Os medicamentos habitualmente utilizados para Virechana são os seguintes

Trivrita (Operculina terpethum), Aragwadha (Cassia fistula), Danti (Crotium tigilium), Pilu (Salvadora parsica), Draksha (Vitis venifera), Eranda Taila (óleo de rícino, Ricinus communis), Haritaki (Terminalia chebula), Bibhitaki (Terminalia bellerica), Amalaki (Phyllanthus emblica) e Katuki (Picrorhiza kurroa)

Lista de Ghee e Taila medicinais para Snehana interno

S.N.	Doença	Ghee medicado e Taila
1	Doenças da pele	Tikta Ghrita, Pancha Tikta Ghrita, Maha Tikta Ghrita, Triphala Ghrita
2	Doenças respiratórias	Vasa Ghrita, Kantakari Ghrita
3	Doenças mentais	Kalyanaka Ghrita, Mahakalyanaka Ghrita

Geralmente, em caso de indisponibilidade do ghee ou do óleo acima referidos, pode ser administrado ghee puro no caso de perturbações de Vata e Pitta e óleo de sésamo no caso de perturbações de Vata e Kapha.

Preparação do paciente para a terapia de purga

O Virechana Karma é o segundo na ordem do Panchakarma e é efectuado depois do Vamana Karma. No entanto, se o Vamana for contraindicado ou se o doente não tiver excesso de Kapha, ou se a doença subjacente não exigir o Vamana, então o Virechana pode ser realizado diretamente. Assim, a preparação do paciente também pode ser descrita separadamente sob estes títulos.

Virechana depois de Vamana Karma:

De acordo com o programa Shodhana, após a realização do Vamana Karma e a conclusão do Samsarjana Krama, o paciente deve ser novamente preparado com Snehana e Swedana e, no 15.º dia, deve ser efectuado o Virechana. Após o Vamana Karma, geralmente, a administração de ghee é iniciada no 9.o dia. A dose de Sneha deve ser planeada com base na experiência anterior, de modo a que o Snehana adequado possa ser concluído no prazo de 3 dias, ou seja, entre o 9.o e o 11.º dia. Depois de um Snehana correto, é necessário um intervalo de três dias antes da administração do medicamento Virechana. Assim, os dias 12, 13 e 14 são dias de intervalo e, durante estes três dias, o paciente deve ser submetido a Abhyanga e Swedana diários, pelo menos uma vez por dia, de manhã. O Virechana deve ser efectuado no 15º dia.

Virechana sem execução prévia de Vamana:

Quando o Virechana é feito diretamente sem realizar Vamana, o paciente tem de ser preparado com Pachana e Snehana da forma mencionada anteriormente no Vamana Karma. Depois disso, durante os três dias de intervalo, faz-se Abhyanga e Swedana com óleo pelo menos uma vez por dia.

Virechana e Niruha Basti:

O Niruha Basti não deve ser administrado nos 7 dias seguintes ao

Virechana Ka rma e, do mesmo modo, o Virechana não deve ser efectuado nos 7 dias seguintes à administração do Niruha Basti.

Gestão dos dias de férias:

Durante o período de 3 dias de intervalo, o doente é sujeito a massagens diárias com óleo e Swedana, pelo menos uma vez de manhã. Geralmente, utiliza-se o banho de vapor para a fomentação de todo o corpo. Durante estes três dias, é dada uma dieta saudável, líquida e quente. A dieta pode consistir em arroz com cereais e legumes ou sopa de carne. Deve notar-se aqui que não é prescrita uma dieta que aumente Pitta porque não é necessário ter excesso de Pitta para um bom Virechana. Apenas a diminuição de Kapha é suficiente para este objetivo.

Preparação e dosagem do medicamento Virechana

Uma preparação comum para os principiantes pode conter raiz de Trivrita (Operculina terpethum), polpa de Aragwadha (Cassia fistula), Haritaki (Terminalia chebula), Katuki (Picrorhiza kurroa), Draksha (uvas secas) e óleo de rícino. Para este efeito, prepara-se uma decocção da raiz de Trivrita - 10 gm, polpa do fruto de Aragwadha - 10 gm, Haritaki - 10 gm Katuki -5gm e uvas secas -15 gm, adicionando-lhe 600 ml de água e reduzindo-a depois para 150 ml, fervendo-a em lume brando. É suficiente para um doente com Mridu Koshtha. Para os doentes com Madhyama Koshtha ou quando é necessário um Shuddhi moderado, adicionam-se 25 ml de óleo de rícino à decocção no momento da sua administração. Se o paciente tiver intestinos obstipados (Krura Koshtha), ou se for necessária uma purificação máxima (Pravara), então podem ser adicionados 125 a 500 mg de qualquer purgante drástico, como Ichchhabhedi Rasa ou Naracha Rasa ou Jalodarari Rasa, de acordo com as necessidades.

Gestão após a administração do medicamento Virechana

Durante todo o processo de Virechana, o doente deve ser mantido num quarto ou numa enfermaria com casa de banho anexa. Imediatamente após a toma do medicamento, o doente deve lavar a cara e limpar a boca com água morna para evitar o vómito. Depois disso, o doente pode sentar-se confortavelmente na cama ou na cadeira, afastado do fluxo de ar direto.

É utilizada uma cómoda especialmente concebida para o Virechana . Esta cómoda está ligada a um tanque transparente com marcações de medidas para armazenar as fezes eliminadas até ao fim do procedimento. O doente deve fazer o movimento imediatamente sempre que sentir vontade. Dá-se-lhe frequentemente água morna em pequena quantidade, suficiente para molhar a garganta. O número de movimentos passados deve ser contado e as fezes passadas devem ser examinadas de cada vez e, no final do procedimento, é medida a quantidade total de fezes passadas.

Ao obter os sinais e sintomas de Virechana correto, pede-se ao doente que lave a cara, a boca, as mãos e os pés com água morna e, em seguida, mantém-se sob observação durante 45 minutos. O doente deve ser mantido sob observação do médico e deve ser inquirido sobre a presença de sinais e sintomas de Virechana correta (Samyaka), incorrecta (Ayoga) e excessiva (Atiyoga). Se surgir alguma complicação, esta deve ser tratada em conformidade.

Sintomas de uma Virechana correta

Sensação de leveza e satisfação na mente, movimento peristáltico adequado, excreção sequencial de matéria fecal, Pitta, Kapha e gases; e aparecimento de Kapha nas fezes no final são os principais sinais e sintomas de Virechana adequado.

Sintomas de desempenho inadequado de Virechana (Ayoga)

Os vómitos e a eliminação de pouco ou nenhum Dosha são os principais sintomas da Ayoga. Outros sintomas são a sensação de peso na região epigástrica, salivação, sonolência, distensão do abdómen, corrimento nasal, sensação de peso e comichão.

Sintomas de Virechana (Atiyoga) excessivo

A passagem de fezes manchadas de sangue negro com muco ou de um corrimento aquoso semelhante a lavagens de carne são os principais sintomas de excesso (Atiyoga) de Virechana. Os outros sintomas são a vertigem, a inconsciência, a dor no abdómen e o prolapso do ânus. Estes sintomas devem ser tratados de acordo com a diarreia a, a disenteria e a desidratação, consoante o caso; caso contrário, pode consultar-se um especialista.

Medições para Shuddhi efectuadas por Virechana

S.N.	Tipo de Shuddhi	Número de Vega	Peso das fezes em Tola Gram
1	Hina (Baixo)	10	108, 1200
2	Madhyama (Médio)	20	162, 1800
3	Pravara (Máximo)	30	216, 2400

Samsarjana Krama:

O Vamana e o Virechana causam irritação no trato gastrointestinal, pelo que a capacidade digestiva diminui temporariamente, pelo que, imediatamente após o Vamana e o Virechana, o doente não consegue tolerar nem mesmo os seus alimentos habituais e outros medicamentos. Nesta altura, é prescrito um regime alimentar rigoroso, conhecido como

Samsarjana Krama. Este plano de dieta pormenorizado é o mesmo que o mencionado no Vamana Karma e deve ser rigorosamente seguido também para o Virechana.

Modo de ação do Vamana e do Virechana

Os medicamentos Vamana, devido às suas propriedades Vyavayi, Vikasi e Sukshma, chegam rapidamente ao nível celular, onde existe o nexo das toxinas com os tecidos. Para quebrar o complicado nexo, os medicamentos devem ter a propriedade Ushna (catalítica) para que possam amolecer as ligações das toxinas. Depois disso, as ligações das toxinas são quebradas pela propriedade Tikshna (cortante) dos medicamentos em moléculas mais pequenas e relativamente menos nocivas que podem ser removidas da célula. Assim, as toxinas libertadas são levadas para o estômago, no caso de Vamana, para o intestino, no caso de Virechana, para o cólon, no caso de Basti, e para o nariz, no caso de Nasya, de onde são expulsas do corpo pelo processo de Vamana, no caso de Kapha, e por Virechana, no caso de Pitta. Em Vamana as toxinas vão para o estômago e em Virechana para o intestino

Os medicamentos Vamana são administrados após a refeição, para que a válvula pilórica se feche e os medicamentos permaneçam no estômago. Estes medicamentos ligeiramente irritantes produzem uma ligeira inflamação no estômago, o que facilita a excreção de toxinas no estômago que, de outra forma, não poderiam ser eliminadas do corpo. Os medicamentos Virechana são administrados com o estômago vazio, de modo a passarem imediatamente para o duodeno. Geralmente, os medicamentos Virechana são irritantes, devido aos quais se produz uma ligeira inflamação no intestino inferior. Devido a esta inflamação ligeira, a permeabilidade dos capilares aumenta, o que facilita ainda mais a excreção de moléculas pesadas ou grandes, que em condições normais podem não conseguir atravessar a membrana mucosa do intestino grosso.

Complicações da terapia Vamana e Virechana (Vyapada)

Por culpa do assistente, do médico ou do doente, podem ocorrer algumas complicações durante o Vamana e o Virechana, que são conhecidas como Vyapada. As principais causas destas complicações são: consumo do medicamento em hora imprópria, em dose insuficiente ou excessiva e medicamento preparado de forma incorrecta. Também podem ocorrer se o medicamento for administrado sem preparar o doente com Snehana e Swedana. As principais complicações de Vamana e Virechana são as seguintes

1. Adhmana (distensão do abdómen)

2. Parikartika (dor cortante na garganta/ânus)

3. Hridgraha (espasmo na região cardíaca)

4. Gatra- Graha (espasmo no corpo)

5. Jivadana (sangramento)

6. Vibhramsha (ação oposta à da droga ingerida)

7. Stambha (rigidez)

8. Upadrava (complicações)

9. Klama (exaustão)

10. Srava (descarga)

Basti Karma: enema ayurvédico terapia

Basti designa geralmente o procedimento em que o medicamento é administrado através do reto. É assim designado porque, antigamente, a bexiga urinária dos animais (Basti) era utilizada para preparar o instrumento para a administração de fármacos per anum. Pode ainda ser designada acrescentando adjectivos de acordo com os tipos e as acções desejadas dos medicamentos nela utilizados. Por exemplo, chama-se Sneha Basti quando são utilizadas substâncias untuosas na sua preparação. É designado como Madhutailika Basti quando se utiliza principalmente mel e óleos; como Rasayana Basti quando é preparado com drogas Rasayana; como Yukta Ratha Basti quando não se restringe a viagem depois de tomar o Basti, e assim por diante.

Neste processo, o medicamento é administrado sob a forma de uma mistura de decocção, óleo medicamentoso, etc., no reto, e o Basti deve ser retido durante um período de tempo definido no reto. O tempo máximo de retenção no caso de Niruha Basti é de 48 minutos, enquanto no caso de Sneha Basti pode ser de até 24 horas para obter os efeitos terapêuticos desejados.

Benefícios da terapia ayurvédica Basti

Diz-se que Basti é a melhor entre as medidas terapêuticas. É o melhor tratamento para Vata e os seus distúrbios, mas é igualmente eficaz nos distúrbios de Pitta, Kapha e Rakta quando são adicionados medicamentos adequados na sua preparação. Devido a todas estas acções multifacetadas, é considerado como metade do tratamento em Kaya Chikitsa, enquanto alguns estudiosos o consideram como tratamento completo.

Basti melhora a digestão, a força do corpo, a voz, a tez, a inteligência; estabelece a juventude, previne o envelhecimento e promove a longevidade. Também é utilizado para o tratamento de várias doenças. É benéfico para todos, quer se trate de crianças, jovens ou idosos e está isento dos principais riscos de Panchakarma. Basti é particularmente eficaz em condições de rigidez, contratura, fratura, perturbações paralíticas, perturbações Vata das extremidades, perturbações gastrointestinais como anorexia, distensão abdominal, dor aguda no abdómen, obstipação, etc. Também é útil no tratamento da infertilidade nas mulheres devido a Vata, distúrbios sexuais masculinos e pessoas emaciadas.

1. Asthapana Basti (Terapia de decocção de clisteres)

O Basti, que contém uma decocção de ervas como ingrediente principal e tem geralmente as acções Shodhana (purificação) e Langhana (esgotamento), é conhecido como Asthapana Basti. Niruha é o seu sinónimo comum.

Madhutailika Basti é um tipo de Niruha Basti. Além disso, Yapana e Yuktaratha Basti são mencionados como sinónimos de Madhutailika Basti. Além disso, vários outros tipos de Basti pertencentes ao grupo Niruha são também mencionados em os clássicos sob os títulos de Utkleshana, Samshodhana, Samshamana, Lekhana, Brimhana, Vajikarana e Pichchha Basti.

2. Anuvasana Basti (Terapia de Enema de Óleo Medicado)

O Basti, que contém principalmente Sneha, como óleo ou ghee, é conhecido como Sneha ou Anuvasana Basti. É chamado Anuvasana porque não faz mal se for mantido mesmo durante 24 horas ou administrado diariamente. Com base na dose de Sneha utilizada, Sushruta descreveu os seus três tipos: Sneha Basti, Anuvasana Basti e Matra Basti.

- **Sneha Basti**: O Basti, no qual a dose de Sneha é igual a um quarto do Niruha Basti para essa idade específica, é conhecido como Sneha Basti.

- **Anuvasana Basti**: A dose de Anuvasana Basti é metade da dose de Sneha Basti ou um oitavo da dose de Niruha Basti mencionada para essa idade específica.

- **Matra Basti**: A dose de Matra Basti é metade da dose de Anuvasana Basti para a idade em causa. A sua dose máxima é de 6 Tola, o que equivale a cerca de 75 gm. Pode ser administrado durante um longo período de tempo sem qualquer restrição específica na dieta e no regime.

O Basti oleoso é muito útil na fraqueza e no emagrecimento causados por excessiva indulgência na caminhada, exercício, levantamento de peso, ingestão de álcool, sexo, distúrbios de Vata e fratura. Proporciona conforto, nutrição e força; e ajuda a um movimento intestinal correto.

Horários de Basti

Niruha ou Anuvasana Basti não podem ser administrados isoladamente durante um período mais longo. Se Anuvasana Basti for administrado sozinho durante um período mais longo, pode diminuir a digestão. Por outro lado, se Niruha for administrado sozinho durante um período mais longo, pode provocar a vitimação de Vata. Por conseguinte, é aconselhável administrar Anuvasana Basti antes ou depois da administração de Niruha Basti e vice-versa, consoante o estado do doente. Para ultrapassar este problema, são mencionados três horários principais de Anuvasana e Niruha Basti. São eles o Karma Basti, o Kala Basti e o Yoga Basti.

a. Karma Basti

Um programa combinado de 30 Basti de Niruha e Anuvasana é designado por Karma Basti. É indicado para pacientes com boa força e tolerância ou em condições como Vata Dosha excessivo situado em tecidos profundos; doenças de natureza progressiva e onde Basti é especificamente indicado. Dos 30 Basti a serem administrados no âmbito do programa Karma Basti, 18 são Anuvasana e 12 são Niruha. Neste programa, inicialmente é dado um Anuvasana, seguido de 12 Niruha e 12 Anuvasana alternadamente, e no final são dados 5 Anuvasana Basti, perfazendo assim o curso total de 30 Basti.

B. Kala Basti:

No programa Kala Basti, é prescrito um curso de dezasseis Basti. É indicado nos pacientes com força média do corpo ou Dosha viciado; ou onde Vata está a ter Anubandha (associação) de Pitta. Neste programa, um Sneha Basti no início, seguido de 6 Niruha e 6 Sneha alternadamente e, por fim, são dados três Sneha Basti para perfazer o número total de 16.

c. Yoga Basti

Nesta tabela são indicados oito Basti. É indicado nos casos em que Vata não está muito viciado ou está combinado com Kapha. No início, é administrado um Sneha Basti, seguido de três Niruha e três Sneha, alternadamente, e um Sneha Basti no último para perfazer o número total de oito.

Instrumento Basti

O instrumento utilizado para a administração do Basti é conhecido como Basti Yantra. Tem duas partes: Putaka (recipiente) para encher o medicamento e Netra (bocal) para o administrar ao doente. Ambas são atadas no momento da administração do Basti para formar o Basti Yantra. Atualmente, também se utiliza um pote de enema para a administração de

Niruha Basti e uma seringa de enema para Anuvasana Basti.

Indicação de Niruha Basti

O Niruha Basti elimina Vata desde a sua raiz e, por conseguinte, não se repete, pelo que é especialmente indicado nas perturbações de Vata. As suas outras indicações são as seguintes

Perturbações generalizadas e localizadas de Vata, retenção de flatos, fezes, urina e sémen, perturbações devidas à diminuição da força, da tez, do tecido muscular e do sémen, amenorreia e outras perturbações menstruais, digestão irregular, infestação por helmintas, som gorgolejante no abdómen, peristaltismo inverso, diarreia, perturbações do baço e do fígado, tumor benigno do abdómen (Gulma), dor e distensão no abdómen, dor cortante no ânus, passagem frequente de fezes mal cheirosas e escassas com flatos, hérnia inguinal, fístula no ânus, cálculos urinários, dormência dos membros, artrite, rigidez dos flancos e da cintura, rigidez e desgaste das nádegas, coxas, joelhos, panturrilhas tornozelo, calcanhar, pés, vagina, braço, dedos, mamilo da mama, dentes, unhas, ossos e articulações sensação de calor extremo, peso, leveza extrema, dor de cabeça, distúrbios cardíacos, espasmo cardíaco, tremores, convulsões e psicose grave.

Contraindicação de Niruha Basti

O Niruha Basti é geralmente contraindicado em pessoas com Ura-Kshata (lesão no peito/pulmão), emaciadas, desidratadas devido a Shodhana, excessivamente fracas, debilitadas e inconscientes e em que o Dosha é o único motivo para reter a vida. As outras contra-indicações são as seguintes

Logo após uma refeição ou beber água, internamente após Snehana, após Snehana excessivo, logo após: emese, purgação ou terapias Nasya, cansaço ou viagens excessivas, infligido pela raiva, medo e intoxicação, fome ou sede, digestão prejudicada, salivação excessiva, náuseas, vómitos contínuos, distensão do abdómen, Ama- Atisara (diarreia devida a indigestão), Alasaka (torpor intestinal), Visuchika (gastroenterite), obstrução intestinal, perfuração do intestino, ascite, diabetes mellitus, Kushtha (afecções cutâneas), aborto espontâneo, dispneia, tosse e soluços

Composição de Niruha Basti

Os principais conteúdos do Niruha Basti são Kashaya (decocção), Sneha (óleo ou ghee), Kalk a (pasta), Madhu (mel) ou Guda (jaggery), Saindhava (sal grosso) e Prakshepa Dravya (líquidos adicionais) como leite, urina de vaca, etc.

Decocção comum para Niruha: Tomam-se 48 g de pó grosso de Bala, Guduchi, Triphala, Rasna e Dasha Mula e oito frutos de Madanaphala e faz-se a sua decocção adicionando 16 vezes água e reduzindo-a a um quarto por aquecimento em lume brando. Filtra-se e o líquido assim obtido é utilizado para Basti. Esta decocção é muito útil na maioria das perturbações de Vata para Basti. Se estes medicamentos não estiverem disponíveis, a decocção pode ser preparada a partir da raiz da planta de rícino (Eranda Mula), que se encontra normalmente disponível na maioria dos países e é um medicamento muito bom para aliviar Vata e as suas perturbações.

Kalka (pasta): É outro conteúdo importante do Niruha Basti. O seu conteúdo também difere de doença para doença. Mas Charaka mencionou um Kalka comum, composto por oito medicamentos, nomeadamente Yavani, Madanaphala, Bilva, Kushtha, Vacha, Shatahva, Musta e Pippali, que é vulgarmente designado por Yavanyadi Kalka. Cada um destes medicamentos deve ser tomado em quantidade igual, ou seja, dez gramas, perfazendo assim a sua quantidade total de 100 gramas.

Sneha: É o próximo ingrediente importante de Niruha. De preferência, deve utilizar-se óleo ou ghee medicamentoso em Basti; também se pode utilizar óleo ou ghee simples, mas deve ser previamente fervido e arrefecido. Podem ser adicionados até 200 ml de Sneha ao Basti.

Madhu: O mel ou o açúcar de cana é também um conteúdo importante do Niruha Basti. Podem ser adicionados 50 g de mel.

Saindhava (sal-gema): Adicionam-se 12 g de sal-gema à solução de Niruha Basti.

O gráfico seguinte mostra a proporção dos ingredientes do Dwadasha Prasrita Niruha Basti

Ingrediente	**Quantidade em Prasrita**	**Proporção**
Decocção	4	33%
Sneha	3	25%
Kalka	1	8.0%
mel/caldo de laranja	2	16.5%
Medicamentos Prakshepa	2	16.5%
Sal grosso	1 Karsha	1 %

Método de mistura dos ingredientes de Niruha Basti

O conteúdo do Niruha Basti é misturado numa sequência definida. Primeiro, coloca-se mel e sal no recipiente de mistura e depois adiciona-se Sneha e mistura-se bem. Adiciona-se Kalka e volta-se a misturar bem. Por fim, juntam-se todos os ingredientes líquidos e outros adjuvantes e agita-se bem para obter uma mistura. Em seguida, a mistura é mantida num banho de água quente para aquecer a cerca de 40 graus Celsius. Esta solução Basti é colocada no recipiente de clister imediatamente antes de ser administrada ao doente.

Dose de Niruha Basti

A dose de Niruha Basti depende do paciente. A dose para a criança de um ano é de 50 gm (meia Prasrita). A dose de 50 gm é aumentada para cada ano completo da criança até à idade de 12 anos, que é cerca de 600 gm. Depois dos 12 anos de idade, a dose de Niruha é aumentada em 100 gm (uma Prasrita) por cada ano completado. Por exemplo, 8 Prasrita para a idade de 14 anos e tornar-se-á máxima, ou seja, 12 Prasrita, aos 18 anos. Isto deve ser mantido até à idade de 70 anos e depois disso deve ser 10 Prasrita, ou seja, igual à dose de uma pessoa de 16 anos. Uma Prasrita é aproximadamente 100 gm.

Método de administração de Basti

Depois de expelir as fezes e a urina e com o estômago vazio, o paciente deve ser preparado com Abhyanga; mas o paciente não deve ter muita fome. Pede-se ao doente que se deite confortavelmente sobre o seu lado esquerdo e que mantenha a mão esquerda por baixo da cabeça como uma almofada. Mantém-se o corpo direito e a perna direita é flectida no joelho e na virilha, enquanto a perna esquerda é mantida totalmente esticada. Em seguida, o ânus e o bocal do clister são lubrificados com óleo. Após a remoção das bolhas de ar, introduz-se um quarto do bocal do clister no ânus, seguindo lentamente as curvas da coluna vertebral, sem tremer nem agitar.

Em seguida, o conteúdo do recipiente ou seringa de clister é passado ou injetado no reto. Se se utilizar Putaka (recipiente) para este fim, este deve ser colocado na mão esquerda do médico, que deve comprimi-lo com a mão direita num único ato, usando toda a destreza das suas mãos para realizar este ato. Em seguida, o bocal é retirado gradualmente do ânus.

Depois de tomar o Niruha, permite-se que o paciente se vire confortavelmente de costas na cama, com os pés levantados na extremidade da cama ou mantendo uma almofada por baixo das nádegas. Isto permite que o Virya (Princípio ativo) do Basti se espalhe por todo o corpo.

O Niruha deve sair dentro de 48 minutos (um Muhurta) sob a forma de vontade de defecar, caso contrário o Dosha retido pode causar danos ao paciente. Em caso de atraso na evacuação, deve ser administrado Sneha Virechana ou Basti preparado a partir de Snigdha, Ushna e Tikshna, como Sneha, Kshara, Mutra, Amla, etc., ou Phala Varti (supositório). Todas estas medidas evacuam o Basti por purgação.

Dieta e cuidados posteriores de Niruha

Após a evacuação correta do Niruha, o doente é autorizado a tomar banho com água morna e a tomar uma refeição composta por arroz misturado com sopa. Se, a meio da administração do Basti, o doente sentir vontade de evacuar os flatos ou as fezes, o bocal do clister é retirado e o doente é autorizado a evacuar a vontade. Depois disso, administra-se o líquido restante do Basti.

Anuvasana Basti / Sneha Basti (Terapia de Enema de Óleo Medicado)

Sneha Basti é sempre administrado após a ingestão de alimentos, ou seja, imediatamente após a refeição. Geralmente, Anuvasana Basti é Brimhana (nutritivo) em ação e deve ser administrado à pessoa cujos canais foram limpos pela administração prévia de Niruha. O enema oleoso administrado após a limpeza dos canais com Niruha confere tez e força ao corpo. Não há melhor remédio do que a administração de óleo Basti, particularmente para os distúrbios de Vata.

O óleo, pela sua propriedade untuosa, contraria a secura, pelo seu peso diminui a leveza e pela sua propriedade quente erradica a propriedade fria de Vata, conferindo assim rapidamente a clareza de espírito, a virilidade, a força e a tez e promovendo a digestão.

O Sneha Basti não deve ser administrado a uma pessoa não aprovada, porque para a absorção e circulação adequadas do princípio ativo (Virya) do óleo medicado no corpo, é necessário que o Basti de purificação torne os canais limpos. Mas em alguns casos em que o paciente sofre de Vata excessivo e puro, então Anuvasana Basti pode ser dado diretamente sem a administração prévia de Niruha Basti.

Indicação de Anuvasana

O Anuvasana é indicado nas condições em que Niruha é indicado. É especificamente indicado para as pessoas que têm secura no corpo e apetite excessivo e que sofrem de perturbações de Vata puro.

Contraindicação de Anuvasana

Anuvasana Basti também é contraindicado em todas as condições em que Asthapana Basti é contraindicado. É particularmente contraindicado em caso de estômago vazio, anorexia, digestão prejudicada, diarreia, intestino duro, vermes intestinais, perturbações esplénicas, envenenamento lento ou agudo, coriza, febre recente, anemia, iterícia, hemorróidas, elefantíase, bócio, linfadenite e doentes fracos. É especificamente contraindicado em doenças crónicas da pele, obesidade e poliúria, porque o Anuvasana Basti pode deteriorar ainda mais as condições.

Conteúdo de Anuvasana

Saindhava (sal grosso) e Shatahva (funcho) podem ser adicionados ao óleo de Anuvasana porque facilitam a sua correta e melhor evacuação.

Dose de Anuvasana Basti

O esquema de doses pormenorizado de acordo com o Niruha foi mencionado e a dose de Anuvasana é calculada em conformidade. A dose de Anuvasana deve ser administrada como um quarto da dose de Niruha mencionada para essa idade específica

Método de Anuvasana

Em primeiro lugar, os doentes devem evacuar os flatos, as fezes e a urina, porque se os intestinos não forem evacuados, o Sneha não pode entrar no reto. Em seguida, deve fazer-se a massagem e a fomentação com água quente no abdómen, na região lombar e sacra. De seguida, deve ser dada uma refeição e, imediatamente (Ardrapani) ou depois de caminhar alguns passos/minutos, o paciente deve deitar-se na mesa. Se voltar a ter vontade de urinar ou de defecar, deve responder-se primeiro. Em seguida, deve administrar-se Basti , enquanto o doente está deitado sobre o lado esquerdo, com a perna esquerda totalmente esticada e a perna direita flectida sobre ela. De seguida, para evitar o retorno precoce do óleo, devem ser dadas três pancadinhas suaves com as palmas das mãos nas nádegas do doente. O doente deve permanecer em posição supina com as extremidades relaxadas durante cerca de um minuto (tempo necessário para contar até 100). Entretanto, os dedos dos pés do doente devem ser esticados/puxados e as solas dos pés devem ser esfregadas suavemente após a aplicação do óleo. A extremidade dos pés da mesa ou da cama deve ser levantada suavemente e levada ao chão durante três vezes. As outras partes dolorosas ou afectadas, como o tornozelo, os dedos dos pés e a barriga da perna, também devem ser massajadas. Depois disso, o doente pode descansar na sua cama confortável. O doente não deve falar alto nem se zangar.

Período de retenção de Anuvasana

Para a ação adequada do Basti é necessário que o Anuvasana Basti permaneça no corpo pelo menos durante nove horas. Se regressar mais cedo, deve ser administrado outro Sneha Basti. No entanto, em alguns doentes Ruksha, se o Sneha não regressar em 24 horas, mas não causar qualquer problema ao doente, pode ser ignorado.

Dieta depois de Anuvasana

Depois de Anuvasana, deve dar-se ao doente água morna para beber sempre que sentir sede e, na refeição seguinte, deve dar-se comida ligeira e saudável. Na manhã seguinte, deve ser dada a água morna ou água preparada com Dhanyaka e Shunthi. Isto melhora a digestão e o apetite do doente.

Sintomas de Anuvasana correta

Os sintomas de uma Anuvasana correta são o retorno das fezes e do óleo separadamente, sem se colarem uns aos outros. Os seus outros sintomas são a clareza dos sentidos, o intelecto, a sensação de leveza, o aumento da força, a regulação dos impulsos excretores e um sono adequado.

Sintomas de Anuvasana incorrecta

Dor na parte inferior do corpo, no abdómen, nos braços, nas costas e nos lados, secura e aspereza do corpo e retenção de fezes, flatos e urina são os sintomas de Anuvasana inadequada.

Sintomas de Anuvasana excessiva

Náuseas, estupor, fadiga, exaustão, desmaios e dores de aperto são os sintomas de Anuvasana administrado em excesso.

Modo de ação geral do Basti

Sushruta descreveu de forma científica e bela o modo de ação do Basti, tendo sido dada maior importância ao Viry a (princípio ativo) dos medicamentos administrados sob a forma de Basti.

O Virya do Basti do cólon (Pakvashaya) espalha-se por todo o corpo da mesma forma que a água derramada nas raízes da árvore chega até às folhas. O Virya de tal Basti, que sai mais cedo como no caso de Niruha com ou sem fezes acompanhantes, também é absorvido devido à ação rápida de Vata, particularmente de Apana Vata. Ao mesmo tempo, o Virya também atrai os Dosha mórbidos para o cólon, onde quer que estejam situados no corpo, da cabeça aos pés.

O Basti tem duas acções principais; primeiro, o Virya dos medicamentos Basti é absorvido e actua como Brimhana ou Lekhana, de acordo com as suas propriedades. A sua segunda ação principal está relacionada com a facilitação da excreção do Dosha mórbido responsável pelo processo da doença. Desta forma, tem uma função dupla, ou seja, facilitar a absorção do conteúdo medicinal do Basti na circulação geral e facilitar a excreção do Dosha mórbido no cólon. O conteúdo solúvel em água da solução de Basti é facilmente absorvido pela circulação sistémica a partir da membrana interna do intestino. Além disso, como Basti não precisa de atravessar o estômago e o duodeno antes de ser absorvido, contorna o processo de digestão, pelo que as propriedades medicinais de Basti não são alteradas devido ao processo de digestão. O Dosha mórbido trazido para o cólon pelos procedimentos de Snehana e Swedana é neutralizado pelo Basti no cólon e o mesmo é excretado na forma quelatada, uma vez que o Basti sai sob a forma de purgação. Além disso, o próprio ato de purgação remove vários tipos de toxinas, Pitta e Ama do cólon. Basti também melhora a flora bacteriana intestinal útil.

Benefícios da utilização de Basti como via de administração de medicamentos

A Ayurveda prefere empregar métodos holísticos e naturais no seu tratamento. A natureza concebeu o ânus para a defecação e o reto para armazenar as fezes durante o tempo necessário antes da defecação. Assim, pode perguntar-se por que razão os estudiosos da Ayurveda deram tanta importância ao Basti, designando-o como metade do tratamento.

Em seu apoio, podem ser invocadas as seguintes razões:

1. Os medicamentos administrados sob a forma de Basti evitam o sabor e o odor indesejáveis para o doente.

2. Podem ser administradas doses elevadas do medicamento em .

3. O Agni-Jatharagni (sucos e enzimas digestivos) é ultrapassado, pelo que a digestão no estômago e no intestino delgado e a biotransformação no fígado são evitadas.

4. Ao selecionar medicamentos específicos, pode ser utilizado para múltiplas acções.

5. Actua diretamente na sede principal de Vata, ou seja, Pakvashaya, pelo que, ao eliminar Vata pela raiz, proporciona uma cura melhor e mais duradoura das perturbações de Vata.

6. Elimina as diferentes substâncias tóxicas acumuladas e formadas no cólon.

7. Corrige a flora bacteriana normal do intestino.

8. Retira os metais pesados e os metabolitos da circulação geral para o cólon, de onde são expulsos do organismo.

Parihara Kala (Regime de pós-purificação)

Devido à terapia de purificação, os tecidos do corpo sofrem algum tipo de tensão, pelo que é aconselhável observar o regime pós-purificação denominado Parihara Kala. Este regime deve ser observado durante o dobro do período em que a terapia foi efectuada. Durante o Parihara Kala deve evitar-se o seguinte

1. Excesso de estar sentado, de estar de pé e de falar.
2. Condução de um veículo ou de um animal
3. Sono diurno e relações sexuais
4. Exposição ao frio ou ao sol
5. Alimentos intempestivos ou pouco saudáveis
6. Luto e raiva
7. Supressão dos impulsos naturais

Nasya Karma: Terapia de Errhine

A administração de medicamentos através do nariz chama-se Nasya. Os seus sinónimos são Navana e Nasta Karma. Nasya é particularmente útil no tratamento das doenças que ocorrem nos órgãos situados acima das clavículas, cabeça, pescoço, garganta, nariz, olhos, etc. Promove as funções dos órgãos sensoriais e motores. Proporciona especificamente força à mandíbula, aos dentes, à cabeça, ao pescoço, aos ombros, aos braços e ao peito, e previne as rugas da pré-idade, os cabelos brancos e a queda de cabelo.

Benefícios do Nasya

O nariz é a porta de entrada para a cabeça e o cérebro. Por isso, o Nasya corretamente executado cura as doenças da cabeça. É principalmente indicado nas perturbações de Kapha Dosha.

Classificação de Nasya

A Nasya é de cinco tipos

1. Navana (Sneha) Nasya
2. Avapida (Sumo) Nasya
3. Dhmapana (Pradhamana) Nasya
4. Dhuma Nasya
5. Marsha / Pratimarsha Nasya

Navana (Sneha) Nasya

O Nasya em que é administrado óleo medicado preparado com medicamentos que aliviam Vata e Pitta é conhecido como Sneha Nasya. Proporciona alívio da sensação de vazio na cabeça, dá força às regiões do pescoço, ombros e peito e proporciona clareza de visão.

Marsha e Sneha Nasya são sinónimos um do outro. No processo Navana, administra-se geralmente óleo ou ghee medicamentoso. De acordo com Vagbhata, o óleo é o melhor para Nasya, porque Shira (cabeça) é a sede de Kapha e nenhum outro Sneha é tão benéfico para uma pessoa saudável como o óleo. Todos os textos clássicos recomendam a utilização de Anu Taila para este efeito.

Sneha Nasya é especificamente indicado para as perturbações de Vata e Pitta, perturbações de Vata da cabeça, perda de dentes e cabelos, rugas prematuras e cabelos brancos, doenças do nariz, secura da boca e outras perturbações, rouquidão da voz, doenças graves dos ouvidos, zumbido (Karna Kshveda), nevralgia braquial (Avabahuka) e dificuldade em acordar. É particularmente útil para pacientes medrosos e fracos, mulheres e crianças.

Com base na dose do Sneha, o Sneha Nasya foi classificado em dois tipos: Viz. Marsha e Pratimarsha. Em Marsha, a dose de Sneha é comparativamente elevada e é administrada durante um período e uma hora específicos. Enquanto no Pratimarsha Nasya, a dose é de apenas duas gotas em cada narina e pode ser administrada diariamente durante um longo período e em qualquer estação do ano.

Avapida (Sumo) Nasya

Neste processo, os medicamentos são primeiro feitos sob a forma de pasta (Kalka) e depois as gotas produzidas pela pressão (Avapida) são colocadas diretamente nas narinas, pelo que se chama Avapida Nasya. Nos distúrbios hemorrágicos é administrado para parar a hemorragia como Shamana. 8 gotas em cada narina é a sua dose Uttama (mais elevada), 6 gotas em cada narina é Madhyama (média) e 4 gotas em cada narina é a sua dose mínima (Hina).

É indicado em perturbações da garganta, doenças de Sannipata, sono excessivo, perturbações psiquiátricas, vermes nos seios nasais, excesso de Kapha na cabeça e inconsciência devido a mordedura de cobra.

Pega-se em quantidades iguais de Jaggery e Shunthi ou Pippali e Saindhava e faz-se uma pasta, juntando-lhe uma pequena quantidade de água. Em seguida, a pasta é espremida num pano e as gotas são instiladas nas narinas. Este tipo de Nasya é útil nas doenças dos olhos, ouvidos, nariz e cabeça, rigidez do pescoço, maxilar e dores nos braços e nas costas. O Nasya administrado com leite materno alivia a epistaxe.

Pradhamana (Dhmapana) Nasya

Dhamana significa soprar e, neste processo, o pó das drogas é soprado (Pra) corretamente (Dhamana) para as narinas, pelo que se chama Pradhamana Nasya. Também é designado por Dhmapana. A sua ação é

Rechana e, geralmente, utilizam-se os medicamentos Tikshna (fortes) ou irritantes.

Para a sua administração, utiliza-se um tubo de 4 polegadas (6 dedos) de comprimento, aberto em ambas as extremidades. É preferível que tenha tubos duplos para ambas as narinas na extremidade, tal como um cateter duplo, para que o medicamento possa ser insuflado simultaneamente em ambas as narinas.

É indicado nos distúrbios de consciência, vermes e envenenamento. É muito útil nos casos em que os Dosha estão muito viciados ou o paciente está inconsciente, porque a sua ação é muito forte.

Prepara-se um pó a partir de Saindhava, Vacha, Trikatu, Kankola, alho e Katphala, dando o Bhavana da bílis do peixe Rohita e este é utilizado para Pradhamana Nasya. Depois do Virechana Nasya, tendo em conta o Dosha envolvido, dá-se o Sneha Nasya para reduzir a irritação causada pelo Virechana Nasya.

Marsha e Pratimarsha Nasya

Marsha Nasya

A dose mínima de Sneha em Marsha Nasya é de 6 gotas em cada narina. A dose média (Madhya) é de 8 gotas e a dose máxima é de 10 gotas em cada narina. Pode ser administrado duas ou três vezes por dia, tendo em conta a força do Dosha em causa. Nasya pode ser administrado diariamente ou com um intervalo de um, dois, três, cinco ou sete dias, dependendo da condição e da resposta do paciente. De acordo com a ação, o Sneha Nasya é ainda subclassificado nos tipos Virechana, Brimhana e Shamana.

Pratimarsha Nasya

Quando duas gotas de Sneha são administradas no nariz, chama-se Pratimarsha Nasya. Pode ser administrado em qualquer altura, a qualquer pessoa de qualquer idade, desde o nascimento até à morte. Se for tomado diariamente, proporciona todos os benefícios de Marsha Nasya. Durante a sua administração não há restrições nem causa quaisquer complicações. Se o óleo administrado no Pratimarsha Nasya chegar à boca por simples insuflações, considera-se que o Nasya foi feito corretamente e deve ser cuspido.

Pode ser administrado mesmo em condições de Urah-Kshata (ferida no peito) e em pessoas fracas, crianças, idosos e pessoas delicadas. As suas outras indicações são sede, secura da boca, doenças dos órgãos acima da clavícula, rugas e envelhecimento do cabelo, promove a força dos sentidos.

Não deve ser administrado em Dushta Pratishyaya (rinite infecciosa crónica), bem como após a ingestão de álcool, surdez, vermes nos seios nasais, em excesso de Dosha e nas condições em que o Dosha está pronto para sair por si próprio, porque devido às suas doses mais baixas pode não ser capaz de eliminar completamente o Dosha, levando a complicações.

A principal diferença entre o Marsha e o Pratimarsha é que no primeiro a dose é comparativamente mais elevada e é administrada consoante o estado do doente. A dose de Pratimarsha é muito baixa, duas gotas em cada narina, pelo que pode ser administrada em qualquer estação do ano continuamente durante um período mais longo sem qualquer dano, enquanto que no caso de Marsha está limitada a uma duração de apenas 7 dias. Mas Marsha actua imediatamente, enquanto Pratimarsha tem uma ação lenta e é comparativamente menos eficaz.

1. Sneha Virechana Nasya

Quando o óleo preparado com drogas picantes, como a pimenta preta e o gengibre seco, é administrado sob a forma de Nasya, actua como Shodhana. O Virechana Nasya também pode ser efectuado com mel, sal e Asava.

É indicado nas perturbações de Kapha dos órgãos situados acima da clavícula, particularmente do palato, da garganta e da cabeça, perda de apetite, sensação de peso na cabeça, dor no abdómen, Pratishyaya, perda do olfato, Pinasa, enxaqueca, vermes, epilepsia, dor de cabeça, rigidez da cabeça, conjuntivite, doenças da garganta, inflamação, bócio, vermes no nariz, glândulas dilatadas, Kushtha, epilepsia e coriza crónica. Nestas condições, deve ser utilizado óleo preparado com medicamentos Shirovirechana.

A dose de Shiro-Virechana Nasya é de 4, 6 ou 8 gotas e deve ser administrada tendo em consideração a força do paciente e a doença.

Shiro Virechana (Pó) Nasya

Chama-se Shiro-Virechana porque os medicamentos utilizados têm um efeito de purificação (Virechana) do Dosha situado na cabeça e nos seus canais. É indicado nas perturbações de Kapha dos órgãos situados acima da clavícula, como rigidez, dormência e peso da cabeça, Kaphaja Swara Kshaya (perda de voz), anorexia, coriza, dor de cabeça, Pinasa (constipação crónica), edema, epilepsia e Kushtha (doenças crónicas da pele).

2. Brimhana Sneha Nasya

O ghee ou o óleo administrados puros ou medicados com drogas

Brimhana (repletas) actuam como Brimhana (repleção) Nasya. O sumo de carne de animais Jangala, o sangue e a goma também podem ser utilizados para este fim. É indicado especialmente para dores de cabeça do tipo Vata, sinusite frontal, disartria, perda da fala, secura do nariz e da boca e dificuldade em abrir os olhos.

3. Shamana Sneha Nasya

Ghee ou óleo preparado com medicamentos Shamana não irritantes, mencionados para essa doença específica ou leite, a água administrada sob a forma de Nasya actua como Shamana. É indicado em casos de coloração preta por baixo dos olhos e perturbações do cabelo. A dose mínima de Sneha Nasya é de 8 gotas em cada narina, a dose média é de 16 gotas e a dose máxima é de 32 gotas em cada narina.

Indicações de Nasya Karma

O Nasya Karma é especialmente útil nas afecções dos órgãos situados acima da clavícula. É particularmente indicado nas seguintes condições.

Shiro-Danta-Manya-Stambha (rigidez da cabeça, dos dentes e do pescoço), Gala- Hanu-Graha (espasmo da garganta e da mandíbula), Pinasa (coriza crónica), Gala Shundika, Galashaluka, Shukra, Timira, Vartma Roga (doenças das pálpebras), Upajivhika (glossite), Vyanga (toupeiras), Ardhavabhedaka (enxaqueca). Griva- Skandha- Amsa- Asya-Nasika-Karna -Murdha- Kapala- Shiro- Roga (doenças do pescoço, da parte posterior do ombro, do ombro, da boca, do nariz, do ouvido, dos olhos, da testa e do crânio e dores de cabeça), Ardita (paralisia facial), Apatantraka (convul ções), Apatanaka (contracções), Galaganda (bócio), Danta-Shula (dor de dentes), Danta-Harsha (sensibilidade dos dentes), Danta-Chala (dentes soltos), Akshi-Raji (injeção nos olhos), Arbuda (tumor), Swara Bheda (rouquidão da voz), Vag-Graha (dificuldade na fala), Gad-Gada (fala espasmódica), Nirama (perturbações de Vata).

Nasya para condições específicas

Nasya para doenças neurológicas

A decocção é preparada a partir de Masha, Atmagupta, Rasna, Bala, Eranda, Rohisha e Ashwagandha, sendo-lhe adicionados Hingu e Saindhava. O seu Nasya é muito benéfico para os pacientes de Sa- Kampa Pakshaghata (paralisia com tremores), Ardita (paralisia facial), rigidez do pescoço e Avabahuka.

Nasya para o envelhecimento dos cabelos

O óleo de Bibhitaka, Nimba, Gambhari, Haritaki, Shelu e Kakini administrado sob a forma de Nasya cura o envelhecimento prematuro dos cabelos.

Contraindicação do Nasya Karma

O Nasya é contraindicado em caso de indigestão e logo após a refeição; se for feito, ocluirá os canais superiores e poderá provocar tosse, dispneia, vómitos e coriza. Não deve ser administrado a uma pessoa que tenha tomado uma poção untuosa e tenha sede ou desejo de vinho, porque se o beber imediatamente após o Nasya, pode provocar corrimento excessivo da boca, nariz e olhos e doenças da cabeça.

Procedimento de Nasya

Tempo de Nasya

Tanto o Snehana como o Virechana Nasya devem ser administrados com o estômago vazio, à hora da refeição. Em geral, deve ser administrado num dia em que não haja nuvens no céu, durante o dia e, em especial, para as perturbações de Kapha, de manhã, para as perturbações de Pitta, à tarde, e para as perturbações de Vata, à noite. À noite, só pode ser administrado em caso de emergência. Nasya não deve ser administrado antes dos 8 anos de idade e depois dos 80 anos.

Snehana e Swedana em Nasya

A administração interna de Sneha é contra-indicada em Nasya, mas o Abhyanga deve ser sempre efectuado, especialmente no pescoço e na face e noutras partes acima da clavícula, para preparar o paciente para Nasya. Depois do Abhyanga, deve fazer-se um Swedana suave. Os textos aconselham a realização de Swedana da face, imediatamente antes da administração de Nasya e, nesse caso, deve ser efectuada através do calor produzido pela fricção de ambas as palmas das mãos e depois aplicada na face do doente.

Principal medida de purificação para Nasya

Após a massagem e a ligeira fomentação da cabeça, pede-se ao doente que se sente confortavelmente na cama, num local afastado do vento direto. De seguida, deve ser feita novamente a fomentação dos órgãos acima das clavículas.

Administração do medicamento Nasya

O Nasya é administrado enquanto o doente está deitado numa cama de costas direitas, com os braços e as pernas abertos e os olhos fechados e cobertos com uma compressa de algodão. O lado dos pés da cama é ligeiramente levantado, baixando ligeiramente o lado da cabeça. A cabeça deve ser ligeiramente baixada, mantendo a almofada abaixo do pescoço, para que o medicamento possa chegar à cabeça; mas não deve ser demasiado baixada, caso contrário o óleo adere à Matulunga e não sai. Esta é também a razão para dar o Swedana novamente antes do Nasya.

Em seguida, aquece-se um pouco o medicamento Nasya em banho-maria e instilam-se gotas numa narina com a mão direita, levantando ligeiramente a narina com o polegar e o indicador da mão esquerda. Durante este processo, a outra narina é mantida fechada. Da mesma forma, as gotas são colocadas na outra narina. Desta forma, o número necessário de gotas é colocado alternadamente em ambas as narinas. As gotas podem ser instiladas utilizando um conta-gotas ou uma colher ou mergulhando um pedaço de algodão no líquido e colocando-o depois na narina, apertando-o. Deve ter-se o cuidado de não deixar cair o medicamento nos olhos. Após a administração do medicamento Nasya, deve voltar-se a massajar as plantas dos pés, os ombros, as mãos e as orelhas. Pede-se ao doente que cuspa o medicamento que entra na boca, expirando profundamente enquanto está deitado, primeiro por uma narina e depois pela outra, até cuspir todo o medicamento que entra na boca. O doente deve permanecer na posição deitada durante o período equivalente ao tempo necessário para contar de 1 a 100, de modo a que o medicamento possa chegar ao Shringataka Marma.

Período de conservação do medicamento Nasya

De acordo com Sharangdhara, o período de retenção do Nasya é de 5, 7 ou 10 Matra e o paciente pode cuspir a droga que chega à boca alternadamente do lado esquerdo e direito da boca, mas não do lado da frente, enquanto está sentado.

De acordo com Sushruta, o Sneha que entra na boca não deve ser engolido nem mantido na boca, mas deve ser cuspido, porque depois de efundir o Shringataka Marma, o Sneha extra entra na boca e se for retido ou engolido pode levar a Utklesha de Kapha e às complicações daí resultantes.

Durante o Nasya, o doente deve ser instruído para não mexer a cabeça, nem falar, nem rir, nem ficar zangado. Caso contrário, pode provocar tosse, coriza e perturbações dos olhos e da cabeça

Cuidados posteriores ao procedimento Nasya

O banho de cabeça antes do Nasya e depois do Nasya é contraindicado. Após o Nasya, pede-se ao doente que permaneça deitado de costas até ao período de contagem de 1 a 100. De seguida, deve ser-lhe dada água morna para gargarejar e limpar a garganta.

Depois do Nasya, o paciente deve evitar a tristeza, a ansiedade, a raiva, o sono, o pó, o fumo, a exposição ao sol, o álcool, a equitação, os artigos untuosos e líquidos. No caso de Virec hana Nasya, após a conclusão do processo, a administração de Dhuma ou Kavala é benéfica

Duração do Nasya

Em caso de Vata Shiro Roga, soluço, Apatanaka, Manya Stambha e Swara Bhramsha Nasya deve ser administrado duas vezes por dia, de manhã e à noite. Em todas as outras condições, deve ser administrado após o intervalo de um dia. Mas pode ser administrado uma vez por dia durante 7 dias continuamente. Depois disso, se for necessário, os cursos de 7 dias podem ser repetidos após o intervalo de uma semana.

Sintomas de um Nasya correto

A sensação de leveza na cabeça e no peito, a clareza do Srotasa e dos sentidos, o alívio dos sintomas da doença, a satisfação dos sentidos e da mente são os sintomas de um Nasya (Samyaka) correto. Ao obter estes sintomas, o Nasya com ghee deve ser administrado.

Sintomas de um Nasya incorreto

Comichão, revestimento da garganta com muco, peso na cabeça, cuspidelas e secreção de Kapha nos canais são os sintomas de uma menor/mau desempenho de Nasya. Neste caso, o tratamento de Kapha deve ser efectuado.

Sintomas de excesso de Nasya

Secreção espessa com pedaços de muco, aumento de Vata, disfunção dos sentidos e sensação de vazio na cabeça, desconforto ou dor na cabeça, olhos, região temporal e ouvidos, dor tipo picada de alfinete e escuridão à frente dos olhos são os sintomas de Nasya excessivo. Neste estado, o tratamento de Vata deve ser efectuado.

Em caso de Atiyoga de Virechana Nasya, deve ser prescrito Tarpana, artigos suaves e líquidos. Enquanto que no caso de Ayoga, deve ser administrado novamente Tikshna Nasya

Modo de ação do Nasya

A terapia Nasya é boa para a eliminação do Dosha da cabeça. O Ashtanga Sangraha refere que o medicamento administrado no nariz sob a forma de Nasya é absorvido e chega ao Shringataka Marma, a partir do qual se espalha para o cérebro (Murdha). O medicamento actua sobre a lesão (Dosha Sanghata) e traz de volta todo o material mórbido responsável pela doença através dos vasos sanguíneos que irrigam os olhos, ouvidos, garganta, etc., até ao nariz. Esta ação do medicamento tem lugar nos órgãos situados acima das clavículas de forma tão rápida que os tecidos normais não são perturbados.

Resumo

Panchakarma são os cinco processos de Shodhana, nomeadamente

- Vamana, Virechana, Anuvasana Basti, Ast hapana Basti e Nasya. Snehana e Swedana são o Purvakarma, ou seja, os procedimentos preparatórios para Shodhana através do Panchakarma.

Snehana é a terapia de unção ou oleação. O Snehana é principalmente de dois tipos - sistémico ou interno e local ou externo. Existem vários tipos e horários de Snehana externo e interno, respetivamente. O Snehana solta o Dosha mórbido e fortalece o corpo para suportar o stress do Panchakarma. Swedana é a terapia de fomentação ayurvédica. A Swedana pode ser efectuada utilizando uma fonte externa de calor ou produzindo ou isolando o calor no corpo. De acordo com o aparelho utilizado, a Swedana é de vários tipos. A Swedana solta o Dosha mórbido, aglomera-o e leva-o para o cólon ou para o estômago, de onde é eliminado por Shodhana.

Vamana é a emese induzida que elimina as toxinas e o Dosha mórbido do estômago. Vamana é especialmente recomendado para doenças de Kapha. Virechana é a purgação terapêutica induzida por medicamentos específicos. Virechana elimina as toxinas e o Dosha mórbido do cólon. O Virechana é especialmente indicado para as doenças de Pitta.

Anuvasana Basti é o enema medicamentoso à base de óleo e Asthapana Basti é o enema medicamentoso à base de decocção. Basti é o melhor tratamento de Vata Dosha e é tão eficaz que é designado por terapia completa ou metade da terapia. Nasya é a administração de medicamentos através de insuflações nasais. Nasya é o tratamento de doenças especialmente na parte superior do corpo. O Nasya é utilizado em doenças da cabeça, rosto, pescoço, orelhas, olhos, nariz, boca, garganta e cérebro.

Os cuidados pós-Panchakarma chamam-se Pashchata Karma. O Pashchata Karma é essencial para apoiar o corpo cansado e restaurar o Agni do corpo. Samsarjana Karma é o plano de dieta progressiva especialmente concebido e prescrito para restaurar o Agni do paciente após os procedimentos Vamana e Virechana. O Panchakarma não é usado apenas para curar as doenças, mas também a purificação sazonal do corpo pelo Panchakarma previne a incidência de doenças sazonais, previne o envelhecimento e promove a longevidade da vida.

***

CAPÍTULO 16

RASAYANA: A TERAPIA DE REJUVENESCIMENTO

A antiga filosofia indiana acredita que Moksha, a salvação suprema, é o objetivo final de todos os tipos de ciências. Compreender o eu e identificar a relação com o criador e o mundo é o caminho para alcançar Moksha. Os sábios antigos dedicaram as suas vidas à procura do conhecimento supremo, mas a debilidade, as doenças, o envelhecimento e a morte p rovaram ser obstáculos no seu caminho para o conhecimento. Os estudiosos da Ayurveda descobriram a forma de viver uma vida longa, saudável e jovem, para que a pessoa possa continuar e completar a sua busca do conhecimento supremo e obter Moksha. O tratamento é conhecido por Rasayana.

Rasayana tem como objetivo retardar o processo degenerativo e o processo de envelhecimento do corpo. Também se destina a alcançar a excelência qualitativa no Dhatu corporal. O Rasayana não só melhora o bem-estar físico, como também aguça as capacidades intelectuais, o poder de apreensão e a memória da pessoa. Embora o Rasayana tenha grandes benefícios, não é uma tarefa fácil. As terapias avançadas de Rasayana são muito difíceis de realizar e é necessário um grande controlo do corpo e da mente. Os benefícios da Rasayana não são para o luxo, mas para a devoção, o serviço e o conhecimento.

Neste capítulo, aprenderemos

- **Introdução à Rasayana**
- **Tipos de Rasayana**
- **Vatatapika e Kutipraveshika Rasayana**
- **Naimittika, Kamya e Ajasrika Rasayana**
- **Achara Rasayana**

Introdução à Rasayana

Rasayana (terapia de rejuvenescimento) é um dos oito ramos da Ayurveda. O Rasayana restabelece as funções corporais e o equilíbrio para atingir o potencial máximo do corpo. A palavra Rasayana é composta por dois termos - Rasa e Ayana. Rasa significa o Rasa Dhatu e a sua metamorfose nos Dhatu subsequentes - Rakta, Mamsa, Meda, Asthi, Majja, Shukra e Oja. Ayana significa um caminho, uma via, um movimento. Significa as transformações e transportes pormenorizados durante toda a jornada de metamorfose de Rasa (o primeiro Dhatu) em Oja (a essência de todos os Dhatu).

Definição de Rasayana

Charaka definiu Rasayana como as medidas através das quais se obtém a melhor qualidade de Rasa, Rakta e outros Dhatu. Sushruta definiu Rasayana como a terapia que estabelece a idade (Vayasthapana), previne o envelhecimento, aumenta a duração da vida (Ayushkara), a inteligência (Medha) e a força (Bala), bem como permite que a pessoa fique livre de doenças.

A palavra "Vayasthapana" tem dois significados:

i. O primeiro significado é que permite que a pessoa viva uma vida plena de 100 anos.

ii. O segundo significado é que mantém a pessoa jovem durante um longo período, prevenindo assim o envelhecimento.

Benefícios da Rasayana

Charaka refere que Rasayana é um promotor da longevidade da vida, preservador da juventude, dispersivo da sonolência, torpor, fadiga, exaustão, indolência e fraqueza; restaurador do equilíbrio de Dosha, é estabilizador, curativo da flacidez da carne, estimula a digestão e o metabolismo e funciona como promotor do brilho, da tez e da voz.

De acordo com Sushruta, a pessoa que toma Rasayana torna-se corajosa como um leão, tem bom aspeto e vive uma vida longa sem qualquer doença.

O quadro seguinte resume os benefícios da Rasayana

longevity of life
Delays ageing
Increases intelligence &memory
Excellence in the body tissues
Increases immunity
Cures diseases
Helps to achieve Moksha

Quem pode ter Rasayana?

Rasayana é um tipo especial de tratamento que promove o tempo de vida e as faculdades mentais. Mesmo assim, não pode ser administrado a todas as pessoas; por isso, a sua elegibilidade foi dada da seguinte forma

Elegível para Rasayana (Yogya)

Aqueles que querem viver uma vida longa e saudável podem fazer a terapia Rasayana. As pessoas devem submeter-se a Sharirika (físico) e Manasika (espiritual) Shuddhi (purificação) antes de se submeterem à terapia Rasayana. Sem limpar o corpo de Dosha, Rasayana não pode fornecer os benefícios necessários. São elegíveis para o Rasayana as pessoas inteligentes, autocontroladas (Jitendriya), bondosas para com todos, seguidoras do Dharma, sempre ocupadas em boas obras, regulares no regime diário e com fé no Rasayana.

Inelegíveis para Rasayana (Ayogya)

Aqueles que estão ocupados em trabalhos pecaminosos, destrutivos e anti-sociais e aqueles que não têm fé em Ayurveda e Rasayana não devem receber a terapia Rasayana. Sushruta acrescentou a esta lista outros sete tipos de pessoas.

1. **Anatmavadi** - Aqueles que não têm um conhecimento correto do bem e do mal, idiotas por natureza, não devem receber esta terapia.

2. **Preguiçoso** - Este tipo de pessoa não segue rigorosamente as regras e o regime. Por isso, a terapia Rasayana deve ser evitada por elas.

3. **Pobre** - Este tipo de pessoa não pode pagar os medicamentos dispendiosos, as Pathya (prescrições e receitas médicas) e o tempo livre para o fazer.

4. **Pramadi** - Este tipo de pessoas tem a mente perturbada e instável e pode não seguir rigorosamente as regras e regulamentos, o que pode levar a complicações.

5. **Vyasani** - As pessoas que são viciadas em álcool, jogo, tabaco, fumo, etc. não conseguem resistir ao vício. A terapia Rasayana requer um autocontrolo total; além disso, o consumo de coisas que formam o vício não é permitido na terapia Rasayana.

6. **Papi** - As pessoas pecadoras não seguem corretamente a religião e os seus deveres sociais, pelo que estão contra-indicadas para Rasayana.

7. **Bhaishaja Apamani** - aqueles que não têm fé na medicina e respeito pela Ayurveda não devem receber Rasayana.

Charaka refere que os Divya Aushadhi (medicamentos divinos) são apenas para os sábios devotos e não para toda a gente. As pessoas cujos sentidos não estão controlados não podem suportar o forte efeito de Divya Aushadhi. No entanto, as pessoas que estão a seguir o Grihastha Ashrama (aquele período da vida em que uma pessoa cumpre os seus deveres conjugais), mas que têm o controlo sobre si próprias, podem submeter-se à terapia Rasayana.

Idade ideal para Rasayana

É preferível tomar Rasayana numa idade jovem ou média. A terapia Rasayana destina-se a manter uma vida jovem e saudável. A longevidade da vida não é desejável se o corpo estiver envelhecido, incapacitado e doente. O envelhecimento é um processo degenerativo natural do corpo. Uma vez ocorridas as alterações degenerativas, torna-se muito difícil revertê-las. Por outro lado, é comparativamente fácil prevenir as alterações degenerativas e prolongar o período de vida jovem e saudável.

Os demasiado jovens não conseguem compreender a seriedade da terapia Rasayana, nem possuem a estabilidade e a força corporal necessárias para suportar as regras rigorosas da Rasayana. Por isso, as crianças prestes a atingir a maturidade e as pessoas de meia-idade são os indivíduos ideais para a terapia Rasayana. Nas pessoas idosas, a terapia Rasayana é lenta, mas ainda assim deve ser empregue para manter a idade e melhorar a saúde e a qualidade de vida. A Rasayana na velhice pode não reverter a pessoa em jovem, mas pode certamente tornar possível ter uma vida alegre, sem dor e saudável até à morte.

Tipos de terapia Rasayana

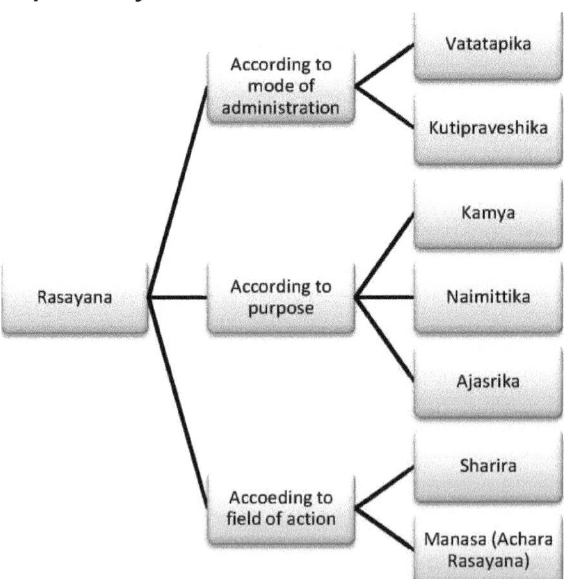

O Charaka Samhita explica dois tipos de Rasayana de acordo com o modo de terapia, nomeadamente o Vatatapika Rasayana e o Kutipraveshika Rasayana. Estes são os seguintes.

Vatatapika Rasayana

O Vatatapika Rasayana é uma terapia de rejuvenescimento a que a pessoa pode submeter-se sem interromper a sua rotina diária. A exposição ao sol, ao vento e aos factores ambientais não é limitada durante o curso do Vatatapika Rasayana. O Kutipraveshika Rasayana é conhecido pelos seus melhores resultados, mas devido ao regime difícil, não é possível a toda a gente fazer o Kutipraveshika Rasayana. O Kutipraveshika requer muito tempo livre para hospitalização e maior capacidade financeira. Por outro lado, o Vatatapika Rasayana é adequado para toda a gente. Crianças, idosos, doentes e saudáveis podem optar pelo Vatatapika Rasayana sem grandes problemas.

Para o Vatatapika Rasayana, é efectuada uma purificação prévia com procedimentos Panchakarma e, em seguida, é administrado o medicamento Rasayana. Muitos remédios Rasayana são mencionados em vários tratados como Charaka Samhita, Sushruta Samhita e Ashtanga Sangraha. Após a digestão das refeições anteriores e a eliminação da urina e das fezes de manhã, administra-se uma das preparações Rasayana adequadas, numa dose que não afecte a dieta de rotina. Após a digestão do medicamento, toma-se uma dieta ligeira para digerir. Recomenda-se a ingestão de leite, produtos lácteos, Ghee e trigo; por outro lado, deve evitar-se uma alimentação condimentada, picante, azeda, fermentada e pouco saudável. Os regimes sazonais e diários são observados de acordo com a constituição.

Dose de Rasayana

Cada indivíduo que se submete ao Rasayana tem um estado diferente e de Dosha e Agnibala (as forças do fogo digestivo). Os diferentes medicamentos Rasayana possuem actividades e potências diferentes. Para a dosagem de Rasayana, Acharya Charaka dá importância a Agni. Charaka acrescenta que a dose deve ser de quantidades que não perturbem a dieta de rotina. Aqui Arunadutta esclarece que a dose não deve perturbar a dieta nocturna. Isto significa que a pessoa não deve sentir fome ao meio-dia, deve comer à noite quando sentir fome. Isto está na referência de Brahma Rasayana. Pode dizer-se que o Brahma Rasayana deve ser tomado em tal quantidade. Mas outra escola de pensamento opina que o medicamento Rasayana deve ser tomado de manhã cedo, numa quantidade tal que o medicamento seja digerido até à hora da dieta, ao meio-dia. Em alguns Rasayana, a dose geral é prescrita de forma comum para todos, como no Vardhamana Rasayana, em que a dose é crescente. Nestes casos, a dose inicial é ajustada de acordo com a tolerância do doente e a dose do medicamento Rasayana é aumentada na proporção prescrita.

Medicamentos Rasayana

Amalaki, Haritaki, Bibhitaka, Bhringaraja, Ashwagandha, Nagabala, Punarnava, Chitraka, Pippali, Shilajatu, Vidanga, etc. são alguns exemplos de ervas que são medicamentos Rasayana. Brahmi, Shankhapushpi, Mandukaparni, Guduchi e Yashtimadhu são particularmente Rasayana promotores do intelecto (Medhya).

Bhasma (cálices) de vários metais como o ouro, a prata, o cobre, o ferro, etc., Bhasma de pedras preciosas como Hiraka (diamante), Manikya (rubi), Moti (pérola), Nilam (safira), Pravala (coral), Pushparaga (topázio), etc. são componentes preciosos no grupo dos medicamentos Rasayana. As preparações mercuriais como Makaradhwaja, Rasasindura e Parpati, etc. são medicamentos Rasayana muito potentes e também são utilizadas em várias doenças.

Kutipraveshika Rasayana

Kuti significa uma cabana ou uma câmara. Para este tipo de Rasayana, a pessoa é admitida numa câmara de terapia especialmente concebida para o efeito. Esta terapia pode levar de três meses a um ano para ser concluída. O paciente fica confinado à câmara durante todo o período de tratamento. A exposição ao ambiente exterior, ao sol e ao vento é completamente proibida e a dieta de rotina também é restringida. A pessoa que está a receber o tratamento consome apenas a preparação do medicamento Rasayana uma vez por dia, de manhã, em doses pesadas. Só é administrado leite se a pessoa sentir fome depois disso. Os medicamentos para Rasayana são decididos consoante a capacidade e a necessidade do doente. O Kutipraveshika Rasayana é muito eficaz no rejuvenescimento. Por outro lado, é um procedimento muito difícil de realizar. Por isso, atualmente, a terapia Kutipraveshika Rasayana não é praticada com muita frequência.

Tempo para Rasayana

Vagbhata mencionou especificamente o Sharada (outono) e o Vasanta Ritu (primavera) para a sua realização. Geralmente, o Rasayana deve ser efectuado em Sadharana Ritu (geral), onde o frio, o calor ou as chuvas não são muito frequentes. Geralmente, quando a atmosfera é normal e as alterações atmosféricas são menos acentuadas, o Rasayana deve ser administrado.

Descrição do Kuti

1. Local

O Kuti deve situar-se numa zona onde reside a classe mais elevada da sociedade, a família real, os médicos, etc. Onde o abastecimento de água adequado, os serviços públicos estão facilmente disponíveis; onde a necessidade de coisas como medicamentos, leite, ghee e outros serviços podem ser facilmente atendidos. Este Kuti pode ser construído na cidade ou fora dela, numa zona calma, na direção Este ou Norte. O local deve ser seguro, adequado de acordo com o Vastu Shastra e do ponto de vista arquitetónico. Deve haver muita luz solar.

2. Arquitetura

i. Trigarbha: O Kuti deve ter três salas concêntricas. O paciente tem de ficar no quarto mais interior durante todo o período da terapia, isolado do mundo exterior.

ii. Paredes: As paredes devem ser suficientemente fortes e espessas para evitar o efeito do clima exterior na câmara interior. Devem existir numerosos ventiladores pequenos nas paredes para assegurar a entrada de ar fresco; ao mesmo tempo, os ventiladores nas paredes concêntricas não devem estar virados uns para os outros para evitar a entrada direta de vento na câmara interior. A câmara deve d ser insonorizada. A câmara deve ser confortável em todas as estações do ano. Atualmente, se não for possível estabelecer o Kupi, pode-se utilizar uma atmosfera ambiente controlada artificialmente, utilizando aparelhos de ar condicionado, etc.

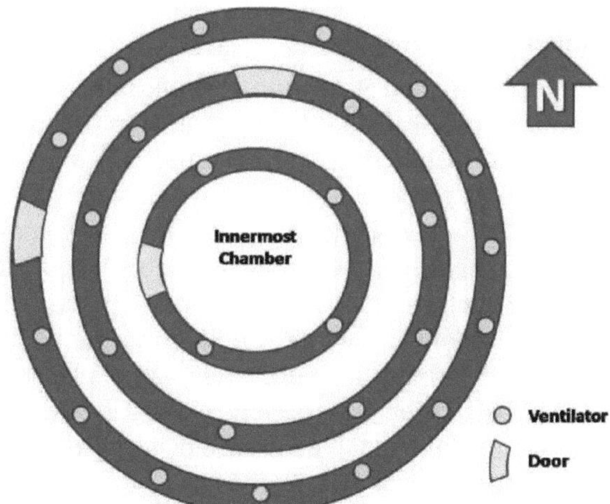

3. Instalações: A pessoa que está a fazer a terapia Rasayana deve dispor de instalações para meditar e permanecer pacificamente em completa abstinência. A entrada de pessoal feminino deve ser limitada no Kuti onde o doente masculino está a fazer a terapia. O médico e o pessoal paramédico devem examinar regularmente o paciente para garantir a sua boa saúde.

Vagbhata mencionou mais um ponto relativo ao Kuti, ou seja, *"Anyabhava rahitata"* significa que os outros factores que podem irritar ou satisfazer os sentidos e desviar a mente do paciente não devem estar presentes. Por conseguinte, os meios de entretenimento, a televisão, a Internet, as revistas, o telefone ou o telemóvel, os amigos com quem falar, etc., não são permitidos no Kuti.

Condições de acesso ao método Kutipraveshika

Como este tratamento é muito caro, nem toda a gente o pode pagar. Charaka mencionou que são elegíveis para o Kutipraveshika Rasayana as pessoas com capacidade financeira, com bom autocontrolo, inteligentes, que não sofram de qualquer doença psicológica ou física, que tenham uma vontade forte e que tenham tempo suficiente para se dedicarem a todo o tratamento.

Além disso, Charaka acrescenta que as pessoas que efectuaram Samshodhana, que têm fé no tratamento, que têm uma mente sã com boa memória e que têm uma natureza amorosa e atenciosa para com toda a gente podem beneficiar do Kutipraveshika Rasayana.

Durante o solstício norte do sol, na metade brilhante do mês lunar e em tempo auspicioso, a pessoa que deseja submeter-se à terapia Rasayana deve ser admitida no Kuti para Rasayana.

Shodhana antes de Rasayana

Charaka refere que a terapia Rasayana só é eficaz nas pessoas que são puras de corpo e mente. Por isso, é necessário efetuar todo o Shodhana na pessoa antes do Rasayana. Sushruta também tem a mesma opinião. Charaka diz que, em primeiro lugar, a pessoa deve receber Snehana (terapia de oleação) e Swedana (fomentação), tal como prescrito no Panchakarma. Depois, deve fazer-se Koshthashuddhi (purificação do trato digestivo). Para o Koshthashuddhi, devem ser administradas partes iguais de Haritaki, sal de Saindhava, Amalaki, jaggery, Vacha, Vidanga, Haridra, Pippali e Shunthi em quantidades suficientes, até o intestino ficar livre de toda a acumulação fecal e de Dosha. Depois disso, o doente deve receber Sansarjana Krama (dieta gradual) e, quando estiver pronto para uma dieta normal, deve receber Rasayana. A duração do Kutipraveshika depende do Yoga individual (formulação ion).

Sair do Kuti

A pessoa que toma a terapia Rasayana não deve sair de Kuti diretamente durante o procedimento ou logo após a conclusão da terapia. Porque isso pode reduzir o efeito positivo do Rasayana e também pode causar efeitos adversos para a saúde. Por isso, a pessoa deve sair gradualmente do quarto mais interior para o quarto do meio e, depois de se aclimatar ao ambiente, para o quarto exterior. No dia de lua cheia, depois de adorar os Deuses, a pessoa deve sair do Kuti e regressar a casa.

Em casa, deve seguir o Pathya (Do's and don'ts) de acordo com os conselhos dos médicos. Deve evitar a luz solar direta e o vento durante mais alguns dias. Não deve ingerir substâncias quentes, pungentes, alcalinas, ácidas, etc. na alimentação. Não deve entregar-se aos prazeres sensoriais e deve seguir o Achara Rasayana.

Durante a terapia Rasayana, se ocorrer alguma complicação, a terapia deve ser interrompida imediatamente e a complicação deve ser tratada primeiro, na medida do possível, dentro do próprio Kuti.

Dalhana, no seu comentário ao Sushruta Samhita, explica três tipos de Rasayana de acordo com o objetivo da terapia: Kamya, Naimittika e Ajasrika Rasayana. Estes são os seguintes.

(A) Kamya Rasayana

Este Rasayana é observado para o desejo (Kamana) de longevidade da vida, força física, melhor intelecto e memória, etc. Pode ser de muitos tipos, mas as principais classificações são de três tipos

1. Prana Kamya
2. Medha Kamya
3. Shree Kamya

1. Prana Kamya (Promoção da saúde física)

Quando a terapia Rasayana é prescrita para a promoção da saúde física e do poder vital, é conhecida como Prana Kamya. Os medicamentos utilizados neste tipo de Rasayana são Shatavari, Ashwagandha, Amalaki, etc. Todos estes podem ser chamados de Balya Rasayana.

2. Medhya Kamya (Promoção da saúde mental)

Os medicamentos Rasayana administrados para a promoção da saúde mental de um indivíduo são designados por Medha Kamya Rasayana. Promove o poder de apreensão e a memória. Os medicamentos como Shankhapushpi, Brahmi, Vacha e Mandukaparni podem ser incluídos neste gr oup.

3. Shree Kamya (Promoção da beleza)

A terapia Rasayana empreendida para promover o brilho (Prabha), a tez (Varna), o brilho corporal (Kanti), etc., é definida como Shree Kamya. O seu nome deve-se ao facto de, após a utilização deste tipo de medicamentos Rasayana, se ganhar o respeito geral da sociedade e, consequentemente, a reverência das pessoas.

(B) Naimittika Rasayana

Quando o Rasayana é utilizado num doente com o objetivo de aliviar uma doença específica ou a debilidade pós-doença, diz-se que é Naimittika Rasayana. Os medicamentos utilizados para este efeito funcionam de forma dupla como Rasayana e contra a doença. Estes medicamentos podem ser utilizados como independentes ou como adjuvantes da terapia. Alguns exemplos de medicamentos Rasayana utilizados para doenças específicas são os seguintes

- ❖ Haritaki - Gulma, Pandu, Grahani
- ❖ Khadira - Kushtha
- ❖ Bakuchi - Kushtha, Pandu
- ❖ Brahmi - Unmada, Apasmara
- ❖ Pippali - Kasa, Shvasa, Kshaya, etc.

A terapia Naimittika Rasayana tem uma duração limitada até que a doença, ou a debilidade após a cura da doença, persista. Depois disso, a terapia Rasayana é interrompida e o paciente continua com uma dieta e um estilo de vida normais e saudáveis.

(c) Ajasrika Rasayana

Ajasrika Rasayana é o Rasayana obtido através do consumo diário de alguns produtos dietéticos ou medicinais como parte da rotina diária. Este grupo de Rasayana reforça o "Oja" no corpo e os medicamentos e dietas que promovem o Oja são utilizados para o efeito. Oja é a essência última de todos os Dhatu e é sabido que à medida que a idade aumenta os Dhatu degeneram na sua quantidade e qualidade. Assim, ao utilizar estes medicamentos, o Dhatu e o Oja são mantidos no seu estado normal. Os usos diários de leite, ghee, Madhu, etc. são ditos como Ajasrika Rasayana. Esta é a forma mais suave de terapia Rasayana. Os benefícios são aproveitados desde que o tratamento seja continuado. Este Rasayana pode ser prescrito a qualquer pessoa que não sofra de nenhuma doença grave.

Achara Rasayana

O Achara Rasayana é um tipo de Rasayana em que a droga não é utilizada, a pessoa tem de seguir o código de conduta mencionado nos textos e obtém todos os benefícios do Rasayana.

O hábito da veracidade, da fala mansa, de não magoar os outros, da não violência, da paciência, da repetição de cânticos sagrados, da limpeza, da devoção, do respeito por Deus, pelos professores, pelos conhecedores e pelos mais velhos; consumo regular de leite, ghee e dieta saudável, diligência no esforço espiritual, mostrar sempre misericórdia e evitar a crueldade, sono e vigília equilibrados, autocontrolo, manter uma conduta irrepreensível e temperamento espiritual; evitar o egoísmo, o pensamento mesquinho, o álcool, o sexo excessivo e a raiva; ter um bom conhecimento do local, hora, medicamentos, doses e dieta compatíveis, etc., são Achara Rasayana. A observância destes tipos de hábitos e de conduta, por si só, traz benefícios de Rasayana. A observância do Achara Rasayana é também essencial para obter todos os benefícios mencionados no texto de outras terapias Rasayana.

Utilização de Rasayana consoante a idade

Grupo etário (em anos)	**Objetivo da Rasayana**	**Medicamento Rasayana adequado**
1-10	Infância	Vacha (Acorus calamus)
11-20	Crescimento	Ashwagandha (Withania somnifera), Bala (Sida cardifolia)
21-30	Beleza	Amalaki (Emblica oficinalis)
31-40	Intelecto	Sankhapushpi (Convolvulus pluricaulis), Jyotishmati (Celestrus panniculatus)
41-50	Saúde da pele	Bhringaraja (Eclipta alba)
51-60	Visão	Chakshushya (Cassia absus)
61-70	Potência	Kapikachchhu (Mucuna prurita), Ashwagandha (Withania somnifera)

Seleção de Rasayana de acordo com Prakriti

Prakriti	**Medicamentos Rasayana**
Vata	Bala (Sida cardifolia), Ghrita
Pitta	Amalaki (Emblica oficinalis), Shata vari (Asparagus racemosus).
Kapha	Vacha (Acorus calamus), Guggulu (Cumiphora mukul)

Compostos populares de medicamentos Rasayana

- Chaturamalaka Rasayana
- Chyavanprasha
- Bhallataka Rasayana

- Vardhamana Pippali Rasayana
- Loha Rasayana
- Shilajatu Rasayana
- Haritakyadi Rasayana
- Vidangavaleha
- Nagabala Rasayana
- Vasanta Kalpa
- Suvarna Kalpa
- Rasa Kalpa etc.

Resumo

Rasayana é a terapia que retarda o processo de envelhecimento; promove a excelência em Dhatu e melhora a capacidade do cérebro e da mente. Também melhora a imunidade e cura doenças. As pessoas com doenças degenerativas, bem como as que desejam uma longevidade saudável, podem optar pela terapia Rasayana. Existem diferentes tipos de Rasayana de acordo com o modo de terapia, o objetivo da terapia, etc. O Kutipraveshika Rasayana é um tipo difícil de Rasayana que requer o isolamento completo do doente e o confinamento à câmara de terapia até à conclusão da terapia. Este tipo de Rasayana proporciona os melhores benefícios. O Vatatapika Rasayana é uma forma mais suave de terapia Rasayana que a pessoa pode efetuar sem perturbar muito a sua rotina diária. Kamya Rasayana é utilizado para obter benefícios específicos, como força física, aumento da memória, aumento da beleza, etc. Naimittika Rasayana é utilizado para aliviar uma doença específica ou para fortalecer o corpo após uma doença específica. Ajasrika Rasayana é o consumo de algumas dietas Rasayana como um hábito de rotina ou regime diário. Achara Rasayana é a modificação comportamental que proporciona o benefício do consumo da terapia Rasayana. Além disso, a observação de Achara Rasayana assegura os benefícios completos e a retenção dos benefícios de outras terapias Rasayana.

***

CAPÍTULO 17

VAJIKARANA:

A TERAPIA AFRODÉSICA

Diz-se que dar à luz uma descendência é essencial para uma pessoa se livrar das dívidas dos seus antepassados. Acharya elogiou uma pessoa com muitos descendentes saudáveis, enquanto um homem infértil perde o respeito na sociedade. A fertilidade é uma necessidade existencial e adquiriu uma importância esmagadora desde tempos imemoriais.

A saúde é o pré-requisito de quatro tipos de Purushartha (os objectivos da vida) - Dharma, Artha, Kama e Moksha. O conceito de Kama revela os aspectos como o gozo ou o prazer e é igualmente importante para os seus aspectos reprodutivos. Entre os 8 ramos da Ayurveda, o Vajikarana é o que se ocupa da promoção da saúde reprodutiva e da prevenção e cura das perturbações relacionadas com o sexo. Promover a indulgência no prazer sensorial não é o objetivo do Vajikarana, mas o Vajik arana destina-se a promover uma descendência genética, física, intelectual e socialmente saudável.

Neste capítulo, aprenderemos

- **Introdução a Vajikarana**
- **Classificação de Vajikarana**
- **Vrishya Dravya**

Introdução a Vajikarana

Nos capítulos anteriores, vimos que o sexo é um dos três pilares da nossa vida. Para o manter num estado equilibrado, foram escritas muitas sugestões sobre ele nos vários textos ayurvédicos, sob o nome de Vajikarana.

O Vajikarana é um dos oito ramos da Ayurveda e é explicado de forma clara num capítulo separado da literatura clássica da Ayurveda. Para além das referências dispersas que indicam a sua especialidade como um ramo médico individual existente na prática nesses tempos antigos. A potência e as atitudes sexuais variam de pessoa para pessoa. Explicar o assunto recorrendo a símiles é a abordagem única da Ayurveda. Aqui, o símile de Vaji (garanhão) que copula vigorosamente, ininterruptamente e por um período mais longo, foi considerado para denotar a potência sexual e, por isso, é utilizado o nome Vajikarana. A palavra Vajikarana é composta por dois termos - Vaji e Karana. Aqui Vaji significa Ashva (garanhão, cavalo) ou Shukra (sémen, androgénios, etc.) e Karana significa promoção ou ação.

ajikarana foi descrita especialmente para melhorar a saúde sexual, para melhorar o estatuto de Shukra e para agradar à mente. Esta terapia proporciona potencialidade para ter descendência e causa excitação sexual instantânea suficiente para obter satisfação e permitir-lhe satisfazer também a sua parceira. O papel deste tipo de medicamentos também tonifica o corpo, restaurando a fisiologia. Têm também valor nutritivo e funcionam através dos sistemas neuromuscular e límbico. Estes medicamentos melhoram a circulação sanguínea e produzem um bem-estar geral, tonificando as funções mentais e físicas.

Termos como **Vrishya, Vajikarana e Vajikara** são utilizados no mesmo sentido na literatura ayurvédica. A palavra Vrishya deriva da raiz "vis", que tem vários aspectos em comum com a utilidade de um ser humano: chuva, gozo, chuva de bênçãos ou de água, etc.

Vrisha significa touro, que compete com os seus colegas touros e copula com vários parceiros no mesmo dia. A palavra "Vrishya" indica as substâncias em virtude das quais uma pessoa é capaz de atuar sexualmente como Vrisha (Touro). A palavra "Vrisha" deriva do Dhatu "Vrisha Varshane", que significa duche. Neste caso, pode deduzir-se que se trata de um banho de Shukra durante o coito com a ajuda de drogas.

Shabdastomahanidhi define Vrishya como uma substância que é útil para preencher a deficiência da libido. Literalmente, a palavra "Vrishya" denota os medicamentos que podem potenciar o vigor sexual ou promover Shukra (parâmetros seminais/espermas) ou ambos. Os medicamentos utilizados para este tratamento são conhecidos como medicamentos Vrishya.

Necessidade de Vajikarana

Hoje em dia, o estilo de vida, as dificuldades socioeconómicas, a poluição ambiental, o stress mental e a tensão afectaram grandemente o comportamento sexual normal e também a fertilidade. Na Índia, com os seus milhões de habitantes, é paradoxal encarar a infertilidade como um problema, mas para um casal estéril que deseja ardentemente ter um filho, é uma caraterística angustiante. A infertilidade está a emergir como um dos graves problemas do mundo atual.

A disfunção sexual do parceiro masculino durante a sua vida sexual ativa afecta a sua normalidade mental e física e também a da sua parceira. De entre as várias fases da resposta sexual, a mais essencial é a obtenção de uma ereção normal com rigidez suficiente para uma relação sexual com penetração, cuja ausência conduz ao fracasso e à insatisfação. Esta condição é descrita de forma elaborada como "Klaibya" nos textos ayurvédicos. Tendo em conta a natureza grave dos problemas acima referidos, embora não reduzam a esperança de vida, foram selecionados para encontrar uma melhor cura.

Vajikarana Dravya

Os medicamentos utilizados no Vajikarana são classificados em quatro grupos

1. Shukrala

As drogas que causam um aumento qualitativo e quantitativo de Shukra ou sémen são conhecidas como Shukrala. As drogas como Ashwagandha, Musali, Sharkara e Shatavari pertencem a este grupo. Estas drogas são úteis na azoospermia ou ausência de esperma no sémen e oligospermia.

2. Shukra Rechaka

Os medicamentos que ajudam na ejaculação do sémen são conhecidos como Shukra Rechaka. As drogas pertencentes a este grupo são úteis para condições como a aspermia. Leite, Masha, polpa de fruta Bhallataka e fruta Amalaki são ambos Shukrala e Shukra Rechaka.

3. Shukra Stambhaka

Os medicamentos que aumentam a duração da relação sexual, retardando a ejaculação e mantendo a ereção, são conhecidos como Shukra Stambhaka. O melhor exemplo de um medicamento pertencente a este grupo é o Jatiphala, cuja principal indicação é a ejaculação precoce.

4. Shukra Shoshaka

Os medicamentos que secam o sémen são conhecidos como Shukra Shoshaka. Os medicamentos Shukra Shoshaka são utilizados para aumentar a viscosidade do sémen. O Haritaki pertence a este grupo.

Classificação de Vajikarana Dravya

A. Três tipos de Vajikarana Dravya

1) Shukra Vriddhikara

Os Dravya que aumentam a produção de Shukra qualitativa e quantitativamente pertencem a esta categoria. Assim, os medicamentos com Guna semelhante ao de Shukra são utilizados como Shukra Vriddhikara. Exemplo: Masha, Nakraretas, etc. Podem ser classificados em 2 grupos: :

a) Sadhya Shukra Vriddhikara: Estas drogas produzem o Shukra através do processo direto de génese do Dhatu e produzem Shukra num período muito curto após a sua ingestão. A ação de tais drogas não pode ser explicada completamente porque é provocada pelo seu "Prabhava". Exemplo: Kshira, Ikshu Rasa, etc.

b) Kramasha Shukra Vriddhikara: Estes tipos de medicamentos produzem Shukra depois de passarem pelo processo normal de génese do Dhatu. Promovem a geração de Shukra ao promover a geração saudável de todos os Dhatu anteriores. Sendo o Shukra o Dhatu terminal, é necessário um período de tempo maior para a sua produção por estes medicamentos.

2) Shukra Srutikara

Este tipo de drogas estimula o sistema límbico e os órgãos sexuais. Não interferem na produção de Shukra. O seu efeito é maioritariamente a nível psíquico. Presume-se que estimulam o centro sexual do cérebro, seguido da excitação dos órgãos sexuais e, finalmente, produzem o "Shukra Visarga" (descarga ou ejaculação). Exemplos de tais drogas são Akarakarabha, Kasturi e Gunja. A "Sankalpa", ou seja, a determinação da mente, foi mencionada por Acharya Charaka como Shukrasrutikara.

3) Shukra Srutivriddhikara

As drogas dotadas de ambas as propriedades acima referidas são Shukra Srutivriddhikara. Por exemplo: Kshira, Shatavari, Ashwagandha.

B. Classificação de acordo com Sushruta

O Sushruta Samhita classificou o Vajikarana com base na sua ação: Apyayana Nimittam, Prasada Nimittam, Upachaya Nimittam, Janana Nimittam e Praharsha Jananartham.

1) Apyayana Nimittam

É o tratamento para pessoas com capacidades reprodutivas imaturas ou com Shukra (Alpa Retasa) insuficiente. A Ayurveda considera os homens com idade inferior a 25 anos como Alpa Retasa e imaturos para uma reprodução saudável. O Apyayana Nimittam é a terapia Vajikarana que tem por objetivo nutrir todos os Dhatu do corpo. Ajuda a gerar o Shukra.

2) Prasada Nimittam

Para a correção de Shukra enfraquecido e viciado por Vata, etc. Dosha, Prasada Nimittam é a escolha da terapia. Esta terapia Vajikarana purifica o Shukra, preenche as deficiências qualitativas e quantitativas e fortalece o Shukra.

3) Upachaya Nimittam

Upachaya Nimittam deve ser defendido em casos de Kshina Shukra - a condição em que Shukra está diminuído dos seus valores fisiológicos normais devido a vários factores etiológicos. Isto é observado principalmente em pessoas de meia-idade. A terapia Upachaya Nimittam Vajikarana ajuda a restaurar o Shukra ao seu nível normal.

4) Janana Nimittam

A terapia Janana Nimittam Vajikarana trata o Atyalpa Shukrata, que significa oligospermia, aspermia, azoospermia, etc., do grupo senil. Compensa a perda através da produção de Shukra extra. Acharya Dalhana comentou que Praharsha Jananartha, ou seja, a promoção da ereção, é uma das terapias Shukrasruti Vriddhikara.

Acharya Sushruta professa os medicamentos de acordo com Shukradushti qualitativo e quantitativo da seguinte forma

Doenças de Shukra	**Propriedades dos medicamentos utilizados**
Alpa Shukra (deficiência de Shukra)	ShukraPrajanana (Geração de Shukra)
Vishushka Shukra (Shukra seca)	Shukropachaya (Indução de volume a Shukra)
Dushita Shukra (Shukra Viciado)	ShukraPrasadana (Shukra purificador)
Kshina Shukra (Shukra fraco)	Shukra Janana (Fortificar o Shukra)

C. Classificação de acordo com Dalhana

Dalhana, o comentador de Sushruta e Acharya Vagbhata classificaram as drogas Vajikarana em três grupos

1) **Shukra Janaka Dravya** são as drogas que nutrem o Dhatu no padrão sequencial direito de Rasa, Rakta para Shukra. Mamsa, Ghrita, Shatavari, Musali são exemplos de tais drogas. É sinónimo de Shukravriddhikara de Chakrapani e Shukrala de Sharangdhara.

2) **Shukra Pravartaka -** Estas drogas possuem atributos Ushna, Tikshna e iniciam a ejaculação do sémen. Akarakarabha, Kasturi, Gunja, etc. são exemplos destas drogas.

Chakrapani inclui estas drogas em Shukrasrutikara.

3) **Shukra Janaka- Pravartaka** - As drogas com propriedades Janaka e Pravartaka são conhecidas como Shukrajanaka - Pravartaka. Bhallataka, Kapikacchu, Ghrita, Godhuma, Masha, etc. são exemplos de tais drogas. Chakrapani descreveu-a como Shukrasruti - Vriddhikara.

Godhuma (trigo), etc., são apenas nutri tivos e geradores de Shukra; Sankalpa (determinação), etc., são apenas Manobalakara (reforço psicológico) com propriedade Pravartaka e Ghrita, Kshira (leite e produtos lácteos) são Dehamanobalakara (fortalecimento da mente e do corpo) e, portanto, desempenham ambas as funções. Esta descrição apoia a ideia de que uma boa saúde sexual depende de um bom estado do corpo e da mente. (Cha. Chi. 2 - 4 / 45)

D. Classificação de acordo com Sharangdhara

i) Shukra Stambhaka - Medicamentos que ajudam na capacidade de controlo ejaculatório durante o ato sexual. Exemplo: Jatiphala, Ahiphena.

ii) Shukra Vriddhikara - subdividem-se ainda em

a) Shukrala - Medicamentos que aumentam a

Shukra. Exemplo: Ashwagandha,

Shatavari, Musali, Sharkara, etc.

b) Janaka Pravartaka - Estes medicamentos estimulam a produção de Shukra e também ajudam na sua ejaculação. Exemplo: leite Masha, preparações Bhallataka Majja e Amalaki.

E. Mais algumas terminologias e exemplos descritos por Sharangdhara

a) Shukra Pravartini → Stri (mulher)

b) Shukra Rechana → Brihatiphala

c) Shukra Shoshini → Haritaki

d) Shukra Stambhaka → Jatiphala

F. Uttejaka Alguns medicamentos causam irritação e comichão no trato urogenital e estimulam os impulsos nervosos, ajudando assim a melhorar a circulação e a estimular as terminações nervosas locais para aumentar a tumescência e a rigidez para a ereção do pénis no momento da cópula. Exemplo: Akarakarabha, Kupilu, Kapikachchhu, etc.

Resumindo a classificação acima, pode propor-se que os medicamentos Shukrajanaka iniciam ou melhoram a espermatogénese ou a síntese de androgénios ou ambas; enquanto os medicamentos Shukrapravartaka melhoram a ejaculação ou melhoram a ação dos androgénios. Os medicamentos Shukrajanaka - Pravartaka desempenham todas as funções acima referidas.

Na prática, a terapia Vajikarana pode ser amplamente classificada em dois grupos com base na sua ação farmacológica.

- Os que actuam a nível psíquico
- Os que actuam a nível somático

Atuar a nível psíquico

Acharya Charaka citou "Sankalpa" (determinação) como o melhor Vrishya. Em Sutrasthana e em Chikitsasthana, citou "Stri" (fêmea) como o melhor agente Vaj ikarana. Ambos os agentes exercem os seus efeitos a nível psíquico, através da estimulação do Mana. Tem-se observado que a excitação mental adequada é obrigatória para realizar um ato sexual satisfatório. Os sexólogos modernos também sugerem que os preliminares são necessários para uma relação sexual satisfatória. Acharya Sushruta também atribuiu aos estímulos eróticos tácteis, visuais eróticos, música, etc., o estatuto de Vajikara. Todos estes estímulos têm a sua ação a nível psíquico.

Atuar ao nível somático

O efeito da terapia Vajikarana no corpo pode ser dividido em três grupos, a saber

1) Dravya Samanya (semelhança física)

2) Guna Samanya (semelhança de atributos)

3) Karma Samanya (semelhança na ação)

Seguindo os princípios básicos "Samanyam Vriddhi Karanam", Acharya Charaka afirmou "Shukram Shukrena". Os ovos de algumas aves, os testículos e o sémen de alguns animais são conhecidos como Shukra Vriddhikara. Nakraretasa é considerado o melhor Shukravriddhikara Dravya por Acharya Charaka. Além disso, os ovos de pardal, de Susan Dakola, de pavão e de Shishimara e os testículos de touro e de cabra são também utilizados para fins terapêuticos. Alguns Dravya têm Guna semelhante ao Shukra Dhatu, como Guru, Snigdha e Pichcchila, etc.

Foram divididos em dois tipos: dietéticos e medicamentosos. Leite, Ghrita, Mamsa são Dravya dietéticos que são bem conhecidos como Shukravardhaka. As drogas Vidarikanda, Musali, etc., têm Guna Samanya com Shukra. Acharya Charaka concluiu este ponto mencionando que o Dravya com Madhura, Snigdha, Jivana, Brimhana e Guru Guna deve ser considerado como Vrishya. Todos os membros do grupo Madhura, Jivaniya e Kakolyadi são considerados como Shukra Vriddhikara.

Karma Samanya não é de facto um Dravya, mas o Karma executado por uma pessoa que aumenta o Shukra, como Padaprakshalana, Padabhyanga, Samvahana, Vyayama, Brahmacharya, etc., diz-se que é Shukravriddhikara.

O Vajikarana é principalmente uma terapia preventiva, mas também é utilizado como terapia curativa em doenças de Shukravaha Srotasa, como Klaibya, Shukra Dosha, Shukrakshaya, etc. Alguns sexólogos modernos acreditam que não existem medicamentos afrodisíacos que possam corrigir as disfunções sexuais, sendo normalmente administrados como placebo. Pelo contrário, sabe-se que a terapia Vajikarana actua tanto a nível psíquico como somático. No entanto, todos os medicamentos Vrishya devem ser devidamente analisados quanto ao seu local exato, natureza e modo de ação, para que seja possível uma administração selectiva dos medicamentos.

Vrishya Dravya

Os Dravya ou artigos s que possuem atributos de Madhura, Snigdha, Jivana, Brimhana, Guru e que produzem Harsha (prazer/excitação) na mente são geralmente Vrishya.

Os vários grupos (Varga) e as suas drogas que possuem a propriedade Vrishya são os seguintes

1. **Paniya:** Narikelodaka (água de coco tenra), é descrita como Vrishya, Snigdha, Madhura, Hima, etc. e, por conseguinte, pode ser utilizada como um instrumento terapêutico ou adjuvante com medicamentos Vrishya.

2. **Kshira Varga**: Diz-se que o leite possui os dez Guna semelhantes aos de Oja, nomeadamente Madhura, Pichchhila, Shita, Snigdha, Shlakshna, Sara, Mridu, etc. Por isso, o leite é bom para ser utilizado em Klaibya como Vajikarana. Entre outras coisas, afirma-se que os oito tipos de leite são bons para as pessoas emagrecidas por Vyavaya (relações sexuais) e Vyayama (exercício).

3. **Dadhi Varga:** Diz-se que o Dadhi (coalhada) é Vrishya e útil em Karshya. O Dadhi feito de leite de búfala é especialmente mencionado como Vrishya. No entanto, o Mastu (soro de leite/fluido aquoso sobre a coalhada) é descrito como Avrishya (não Vrishya).

4. **Takra Varga**: Takra (leitelho) é Avrishya. Mas diz-se que Kilata (sólidos da coalhada) aumenta a masculinidade. Do mesmo modo, Piyusha, Morata, Navanita (manteiga fresca) e Santanika (creme de leite) são os produtos lácteos conhecidos como Vrishya.

5. **Ghrita:** Diz-se que a Ghrita (óleo de manteiga obtido a partir de coalhada/ghee) aumenta Oja, Teja, Bala e Ayu e é também Vrishya. Também Vasa (gordura animal) e Majja (tutano) são Vrishya.

6. **Taila Varga:** Diz-se que Taila (óleo) é geralmente Vrishya. Diz-se que a Eranda Taila é simultaneamente Vrishya e Shukrashodhana.

7. **Madhu Varga:** Diz-se que Madhu (mel) é Hridya, Prasadana e Vrishya.

8. **Ikshu Varga:** (produtos da cana-de-açúcar) Diz-se geralmente que é Vrishya. Guda (jaggery) também é Vrishya, mas Phanita (derivado do jaggery) é Avrishya.

9. **Madhya Varga:** (Bebidas alcoólicas) O Bhela Samhita cita que aumenta o desejo (RatiPriti- vivardhanam) e é também, em virtude de acender o

desejo, Vrishya. Charaka também é da opinião de que o consumo moderado de bebidas alcoólicas é bom, enquanto que o consumo irrefletido torna-as iguais a veneno.

10. **Shali Varga:** (Arroz) entre estes, diz-se que o Raktashali (Oryza sativa) é Shukrala.

11. **Shashtika Varga:** (arroz de colheita precoce) Shashtika (Oryza plena) tem as mesmas qualidades do Shali e é geralmente Vrishya. A variedade cultivada no campo, Kedara, também é descrita como sendo Vrishya.

12. **Kudhanya Varga:** (cereais diversos) Chanaka (Licer arientium), entre esta variedade de alimentos, é considerada anti-masculina ou má para a potência. Diz-se que Masha (Phaseolus mungo) e Godhuma (Triticum sativum) são Shukrala.

13. **Mamsa Varga:** Em Mamsa (alimentos não vegetarianos), Mayura (pavão) é Vrishya, Kulinga é muito Shukrala. A carne de animais da categoria Parnamriga (que se alimentam de folhas verdes); Kulachara, Medapuccha, Mahisha (búfalo), Ruru, Varaha (porco), Hamsa (cisne), etc. são Vrishya.

14. **Phala Varga:** (frutos) Entre os frutos, Amalaki (Emblica officinalis), Amra madura (Mangifera indica), Priyala (Buchanania lanzan), Mocha (Salmalia Malabarica), Draksha (Vitis vinifera), Kadali (Musa sapientum) são especialmente Vrishya. Diz-se que o fruto de Lakucha (Artocarpus lakoocha) é Shukranashana (potência destruidora do esperma).

15. **Shaka Varga:** (legumes) entre estes, diz-se que Sushka Pippali (Piper longum), Ardraka (Zingiber officinale), Patola (Trichosanthes cucumerina) são Vrishya.

16. **Kanda Varga:** (tubérculos) Vidarikanda (Ipomoea paniculatus), Shatavari (Asparagus racemosus), Varahakanda (Drynana quercifolia) são especialmente mencionados como Vrishya. Os topos tenros/inflorescências de Tala (Borassus fiabellifer), Narikela (Cocos nucifera), Kharjura (Pheonix sylvestris), etc., também são considerados Vrishya.

17. **Lavana Varga:** (sais) Lavana são geralmente Avrishya. A exceção é o Saindhava, que se afirma ser Vrishya.

18. **Kritanna Varga:** (alimentos processados) entre esta variedade, Parishushka Mamsa (carne seca), Mamsarasa (sopa de carne) e Rasala (Shrikhanda) são considerados Vrishya.

19. **Bhakshya Varga:** Diz-se que os alimentos feitos com leite e produtos lácteos são Vrishya. Do mesmo modo, as preparações alimentares do

grupo Ghritapura e Vaidala são Vrishya.

Algumas das ervas utilizadas popularmente em medicamentos afrodisíacos são as seguintes

- Shatavari (Asparagus racemosus)
- Ashwagandha (Withania somnifera)
- Kapikachhu (Mucuna prurita).
- Masha (Phascotus radiatus).
- Mushali (Asparagus adscendens).
- Nagabala (Sida veronicaefolia).
- Madhuyashthi (Glycerrhiza glabra).

Alguns outros Vrishya Dravya são.

Erandamula, Jivanti, Meda, Madhuka, Vata, Rishabhaka, Pippali, Kakanasa, Satahva, Kshirakakoli, Vacha, Ikshu, Shalaparni, Rasna, Vidari, Madhu, Kakoli, Mudgaparni, Madhuyashti, Shringataka, Masha, Yava, Amalaki, Priyala, Ardraka, Lasuna, Aluka, Dadima, etc. O Eranda (Ricinus communis, Linn) é descrito como o melhor Vrishya e Vatahara Dravya.

Vihara destinado à terapia Vrishya

A música agradável de ouvir, as sensações tácteis agradáveis, as noites de luar, as canções doces; as fragrâncias, as paisagens apelativas e encantadoras, os jardins, a ausência de perturbações mentais, a companhia de uma bela dama, tudo isto tem um efeito afrodisíaco.

Vários factores psicológicos desempenham um papel importante na estimulação sexual e na gratificação da saúde. A mulher bonita é considerada o Vajikarana por excelência. A mulher é a raiz de Vajikarana, é mais erótica, sensual, estimulante, do que qualquer outra coisa no mundo. Os toques, os beijos, os abraços, as mordidelas e as palavras melodiosas da mulher são os que mais excitam o homem. Em contraste com isso, a mágoa, a raiva, a ansiedade, o medo, a desconfiança, a frieza das parceiras influenciam negativamente. (Cha. Chi. 2.1/4-5; Cha. Su. 25/40)

Resumo

O Vajikarana é um dos oito ramos da Ayurveda. Está relacionado com os aspectos preventivos e curativos das perturbações reprodutivas nos homens. A terapia Vajikarana permite ao homem copular com uma mulher de forma eficaz, de modo a satisfazer-se a si próprio e à parceira e a produzir uma descendência saudável. Shukrala, Shukra Vridhhikara, Shukra Pravartaka são os medicamentos que promovem

o aumento qualitativo e quantitativo do sémen e dos espermatozóides. Shukra Srutikara, Shukra Rechana são os medicamentos que promovem a ejaculação de Shukra. Shukra Stambhaka são os medicamentos que previnem a ejaculação precoce; e Shukra Shoshaka são os medicamentos que reduzem a magreza do Shukra. Vários produtos dietéticos e medicamentos foram mencionados como Vajikarana. Em geral, os artigos com atributos Madhura, Snigdha, Jivana, Brimhana, Guru e que produzem Harsha na mente são geralmente considerados Vrishya. Alguns estilos de vida também são considerados Vrishya, mas, entre todos, diz-se que uma mulher é o melhor Vajikarana. A determinação da mente também é muito importante em Vajikarana.

***

CAPÍTULO 18

CUIDADOS DE SAÚDE PRIMÁRIOS E REMÉDIOS CASEIROS

A Ayurveda não é apenas uma ciência médica, mas é a arte e a ciência da vida, que nos ensina a resolver os problemas de saúde quotidianos a partir das substâncias disponíveis no nosso meio. Na Índia, setenta por cento da população vive em aldeias, onde várias ervas frescas estão disponíveis em abundância. Também nas cozinhas urbanas, é comum encontrarem-se especiarias como a curcuma, a pimenta preta, o alho e o gengibre. Tulsi, aloé, Nimba, limão, etc. estão facilmente disponíveis em todo o lado. Em qualquer mercearia, é possível encontrar muitas coisas utilizadas nos remédios ayurvédicos. A Ayurveda é tão antiga como a humanidade e as doenças, pelo que não faz sentido perguntar se as pessoas adoptaram as várias coisas da Ayurveda na sua vida quotidiana ou se a Ayurveda derivou as suas somas de conhecimento das experiências quotidianas das pessoas. A verdade da era atual é que a Ayurveda e o estilo de vida dos indianos são coisas inseparáveis. As pessoas modernas podem não ter consciência disso, ou podem recusar-se a aceitá-lo; mas toda a comida tradicional, especiarias e lentilhas que comem, todos os festivais e rituais que celebram; adorar o deus com curcuma, Kumkum, folhas, flores e grãos de arroz; lavar os dentes, tomar banho, vestir-se, calçar sapatos e pôr bonés, tudo tem a sua origem na Ayurveda. Pode haver uma altura em que um indiano não tenha ao seu alcance qualquer medicamento moderno, mas encontrará sempre a Ayurveda algures na cozinha ou no seu quintal para o ajudar. Por conseguinte, a Ayurveda desempenha um papel importante nos cuidados de saúde primários. Nas zonas rurais, a Ayurveda desempenha um papel vital nos cuidados de saúde primários.

Neste capítulo, vamos ver alguns remédios ayurvédicos úteis nos cuidados de saúde primários de várias doenças menores. Também veremos alguns tratamentos de beleza para problemas cosméticos comuns. Estes remédios são apenas uma gota do oceano da Ayurveda, que vos é apresentada como uma introdução. O estudo da medicina na Ayurveda é um campo muito vasto e requer um tratado separado; por isso, não está incluído neste livro. Embora estes remédios sejam muito simples e não tenham efeitos adversos significativos, é necessário um certo nível de conhecimento da

Ayurveda ou da tradição para escolher o remédio adequado.

Alergia/ Urticária (erupções cutâneas alérgicas):

1. Pó de frutos de Amalaki (Emblica officinalis) 1-3 gramas 2-3 vezes por dia com água morna.

2. Pó de Gairika (ocre) + Trikatu + Shati (Hedychium spicatum) em quantidades iguais 2-4 gramas duas vezes por dia com mel.

3. Haridra (Curcuma longa- Açafrão-da-terra) torrado numa pequena quantidade de Ghrita é muito útil. 3-6 gramas devem ser tomados com água morna duas vezes por dia.

Asma (brônquica):

1. A massagem no peito, na posição sentada, com óleo de mostarda ou de sésamo com um pouco de sal Saindhawa adicionado, e uma suave fomentação seca com um saco de água quente ou um pano quente são benéficos para aliviar o ataque.

2. Beber água salgada tanto quanto possível e esvaziar imediatamente o estômago induzindo mecanicamente a emese também alivia o ataque em condições Kapha d ominantes.

3. Pó de Haritaki (Terminalia chebula), Bibhitaka (Terminalia bellerica), Pushkaramula (Inula recemosa), gengibre seco, pó torrado de curcuma (todos em quantidades iguais); dose de 2-4 gramas, duas a três vezes por dia com mel ou água morna.

4. Formulações de compostos:

i. Sitopaladi Churna, 2-3 gramas com mel.

ii. Shringyadi Churna- 1-3 gramas com mel, duas vezes por dia.

5. Decocção: Varuna (Crataevia nurvula) e Shigru (Moringa oleifera).

6. Outros:

i. Chyawanaprasha ou Vyaghri Haritaki, 12-24 gramas duas vezes por dia (os diabéticos devem evitar tomá-los, pois contêm açúcar).

Dor nas costas

1. É útil utilizar o óleo de Mahanarayana para aplicação local no local afetado, juntamente com a fomentação a vapor ou a fomentação seca no local afetado durante 10 minutos, duas vezes por dia.

2. Decocção de Dashamula 15-30 ml com óleo de rícino, 7-14 ml, duas a três vezes por dia.

3. Decocção de gengibre seco 15-30 ml com óleo de rícino 7-14 ml, duas a três vezes por dia.

4. Comprimidos de Trayodashanga Guggulu 500-1000mg, três vezes por dia com água morna.

Cólicas (abdominais / intestinais)

1. Tomar sal grosso, Pippali (Piper longum), Chitraka (Plumbago zeylanica), Chavya (Piper chaba), Asafetida (torrada e em pó) e Gengibre seco em quantidades iguais e misturar com sumo de limão. Doses de 6-10 gramas duas vezes por dia ou conforme necessário.

2. Hingwashtaka Churna (pó) 1-3 gramas com água morna, três vezes por dia.

3. Tab. Lashunadi Vati - 125- 250mg três vezes por dia com água morna.

Tosse

a. Tosse seca:

1. Torrar Lavana (cravinho) num pouco de Ghrita. Mantenha-os sempre consigo. Sempre que tiver um ataque de tosse, coloque um ou dois botões na boca e chupe-os. Ou chupar uma pastilha de Lavangadi Vati.

2. Colocar um pedaço de Bibhitaka ou uma casca de romã na boca e chupá-la faz diminuir a tosse seca.

3. Pó de Bharangi (Cleroendrum serratum), Shati (Hedychium spicatum), Karkatashringi (Pistacea integerrima), Pippali (Piper longum), Shunthi (gengibre seco), todos em partes iguais, 1-3 gramas 2-3 vezes por dia.

4. Sitopaladi Churna (pó) 1-3 gramas 2-4 vezes por dia com mel.

b. Tosse produtiva (com expetoração):

1. Sumo de gengibre 12-15 ml com igual quantidade de mel, duas vezes por dia.

2. Pó de Trikatu (combinação de gengibre seco + Piper longum + Piper nigrum) 1 grama com uma quantidade igual de açúcar ou mel.

3. Sitopaladi ou Talisadi Churna - 1-3 gramas, duas a quatro vezes por dia com mel e Ghrita; adicionado com 125 mg de Tankana Bhasma (bórax tufado).

Diarreia

1. Chá como infusão quente feita (Phanta) de Musta, 5-5 ml em alguns intervalos continuamente até os sintomas diminuírem.

2. Pó de Musta (Cyperus rotundus), gengibre seco e cominhos torrados (todos em quantidades iguais) 1-2 gramas, de 6 em 6 horas.

3. Pó de polpa de fruta de Bilva (Aegle marmelos) 36 gramas, três ou quatro vezes por dia com leite de manteiga.

4. Comprimidos Kutaja Ghana Vati 125 - 250 mg, duas ou três vezes por dia com água.

Hiperacidez

1. Pó de Amla (Emblica officinalis) 3-6 gramas com água ou 100-200 ml de leite frio.

2. Água de côco 100-500 ml. duas vezes por dia.

3. Utilização de compostos-

i. Pó de Avipattikara - 3-6 gramas duas vezes por dia com água morna.

ii. Dhatri Lauha - 500mg a 1 grama com Ghrita ou manteiga para fazer uma pasta, duas vezes por dia.

Evitar alimentos pesados, oleosos e condimentados. O consumo de álcool não é aconselhável. Dormir de dia, ficar acordado até tarde da noite, dormir imediatamente após as refeições, etc. é contraindicado.

Indigestão

1. Pó de Haritaki (Terminalia chebula) 1-3 gramas com uma quantidade igual de açúcar, duas vezes por dia antes das refeições.

2. Pó de Haritaki (Terminalia chebula), Pippali (Piper longum) e sal grosso (todos em quantidades iguais) 1 grama duas vezes por dia antes das refeições.

3. Pasta de alho com um pouco de sal grosso e sumo de limão, 2-3 gm duas vezes por dia com água morna.

4. Utilização de compostos-

i. Hingwashtaka em pó: 1-2 gramas com água morna, antes ou depois das refeições.

ii. Tab. Agnitundi: 125 mg com água morna, antes das refeições.

Constipação comum

1. Preparar uma mistura dos seguintes medicamentos:

-	Sitopaladi Churna	2 gramas
-	Laxmivilasa Rasa ou Tribhuvanakirti Rasa	125 mg
-	Shringrabhra	125 mg
-	Godanti Bhasma	250 mg
-	Amrita Satva	250 mg

A quantidade acima indicada é para uma dose única. Tomar uma dose duas vezes por dia com mel e Ghrita.

2. **Gojihvadi Kwatha** (decocção) - 15-30ml três vezes ao dia.

Doenças da garganta

1. A decocção da casca de Babbula como gargarejo atenua as inflamações da garganta.

2. Adicione uma pitada de curcuma em pó e um pouco de açúcar a um copo de leite morno. Beba-o lentamente. Acalma a garganta.

3. A decocção de Irimeda é um gargarejo eficaz para a faringite.

4. Em caso de dor de garganta e rouquidão da voz, gargarejar com a decocção de Khadira funciona bem.

5. Mastigar a casca do fruto torrado de Bibhitaka. Limpa o muco da garganta e alivia a rouquidão da voz.

6. Gargarejos de Rasanjana - extrato bruto de Daruharidra atenua a dor de garganta.

Rouquidão da voz

1. Rouquidão devida a Kapha - Hardira (curcuma), Lavanga (c amores), Khadira, Kantakari, mel.

2. Rouquidão devida a Vata - Draksha (uvas), Sariva, Pippali, rebuçado de pedra e alcaçuz.

3. Rouquidão devida a Pitta - Ela (cardamomo), Sariva, Khadira, caramelo; alcaçuz.

4. Rouquidão devido à diminuição do Majja Dhatu - Brahmi, Jatamansi, Shankhapushpi, ghee.

5. Rouquidão devido à diminuição de Mamsa Dhatu, Rasa Dhatu e Kapha Dosha - Alcaçuz, ghee, rebuçados de pedra, tâmaras e uvas.

6. Rouquidão devido à diminuição de Ojas - Alcaçuz, leite, manteiga, ghee e Laja (arroz tufado).

Icterícia

1. Triphala em pó 1-3 gramas, duas vezes por dia com uma quantidade igual de mel.

2. Pó de Bhumyamalaki (Phyllanthus urinaria) 1-3 gramas com mel, 2 vezes por dia.

3. Decocção de: Triphala, caule de Guduchi (Tinospora cardifolia), folhas de Vasa (Adhatoda vasica), Chiraita (Swertia chirata) (planta inteira), Kutaki (Picrorrhiza kurroa), e casca do caule de Nimba (Azadirachta indica-Margosa), todos em partes iguais. Dose 15-30 ml, duas vezes por dia com

6-12 ml de mel.

4. Pílula Arogyavardhini Vati- 250 mg- 500 mg duas vezes por dia com mel.

5. Bom para comer: arroz, trigo, grama verde, rabanete, batata, sumo de cana/açúcar, sumo de citrinos (com açúcar). Evitar alimentos pesados, oleosos e condimentados

6. Descansar o suficiente. Evitar o esforço físico e mental.

Obesidade

1. Misturar mel (2 colheres de chá) com 150 ml de água morna e tomar duas vezes por dia.

2. Composto: Tomar o pó de Trikatu (combinação de gengibre seco + Piper longum + Piper nigrum, ou seja, pimenta preta), raiz de Chitraka (Plumbago zeylanica), Triphala, Musta (Cyperus rotundus), Vidanga (Embelia ribes) em quantidades iguais. Este composto deve ser tomado em doses de 3-6 gramas duas vezes por dia.

3. Comprimidos Amritadi Guggulu ou Triphala Guggulu- 1-3 gramas com mel ou água morna.

4. Regular a alimentação. Evitar os produtos lácteos, os alimentos gordos e ricos em hidratos de carbono e a água fria.

5. Programar um plano regular de exercício físico. Caminhar é bom. Alguns asanas de ioga também são eficazes.

Dores nas articulações

1. Pó de gengibre seco 2 gramas com água morna, duas vezes por dia.

2. Pó de Ajmoda (Apium graveolence), Haridra (Curcuma longa), Amalaki (Emblica officinalis), casca de raiz de Chitraka (Plumbago zelynica), Yavakshara (álcali de cinzas de cevada), todos em partes iguais, 1-3 rams duas vezes por dia com água morna.

3. Maharasnadi Kwatha (decocção) 30- 60 ml duas vezes por dia, antes das refeições.

4. Pílula Yogaraja Guggulu ou Mahayogaraja Guggulu: 500 mg duas vezes por dia.

5. Aplicação local - Aplicação de óleo de Vishagarbha sobre as partes afectadas.

Ciática

1. Óleo de rícino 7-14 ml com pó de Pippali (Piper longum) 1-2 gramas, 2 vezes por dia.

2. Pó de Dashamula, Bala (Cida car difolia), Rasna (Pluchea lanceolata),

Guduchi (Tinospora cardifolia), Gengibre seco, todos em quantidades iguais 3-6 gramas juntamente com 7-14 ml de óleo de rícino; três vezes por dia.

3. Decocção de folhas de Nirgundi (Vitex negundo) 15-30 ml três vezes por dia.

4. Trayodashanga Guggulu 500 mg, com água morna, três vezes por dia.

5. Aplicação local - óleo de Mahanarayana.

Vómitos

1. Ela (cardamomo) torrado em pó 250-500 mg, três vezes por dia, com mel.

2. Sumo de romã com uma pequena quantidade de gengibre em pó.

3. Pó de alcaçuz 2 gramas com água.

4. Mayura Pichchha Masi - 250-500 mg com 4-6 gramas de mel, três vezes por dia.

Tratamentos de beleza e remédios caseiros

Cuidados com o rosto para tonificar a pele

1. Lavagem matinal diária do rosto com água fria. Além disso, como rotina diária, a limpeza inicial e a tonificação podem ser conseguidas com a pasta de Triphala. A combinação contém todas as três ervas adstringentes, leves e secas. Funciona bem em todos os três Dosha.

2. Pegue em 2 pitadas de pó de Triphala e prepare uma pasta com 3-4 colheres de chá de água fria. Aplicar uma camada fina da pasta no rosto e no pescoço. Seca naturalmente em 5 minutos. Em seguida, lavar com água fria e esfregar o rosto. Em seguida, preparar a pasta de alcaçuz em pó (1 pitada em 2 colheres de chá de água), aplicar e lavar da mesma forma, após 5 minutos. O rosto fica extremamente limpo, macio e suave. O alcaçuz funciona bem como um agente hidratante. Esta combinação, Triphala e alcaçuz, adapta-se a qualquer tipo de pele.

3. Misturar 2 pitadas de pó de Triphala e 1 pitada de pó de Jiraka (sementes de cominhos). Prepare a pasta, aplique-a no rosto e lave-a após 5 minutos. Os resultados são igualmente bons.

Pacotes faciais para acne (espinhas)

Pós secos de Haridra, Nimba, Raktachandana, Haritaki, Amalaki, Manjishtha, Lodhra, Kumari, Bhringraj, etc. i n various combinations, using paste of these herbs topically as the face packs is extremely beneficial in mild, moderate and moderately severe acne lesions.

Ervas antitranspirantes

As ervas que reduzem ou param a transpiração são chamadas ervas "Swedapanayana". Estas são predominantes em atributos frios e secos, que travam (Stambhana) a transpiração. Estas ervas são Ushira, Chandana, Kamal, Mustaka, Nagakeshara, Padmakashtha e Jatamansi, etc. Ushira (Khus - Vetiver) é uma das melhores ervas antitranspirantes. Estas ervas são utilizadas topicamente como pasta ou pó aplicado na pele e também consumidas internamente sob a forma de pó ou de preparações como Ushirasava, Chandanasava, etc.

Ervas desodorizantes

Os textos ayurvédicos mencionam numerosas ervas para aliviar o mau odor corporal, que devem ser utilizadas em pó ou em pastas finas, por todo o corpo. As ervas habitualmente utilizadas são Chandana, Ushira, Taruni, Agaru, Mustaka, Jatamansi, Nagakeshara, Kankola, Padmakashtha, etc. Estas ervas são também utilizadas internamente sob a forma de Chandanasava, Ushirasava, etc. para aliviar a Pitta viciada.

Ervas para o calor espinhoso

As ervas habitualmente utilizadas no tratamento do calor espinhoso são Dhanyaka, Mustaka, Ushira, Mandayantika, Chandana, etc., sob a forma de pasta preparada em água ou de pó fino a polvilhar localmente.

Remédio antirrugas

1. Preparar uma pasta de sementes de Priyala (Buchnania latifolia) e Yashtimadhu (licorice/ Glycerrhiza glabra) em leite, quando aplicada diariamente no rosto, previne e diminui as rugas do rosto.

2. As ervas como a Nimba, Amalaki, Nimbuka, Methika, Priyala e Yashtimadhu têm a propriedade de prevenir as rugas.

3. A administração nasal diária de 2 gotas de Anu Taila, em cada narina, previne as rugas.

Ervas que favorecem o crescimento do cabelo

Constituição	Ervas
Vata	Bala, Kushtha, Narikela, Brahmi, Yashtimadhu, Bhringaraja, Shathi
Pitta	Narikela, Bala, Brahmi, Japa, Yashtimadhu.
Kapha	Kushtha, Bhringaraja, Shathi, Bakuchi.
Tridosha	Amalaki, Tila, Jatamansi, Sariva, Kashmari.

Ervas para prevenir a queda de cabelo

Constituição	Ervas
Vata	Narikela, Brahmi, Yashtimadhu, Kulan jana.
Pitta	Nimba, Narikela, Brahmi, Yashtimadhu, Shathi.
Kapha	Kulanjana, Nimba.
Tridosha	Tila. Shankhapushpi

Ervas que aumentam o brilho

Constituição	Ervas
Vata	Methika, Yashtimadhu.
Pitta	Yashtimadhu
Kapha	Methika
Tridosha	Tila, Amalaki, Kumari, Bibhitaka Haritaki.

Ervas para a alopécia

Constituição	Ervas
Vata	Narikela, Agnimantha, Punarnava, Brihati, Karanja, Shathi.
Pitta	Narikela, Gunja, Japa, Patola.
Kapha	Parijataka, Brihati, Shathi, Karanja, Patola, Gunja, Punarnava, Agnimantha.
Tridosha	Tila.

Ervas para tingir os cabelos

Constituição	Ervas
Vata	Nilini, Bhringaraja.
Pitta	Madayantika
Kapha	Bhringaraja, Madayantika, Nirgundi, Nilini.
Tridosha	Bibhitaka

Ervas que previnem o envelhecimento prematuro

Para todas as constituições	Tila, Amalaki, Haritaki, Bibhitaka, Shankhapushpi.

Ervas para a caspa

Constituição	Ervas
Vata	Nimbuka. Methika.

Pitta	Tila, Yashtimadhu
Kapha	Methika, Nimbuka.
Tridosha	Tila.

Lavagem perfumada do cabelo

Constituição	Ervas
Vata	Twak, Kushtha.
Pitta	Mustaka, Kunkuma, Sariva,
Kapha	Kushtha, Mustaka, Twak.
Tridosha	Taruni. Kumkuma, Sariva

Cuidados com as gengivas

1. O pó de Triphala utilizado diariamente para massagem das gengivas fortalece as gengivas e os dentes.

2. O pó do fruto da Tejohava é utilizado para massajar as gengivas. Pára a hemorragia e controla a infeção na piorreia.

3. O pó da raiz de Karanja ajuda a limpar os dentes e a fortalecer as gengivas.

4. O pó fino de Irimeda utilizado na massagem das gengivas estanca a hemorragia e atenua as infecções das gengivas.

5. A casca de Bakula mastigada, diariamente, fortalece as gengivas e os dentes.

6. A casca fresca de Babbula é mastigada diariamente, ajudando a fortalecer os dentes móveis e a parar a hemorragia das gengivas. O pó da casca de Akshotaka também fortalece as gengivas e pára a hemorragia.

7. A massagem com óleo de sésamo, especialmente nas gengivas recuadas, fortalece as gengivas e os dentes.

Receitas de cuidados com os dentes / dentífricos

As seguintes ervas são utilizadas para limpar os dentes com alguns benefícios específicos.

1. O pó da raiz da Apamarga é gratificante para limpar os dentes e prevenir as cáries.

2. A pele da casca de Akshotaka limpa os dentes, fortalece as gengivas e pára o seu sangramento.

3. Mastigar a casca fresca de Babbula fortalece os dentes soltos e também limpa os dentes sujos.

4. A polpa dos frutos maduros de Bakula é um bom profilático nas cáries

dentárias.

5. As ervas mais comuns utilizadas nas preparações para limpeza dos dentes são Lodhra, Nimba, Khadira, Karpura, Karanja, Irimeda e Babbula, etc.

6. **Pó para dentes à base de plantas**

Parte da planta	**mg (por grama)**
Pele de casca de babbula	444
Pele da casca de Khadira	88
Polpa de frutos de amalaki, seca	88
Yashtimadhu	44
Lavanga Taila (óleo de cravinho)	16
Polpa de frutos Haritaki, seca	88
Saindhava (sal grosso)	88
Kankshi (Aluno)	44
Putiha Arka (extrato de hortelã)	08

Ambientadores bucais

1. Sugandhi Triphala - Partes iguais de pós de noz-moscada, noz de bétel e cravo-da-índia, juntos, são chamados de Sugandhi Triphala ou Surabhi Triphala. Quando mastigado, torna a boca limpa e perfumada.

2. Trijata - Canela, cardamomo e Tamala Patra, juntos são chamados Trijata.

3. Chaturjata - Nagakeshara quando adicionado a Trijata, é chamado de Chaturjata. Estas combinações aliviam várias doenças da boca e funcionam bem como desodorizantes bucais.

4. As galhas de Karkatashringi são úteis para perfumar a boca.

5. O extrato seco do cerne da Khadira é utilizado em perfumes para a boca.

6. Mastigar um pedaço de casca de canela (Twak) refresca a boca, alivia as náuseas e também fortalece os dentes.

Os ambientadores bucais mais utilizados são a noz-moscada, o açafrão, o gengibre, a hortelã, o funcho, a noz de bétel, o cravinho e o cardamomo.

***

ABREVIATURAS

Charaka Samhita Sutrasthana	Ch. Su.
Charaka Samhita Vimanasthana	Ch. Vi.
Charaka Samhita Nidanasthana	Ch. Ni.
Charaka Samhita Indriyasthana	Ch. In.
Charaka Samhita Sharirasthana	Ch. Sh.
Charaka Samhita Chikitsasthana	Ch. Chi.
Charaka Samhita Siddhisthana	Ch. Si.
Charaka Samhita Kalpasthana	Ch. Ka.
Sushruta Samhita Sutrasthana	Su. Su.
Sushruta Samhita Nidanasthana	Su. Ni.
Sushruta Samhita Sharirasthana	Su. Sh.
Sushruta Samhita Chikitsasthana	Su. Chi.
Sushruta Samhita Uttaratantra	Su. Ut.
Astanga Samgraha Sutrasthana	A.S. Su.
Astanga Samgraha Nidanasthana	A.S. Ni.
Astanga Samgraha Sharirasthana	A.S. Sh.
Astanga Samgraha Chikitsasthana	A.S. Chi.
Astanga Hridaya Sutrasthana	A.H. Su.
Astanga Hridaya Nidanasthana	A.H. Ni.
Astanga Hridaya Sharirasthana	A.H. Sh.
Astanga Hridaya Chikitsasthana	A.H. Chi.

GLOSSÁRIO

A elaboração pormenorizada de todas as terminologias ayurvédicas ultrapassa o âmbito deste livro. É preciso ter bons conhecimentos de sânscrito e de Ayurveda para compreender o significado destas terminologias. As terminologias ayurvédicas utilizadas neste livro e os seus significados simples estão a ser aqui indicados para facilitar a compreensão do assunto.

Terminologia	Significado
Abhava	Ausência
Abhighata	Trauma
Abhighataja	Traumático
Abhyantara	Interno
Adhmana	Flatulência
Adhmana	Flatulência
Adhyashana	Comer pouco depois das refeições
Agada	Anti-veneno/ Remédio/ Antídoto de veneno
Agantuka	Convidado/ Externo
Aghata	Trauma
Agnidagdha	Queimaduras devidas a chamas ou calor seco
Agnikarma	Terapia de cauterização
Agnimandhya	Diminuição do poder digestivo
Agnisadaka	Que extingue o poder digestivo
Agnivardhaka	Aumenta o poder digestivo
Ahara	Dieta
Ajirna	Indigestão
Akala	Intempestivo/prematuro
Akriti	Figura
Akshepa	Convulsões
Akshepahara	Anticonvulsivante
Akshipaka	Supuração no olho/conjuntivite
Ama	Alimentos indigestos ou componentes metabólicos
Amaja	Originário de Ama
Amajirna	Indigestão causada por Ama

Amapachaka	Que digere o Ama
Amashaya	Estômago
Amatisara	Diarreia devida a D não digerida osha
Amavata	Artrite reumatoide/ Um tipo de artrite
Amlapitta	Hiperacidez/doença devido ao aumento da liquidez de Pitta
Amlata Nashaka	Isso destrói a natureza ácida de algo
Anaha	Zumbido
Anartava	Ausência de menstruação
Anashana	Abstinência de consumo de alimentos
Anda	Testes
Andashotha	Orquite/ inflamação dos testículos
Angamarda	Dores no corpo
Anguli	Dedo
Anidra	Insónia/incapacidade de dormir
Annapana	Consumo de dieta
Antarmukha	Com abertura oculta
Antra	Intestino
Anulomana	Isso promove a deslocação para baixo (das fezes ou Dosha) e a remoção do ânus
Anumana	Suposição baseada em evidências
Anupashaya	Não-sobrecarga
Anushna	Um pouco quente/ morno
Apachi	Um tipo de inchaço/cisto glandular
Apara	Superior
Apasmara	Epilepsia
Apatantraka	Uma doença neurológica
Apatarpana	Que desidrata e desnutri
Aptopadesha	Frase de autoridade
Arasagyata	Não reconhecer o sabor
Arbuda	Tumor/ nódulo
Ardhavabhedaka	Enxaqueca/ Dor de cabeça que ocorre em metade da cabeça

Ardita	Paralisia facial/ Paralisia de Bell
Arma	Incrustação da esclerótica na córnea
Arochaka	Anorexia/ Não saborear a comida
Arsha	Estacas
Arshoghna	Que elimina as pilhas
Artava	Menstruação
Artavajanana	Que favorece a génese da menstruação
Aruchi	Anorexia
Arunshika	Tipo de erupções no couro cabeludo
Asannagarbhata	Uma fase em que uma mulher grávida está em trabalho de parto
Asatmya	Incompatível
Ashmari	Cálculo
Ashmaribhedana	Litolítico / que decompõe os cálculos
Ashraya	Residência/abrigo
Ashtanga	Oito divisões
Asthi	Ossos
Asthibhagna	Fratura óssea
Asthikala	Periósteo
Asura	Demónios
Asyavairasya	Não apreciar o sabor
Atikama vasana	Excesso de desejo sexual
Atimadyapana	Excesso de consumo de álcool
Atimatrashana	Comer em excesso
Atipravritti	Hiperatividade
Atisara	Diarreia
Atisweda	Excesso de transpiração
Ativyavaya	Excesso de relações sexuais
Atma	Alma
Atyartava	Excesso de menstruação
Aushadha	Droga/ Medicamento/ Erva
Avara	Inferior
Avasadaka	Depressivo

Avastha	Estado
Avyayama	Falta de exercício
Ayu	Idade/vida
Ayurveda	Sistema indiano de medicina
Badhirya	Surdez
Bahirmukha	Abertura na superfície externa do corpo
Bahumutrata	Poliureia/ aumento da frequência de micção
Bahya	Externo
Balakaraka/ Balya	Isso aumenta a energia
Balaroga	Doenças pediátricas/ Doenças das crianças
Balashosha	Perturbações da desnutrição energético-proteica
Balatisara	Diarreia em crianças
Bastishula	Dor na bexiga urinária
Bastishodhana	O site elimina as impurezas através da produção de urina
Bastishotha	Inflamação da bexiga urinária/ cistite
Bhaga	Parte/ação
Bhagandara	Fissuras anais
Bhanga	Quebra/ descontinuidade/ fratura
Bhaya	Medo
Bheshaja	Droga/medicamento
Bhrama	Tonturas
Bhuta	Coisas que existem (mas que normalmente não são reveladas pelos sentidos comuns)
Bindu	Gota
Brihat	Mega/ Subvenção/ Grande
Brimhana	Que aumentam o volume do corpo
Brimhana	Aumento da massa corporal
Chakshushya	Bom para os olhos
Chaladanta	Dentes soltos
Charmaroma	Doenças da pele
Chaturthika Jwara	Um tipo de febre recorrente

Chaturvidha	Quatro tipos
Chhardi	Vómitos
Chhardinigraha na	Antiemético/que previne o vómito
Chikitsa	Tratamento
Chinta	Preocupação
Chirakari	Crónica
Chitta	Psique
Dadru	Um tipo de doença de pele
Daha	Queimadura/sensação de ardor
Daha Prashamana	Diminui a sensação de ardor
Dakshinayana	Solstício do Sol
Damsha	Mordedura (de inseto, cobra, etc.)
Danta	Dentes
Dantashula	Dor de dentes
Dantodbheda	Dentição/erupção dos dentes
Darshana	Inspeção/ver
Dashavidha	Dez tipos
Daurbalya	Debilidade, fraqueza
Daurgandh	Mau odor/ mau cheiro
Deva	Deus
Dhatushoshana	Isso esgota o Dhatu
Dhumapana	Fumar/consumo de fumo
Dhwajabhanga	Disfunção erétil
Diwaswapna	Dormir durante o dia
Dosha	Bio - humor/ que vicia o tecido do corpo/ Um defeito
Doshaghnata	Isso eliminou o Dosha
Dourbalya	Debilidade
Drishti	Visão/visão
Drishtimandhya	Visão enfraquecida
Durmanasatvam	Depressão/ Debilidade da psique
Dushtavrana	Ferida com indulgência de Dosha/ Ferida infetada

Dushya	Que é viciado por Dosha
Dwidoshaja	Composto por dois Dosha
Dwitiya	Segundo
Gada	Doença
Galaganda	Bócio
Galaganda	Aumento da tiroide / Bócio
Galashundika	Amígdalas inflamadas
Gandamala	Gânglios linfáticos cervicais aumentados
Gandha	Cheiro
Gandusha	Gargarejo
Garbhanirodhak a	Contracetivo
Garbhapata	Aborto
Garbhapata	Aborto
Garbhaprada	Isso ajuda a fertilização
Garbhashaya	Útero
Garbhasrava	Aborto espontâneo
Garbhastravakar a	Que provoca aborto espontâneo/abortivo
Garbhini Vamana	Vómitos na gravidez
Gati	Movimento/ Velocidade
Gatra	Corpo
Gaurava	Altura/Grandeza
Graha	Planeta/ Efeito dos planetas no ser humano
Grahani	Duodeno
Graham Roga	Doença causada por disfunção do duodeno
Grahi	Que mantém o fluxo de fluido
Gr anthi	Glândula/Cisto
Granthi	Tuberculose/ quisto
Granthishotha	Linfadenite
Gridhrasi	Ciática/ Doença causada pela compressão do nervo ciático
Gudabhramsha	Prolapso do reto
Gurukula	Um sistema de ensino em que os alunos vivem no local de trabalho do professor até

	concluírem a sua educação
Gyana	Conhecimento
Gyanendriya	Órgãos dos sentidos
Hetu	Objetivo/ Razão/ Etiologia
Hikka	Soluço
Hina	Inferior
Hridayavasadaka	Depressor da atividade do coração
Hridayodara	Ascite de origem cardíaca
Hridayottejaka	Estimulante cardíaco
Hridbalya	Que fortalecem o coração
Hriddaurbalya	Debilidade cardíaca
Hridroga	Doença cardíaca
Hridya	Bom para o coração
Hrillasa	Náuseas
Hritkampa	Fibrilhação ou vibração do coração/ventrículos
Hritspandana	Palpitação
Ichchha	Desejo/ vontade
Ikshumeha	Tipo de diabetes/ Poliureia com glicosúria
Indralupta	Alopécia/perda parcial de cabelo
Indriya	Capacidades do cérebro que operam os órgãos dos sentidos e os órgãos motores/ Sentidos
Indriyartha	Objeto da capacidade sensorial ou motora
Jada	Pesado
Jala	Água/ Um dos 5 Mahabhuta
Jalaplavana	Natação
Jalauka	Lixívia
Jalodara	Ascite
Jantughna	Antimicrobiano
Jatharagni	Poder digestivo (Fogo) no estômago
Jihvajadatva	Peso da língua
Jirna	Crónico/antigo
Jivaniya	Isso é útil para a vivacidade e a longevidade

Jwara	Febre
Jwaraghna	Antipirético/ Que elimina a febre
Jwaratisara	Diarreia na febre
Jwarottara	Pós-pirexial
Kachchhu/ Kandu	Comichão
Kandughna	Anti-coceira
Kantha	Garganta
Kanthya	Bom para a garganta
Kaphaghna	Isso destrói o Kapha
Kaphaja	De origem Kapha
Kaphaja	Que tem origem em Kapha
Kaphajwara	Febre de origem Kapha
Kaphapradhana	Dominante em Kapha
Karmendriya	Órgãos motores
Karna	Orelha
Karnapuya	Otite / supuração do ouvido médio
Karnashula	Dor de ouvido
Kasa	Tosse
Kasahara/ Kasaghna	Antitussígeno/ Que reduz a tosse
Kashaya	Adstringente/preparação farmacêutica
Kashtaprasava	Trabalho de parto difícil
Kathina	Difícil
Katishula	Dor lombar
Katupaushtika	Tónico amargo
Kaumarabhritya	Medicina pediátrica/ o ramo da Ayurveda que se ocupa da saúde das crianças
Kavala	Pedaços
Kaya	Corpo/ Fogo
Kayachikitsa	Medicina interna/ Um ramo da Ayurveda que se ocupa das faculdades digestivas do corpo, das suas diferentes perturbações e do seu tratamento
Kesha	Cabelos
Kesharanjana	Tintura de cabelo

Keshavardhaka	Favorece o crescimento do cabelo
Keshya	Bom para os cabelos
Khalitya	Calvície
Khanda	Secção
Kilasa	Um tipo de doença de pele
Klaibya	Impotência
Klaibya	Impotência / incapacidade do macho para copular ou fertilizar a fêmea
Klama	Cansaço
Kledana	Humidificação
Kopa	Raiva
Koshtha	Estômago
Kotha	Gangrena
Krimi	Insectos/ helmintas/ micróbios
Krimighna	Anti-helmíntico
Krishakar aka	Agente adelgaçante
Krishata	Emagrecimento/ magreza
Krishatva	Leanness
Krodha	Raiva
Kshalana	Lavagem/limpeza
Kshata	Lesão/ferida
Kshata	Ferida
Kshaya	Depleção/ Tuberculose
Kshayaja Vrana	Abcesso tuberculoso
Kshudha	Fome
Kshudraroga	Um grupo de doenças cutâneas menores
Kushthaghna	Anti-lepra / Anti-doença de pele
Kwatha	Decocção
Laghu	Pequeno/ Menor
Laghu	Leve no peso ou na atividade
Lakshana	Sintomas
Lalaprasekajanana	Que estimula a salivação
Lepa	Embalagem/ aplicação da pasta
Lepana	Revestimento

Loka	Mundo
Lomaharsha	Horripilação
Luta	Aranha
Mada	Narcose/ intoxicação
Madaka	Intoxicante
Madatyaya	Terceira fase da intoxicação alcoólica
Madatyaya	Alcoolismo
Madhumeha	Diabetes
Madhumehahara	Antidiabético
Madhurasyata	Doçura na boca
Madya	Vinho
Mahabhautika	Composto por Mahabhuta
Mahabhuta	Elemento básico do universo
Malabaddhata	Prisão de ventre
Mamsa	Carne
Manasa	Psique/ Mente/ Mental
Manasa	Psique/mente
Manasika	Psíquico/ Mental
Mandagni	Diminuição da capacidade digestiva
Mandya	Lentidão
Marma	Parte vital ou tenra
Mastishka	Cérebro
Mastishkaghata	Acidente vascular cerebral
Mastishkavarana	Lesões cerebrais
Masurika	Um tipo de erupções cutâneas/sarampo
Matsya	Peixe
Maulika	Básico
Medasvita	Excesso de gordura no corpo/ Obesidade
Medhra	Pénis
Medhya	Bom para o intelecto
Medoroga	Obesidade
Medoshoshana	Que reduz a gordura e o colesterol
Moha	Indulgência em coisas virtuais

Moksha	Salvação suprema/ Fusão com o poder supremo
Mridu	Suave
Mridurechana	Purgativo ligeiro
Mrityu	Morte
Mudhagarbha	Obstrução do feto no parto
Mukha kantida	Que traz brilho ao rosto
Mukhadurgandha	Mau cheiro da boca
Mukhapaka	Estomatite
Mukharoga	Doença da cavidade oral
Mula	Raiz/ Básico
Murchcha	Desmaio
Murchchha	Síncope
Mushika/ Mushaka	Rato/ ratinhos/ roedores
Mutra	Urina
Mutra Virajaniya	Que aumenta os pigmentos de cor na urina
Mutradaha	Ardor na micção
Mutraghata	Anurea
Mutraghata	Função de formação de urina paralisada
Mutrakrichchhra	Dificuldade de micção
Mutrala	Diurético/ que promove a formação de urina
Mutramarga	Uretra
Mutramlata	Acidez na urina
Mutrasada	Depressão do processo de formação da urina
Mutrasangrahaniya	Isto reduz a quantidade e a frequência de u rine
Mutrashmari	Cálculo urinário/ urolitíase
Mutravarodha	Obstrução da micção
Nadi	Pulso/ nervo/ canal/ fístula
Nadi Balya	Reforça a função nervosa
Nadi Daurbalya	Debilidade dos músculos e das funções nervosas
Nadi Shamaka	Que atenua os impulsos nervosos exagerados

Nadivrana	Fístula
Nakha	Unhas
Naktandhya	Cegueira nocturna
Nasagata	Nasal
Nashaka	Destruidor
Nashtartava	Amenorreia patológica
Netra Shukra	Opacidade da córnea
Netrabhishyanda	Conjuntivite
Netraroga	Doenças oftálmicas
Netraruja	Hemorragia sob a conjuntiva/ Olho vermelho
Nidrajanana	Sedativo/ que induz o sono
Nighantu	Texto que descreve a identificação e as propriedades das ervas/ Farmacopeia
Nija	Autónomo
Nirama	Construção/ fabrico
Nirdesha	Instrução
Nissaraka	Que elimina (Dosha ou Mala, etc.) do corpo
Niyama	Regra/ Padrão/ Lei
Niyamaka	Controlador/ Supressor
Nyaya	Errhine / Administração nasal do medicamento
Padartha	Substância
Paittika	De origem Pitta
Pakshaghata	Paralisia
Pakwashaya	Intestino grosso
Pakwatisara	Diarreia em que os Dosha estão em estado totalmente digerido
Palita/ Palitya	Envelhecimento dos cabelos
Pama	Um tipo de doença de pele
Panchakarma	Cinco terapias de desintoxicação da Ayurveda
Panchamahabha utika	Composto por 5 Mahabhuta
Pandu	Anemia/ escassez de cor
Pariksha	Exame
Parinama	Efeito/Resultado

Parinamashula	Úlceras duodenais
Parmatma	Todo-poderoso
Parswashula	Pleurite/ dor no peito
Paushtika	Nutritivo
Phanta	Infusão a frio
Phiranga	Sífilis
Phuphphusasho tha	Pneumonia/ inflamação nos pulmões
Phuphusavar Cobertura fina dos pulmões **ana**	
Pichchhila	Pegajoso
Pida	Dor, sofrimento
Pinasa	Rinite
Pitru	Solas dos antepassados
Pittaja	De origem Pitta
Pittarechana	Que purga ou secreta Pitta
Pittatisara	Diarreia de origem Pitta
Pliha	Baço
Pliha Vriddhi	Esplenomegalia
Pradara	Leucorreia
Pradhana	Maior/ principal/ dominante
Pradhanya	Domínio
Pragyaparadha	Erro de intelecto
Prajasthapana	É bom para o sistema reprodutor e para a gestação
Prakarana	Capítulo
Pralapa	Delírio
Pramana	Dimensão/ Medida
Prameha	Aumenta a frequência da micção/ Poliureia
Prameha	Tipo de diabetes/ poliureia
Pramehapidica	Carbúnculos na diabetes
Prashna	Interrogatório/pergunta
Prasuti	Parto/ Dar à luz um bebé
Prathama	Primeiro
Pratibandhaka	Contradição

Pratishyaya	Constipação comum
Pravahana	Esforço para defecar
Pravahika	Disenteria
Pravara	Superior
Pravartaka	Iniciador/ Estimulante
Prerana	Mobilização
Purisha	Fezes/excrementos
Purisha Virajaniya	Que aumenta os ingredientes corantes nas fezes
Purusha	Humano/ Homem
Purva	Anterior / Anterior
Purvarupa	Prodromata
Putihara	Anti-sético/ que previne a supuração/ desodorizante
Puyadanta	Supuração na raiz dos dentes
Rachana	Anatomia/ Arquitetura/ Disposição
Rajakrichchhra	Dismenorreia/menstruação dolorosa
Rakshasa	Demónios
Rakta	Sangue/vermelho
Rakta Pradara	Metrorragia
Raktabhara	Tensão arterial
Raktalpata	Anemia
Raktameha	Um tipo de diabetes com hematúria
Raktamutra	Hematúria/ sangue na urina
Raktapitta	Doença em que há tendências hemorrágicas
Raktapitta hara	Isso reduz as tendências de sangramento
Raktapravahika	Disenteria sanguinolenta
Raktarodhaka /Raktastambhaka	Hemostatis / que bloqueia a hemorragia
Raktarsha	Hemorragias nas hemorróidas
Raktatisara	Diarreia com sangue
Raktavardhaka	Hematínico
Raktotkleshaka	Isso vicia o Rakta
Rasashastra	Ramo da Ayurveda que se ocupa da

	identificação, purificação, processamento farmacêutico e tratamento com ervas, minerais, metais, mercúrio e material tóxico / Alquimia indiana
Ratrijagarana	Não dormir/ dormir tarde à noite
Rechana	Purgativo
Ritu	Época
Rochana	Isso melhora o sabor
Rodha	Obstrução
Rogi	Doente
Ropaka	Que cura
Rudhira	Sangue
Ruksha	Seco
Rukshatva	Rugosidade
Rupa	Perceção visual
Sadhya	Recente/ Imediato
Samadosha	Equilíbrio dos três Dosha
Samanya	Similaridade/ Geral
Samanya	Geral/ com semelhanças
Samhita	Livros de texto antigos que contêm uma compilação sobre um tema específico
Sampradaya	Escola de conhecimento/ Tradição
S amshamana	Tratamento paliativo/ Subsídio
Samshodhaka	Isto elimina Dosha viciado, Mala, etc
Samshodhana	Bio-purificação / Correção
Samya	Semelhança
Sandananiya	Que cura/ une
Sandhi	Conjunto
Sandhishotha	Inflamação das articulações
Sandhivata	Osteoartrite
Sanghata	Colisão/ Combinação
Sangrahaka/ Sangrahi	Que se acumula/impede o fluxo
Sangyaprabodh ana	Que restaura a consciência
Sankochaka	Isso provoca contracções

Sannipata	Co-vitimação dos três Dosha
Santapa	Aumenta a temperatura/sensação de queimadura
Santarpana	Que nutre e rehidrata
Saraka	Que promove o movimento (De Mala, Dosha etc)
Sarpa	Cobra
Sarpa Visha	Veneno de cobra
Sarvanga	Todo o corpo
Satmya	Compatibilidade
Satva	Extrato/ Parte superior/ Um atributo de
mente	
Saushirya	Porosidade
Savarnikarana	Que melhora a tez
Sevana	Consumo
Shadavidha	Seis tipos
Shaithilya	Folga
Shakti	Capacidade/Poder
Shalaka	Instrumento de haste fina
Shalaki	Um cirurgião especialista em operar com Shalaka
Shalakya	Um ramo da cirurgia ayurvédica em que são utilizados instrumentos finos e alongados, semelhantes a paus/ Medicina e cirurgia dos órgãos situados acima dos ossos da clavícula, incluindo ouvidos, nariz, boca, garganta, olhos, cabeça e cérebro
Shalya	Tudo o que, de origem externa ou interna, é agora incompatível ou incómodo para o corpo e que, por isso, pode ser removido
Shamaka	Paliativo
Shamana	Paliação/ Supressão
Shastra	Arma/ instrumento cortante
Shastrabhighata	Ferimento por arma de fogo
Shighrapatana	Ejaculação precoce

Shira Shula	Dor de cabeça
Shiro Virec hana	Que elimina o Dosha da raiz nasal/ Insuflações
Shita/ Shitala	Frio
Shitajwara	A febre em que a temperatura corporal não é muito elevada
Shitapitta	Urticária
Shitaprashaman a	Que atenua os sintomas da constipação
Shlaishmika	Relacionado com Kapha
Shleshma putihara	Isso destrói o odor de origem Kapha
Shleshmahara	Isso reduz Kapha
Shleshmanissar aka	Isso elimina Kapha
Shlipada	Filarial
Shloka	Avesso/ Um grupo de termos definidos com ritmo poético utilizado como um meio de recordar os dados de forma concisa
Shmashru	Barba
Shodhaka	Que limpa/elimina Dosha, Mala, etc.
Shoka	Tristeza
Shonita	Sangue/ Sangue menstrual/ Óvulo
Shonitasthapan a	Hemostático
Shopha	Edema/Inflamação
Shoshana	Secagem/aspiração
Shotha	Inchaço
Shotha	Edema/ inflamação
Shothaghna	Anti-inflamatório
Shothodara	Ascite com edema
Shrama	Exercício
Shrama	Cansaço
Shrutiparampar a	Sistema de propagação do conhecimento em que o material de estudo não é o texto, mas as lições são transmitidas vocalmente pelo professor e o aluno aprende e memoriza
Shukra Nashana	Que destrói a capacidade reprodutiva masculina

Shukradosha	Defeito no sémen ou no esperma
Shukrameha	Espermaturaa
Shukrastambha na	Isso previne a ejaculação precoce
Shukravardhaka	Isso aumenta o sémen
Shula	Dor de picada
Shushka	Seco
Shvayathu	Espirros
Shwa	Cão
Shwasa	Asma
Shwasa	Dispneia/ Dificuldade em respirar
Shwasaghna /Shwasahara	Isso reduz a asma
Shwasakrichchhra	Dificuldade em respirar/ dispneia
Shweta Pradara	Leucorreia
Shwitra	Leucodermia
Siddhanta	Teoremas/Princípios
Sidhma	Uma doença de pele
Snigdha	Untuoso
Sparsha	Tato
Srava	Secreção/ fluxo/ percolação
Srotasa	Canal fisiológico ou canal virtual que segrega, transporta coisas físicas ou virtuais como sangue, impulso elétrico ou Dosha
Stambhana	Congelamento/ Retenção do fluxo
Stambhana	Que detém o Srava
Stana Shaithilya	Reduz a tonicidade dos seios
Stanashotha	Mastite/ Inflamação da mama
Stanya	Favorece a lactação
Stanya	Leite materno
Stanya Nashana	Isso reduz a lactação
Stanya Shodhana	Que purifica o leite da lactação
Stanyalpata	Escassez de leite de lactação
Sthapana	Apreender
Sthaulya	Obesidade

Sthula	Obeso
Greve	Senhora / Mulher
Suryavarta	Enxaqueca/dor de cabeça que aumenta com o nascer do sol
Sutika	Uma senhora após o parto
Sutikavikara	Perturbações pós-parto
Swapnadosha	Involunt ejaculação precoce durante o sono
Swastha	Saudável
Swasthavritta	Medicina preventiva
Swasthya	Saúde
Sueca	Suor
Swedadhikya	Transpiração excessiva
Swedajanana	Que promove a transpiração
Swedopanayana	Isso ajuda a Swedana (Fomentação)/ Transpiração
Tamahpravesha	Apagões à frente dos olhos
Tamakashwasa	Asma
Tantra	Tratado/Tecnologia
Tikshna	Duro/agudo
Tiktapaushtika	Tónico pungente
Timira	Apagões à frente dos olhos
Tridosha	Os três bio-humores: Vata, Pitta e Kapha
Trishna	Sede
Trishnadhikya	Excesso de sede
Trishnanigrahan a	Que sacia a sede excessiva
Trividha	Três tipos
Twacha	Pele
Twag Roga/ Twag Vikara/ Twagdosha	Doenças de pele
Ubhaya	Ambos/ Duelo
Udara	Ascite/barriga
Udara	Ascite
Udarashula	Dor de estômago
Udarda	Urticária com rodas

Udveshthana	Cãibras
Unani	Um sistema de medicina da terra de Unan
Unmada	Lunação
Upadamsha	Gonorreia
Upamana	Metáfora
Upashaya	Alívio
Upashoshana	Que absorve (por osmose, etc.)
Urustambha	Perna e coxa congeladas/ rígidas
Ushna	Quente
Utpadaka	Produtor
Utsaha	Energia/ entusiasmo
Uttara	Próximo/ Mais tarde
Uttarayana	Solstício do Sol do Norte
Vaidya	Médico
Vaishamya	Dissimilaridade
Vajikara/ Vajikarana	Afrodisíaco
Vajikarana	Afrodisíaco/ que aumenta a virilidade
Vamaka	Emetic / vómitos
Vamanopaga	Isso ajuda a emese
Vandhyatva	Infertilidade
Vardhaka	Isso aumenta
Vasameha	Um tipo de diabetes
Vata Vyadhi	Doença de origem Vata
Vataja/ Vatika	De origem Vata
Vatanulomana	Facilita a eliminação dos flatos
Vata rakta	Gota
Vaya	Idade
Vayasthapana	Que previne o envelhecimento
Vayu	Ar/ Gás/ Um dos 5 Mahabhuta
Vedana	Dor
Vedanahara	Analgésico
Vedanasthapaka	Analgésico
Vegadharana	Segurar os impulsos naturais

Vibandha	Prisão de ventre
Vidhana	Declaração
Vidradhi	Abcesso
Vidradhi	Abcesso
Vidya	Conhecimento/ Arte
Vigyana	Ciências/conhecimentos especiais
Vihara	Estilo de vida
Vikara	Anomalia/Distúrbio
Vikara	Perturbação/doença
Vikriti	Deformidade/ Derivado
Vipadika	Pés gretados
Viparita	Contrário/ contraditório
Viruddha	Incompatível/ Oposto
Viruddhanna	Dieta incompatível
Viruddhashana	Consumo de alimentos incompatíveis
Visarpa	Herpes
Visha	Veneno/ toxina/ veneno
Visha Vikara	Toxicidade/envenenamento
Vishada	Depressão
Vishaghna	Antitóxico/ Antiveneno
Vishamajwara	Febre recorrente/ Malária
Vishamajwaraghna	Antimalárico/ Que destrói a febre recorrente
Vishesha	Especial/ Diferente
Vishtambha	Prisão de ventre
Visphota	Erupções
Visuchika	Cólera
Vivarnata	Descoloração
Vrana	Ferida
Vranaropaka	Cicatrização de feridas
Vranashodhana	Que limpa a ferida
Vranashopha	Edema devido a ferida
Vranashotha	Inflamação de origem na ferida
Vriddha	Envelhecido/ Velho

Vriddhi	Crescimento/ Aumento
Vriddhihara	Anti-megalias
Vrikka	Rim
Vrikkashmari	Cálculos urinários/pedras nos rins
Vrikkashotha	Nefrite/ inflamação dos rins
Vrishana	Escroto
Vrishchika	Escorpião
Vrishya	Afrodisíaco
Vyanga	Descoloração do rosto
Vyayama	Exercício
Yakrid Vikara	Doença hepática
Yakrit	Fígado
Yakrit Shotha	Hepatite
Yakritodara	Ascite de origem hepática
Yakruduttejaka	Estimulante do fígado
Yakshma	Tuberculose
Yantra	Instrumento (sem corte)
Yojana	Planeamento/aplicação
Yonidaha	Vaginite/sensação de ardor na vagina
Yonishulahara	Que alivia a dor na vagina
Yonivyapada	Doenças dos órgãos genitais femininos
Yukti	Decisão judiciosa

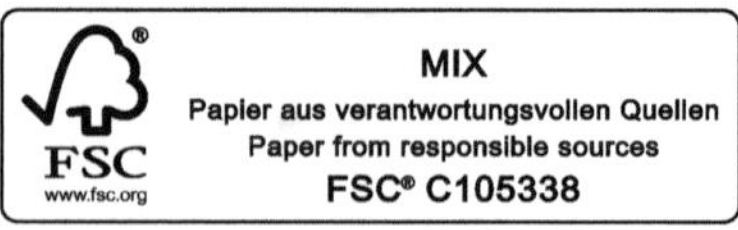

Printed by Books on Demand GmbH, Norderstedt / Germany